医学のあゆみBOOKS

# 耳鼻咽喉科
## 診療の進歩
### 40のエッセンス

山岨 達也 編

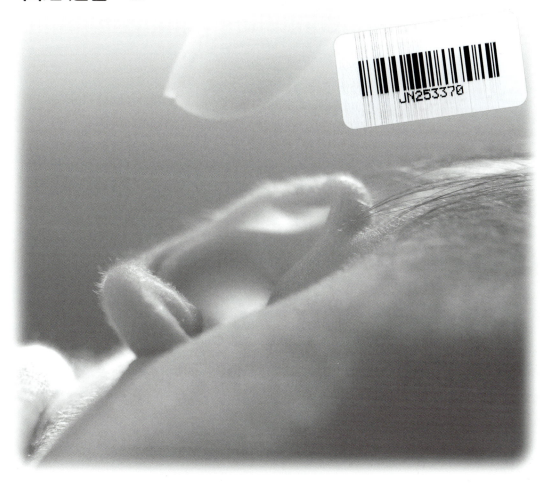

医歯薬出版株式会社

# 序

　耳鼻咽喉科領域では近年，疾患構造の変化が著しく，たとえば，ワクチンの普及やガイドラインの遵守により急性中耳炎と滲出性中耳炎が減少し，難治例や遷延例も激減した．一方，慢性副鼻腔炎は増加傾向にあり，これは好酸球性副鼻腔炎の増加を反映している．頭頸部癌では狭帯域光観察により咽頭表在癌が発見されやすくなり，中咽頭癌では乳頭腫ウイルスによる発癌が増加している．このウイルス性中咽頭癌は若年発症で，高い奏効率が特徴であり，治療戦略やステージ分類も見直されている．このような疾患構造の変化に加え，超高齢社会を反映して手術年齢の高齢化も進んでいる．たとえば，鼓室形成術や人工内耳手術など，最近は後期高齢者の受ける頻度が増えている．

　新しい診断・治療法も着々と臨床応用されてきている．小児難聴や進行性感音難聴では原因診断に遺伝子検査が保険収載され，さらに次世代シークエンスによる研究も進んでいる．人工聴覚器は人工内耳に加え，聴力温存型人工内耳（EAS）や人工中耳が保険収載された．従来治療成績の不良であった外耳道閉鎖では形成外科的手技の進歩による手術法の改良で治療成績が向上し，癒着性中耳炎に対する再生技術を用いた手術も臨床研究されている．平衡障害では内リンパ水腫を画像で確認することが可能となり，両側平衡機能障害に対しては前庭のノイズ電気刺激による治療が臨床研究されている．好酸球性副鼻腔炎は再発しやすい難治性疾患であるが，抗体療法などの臨床研究がなされており，その他の治療法も開発が進んでいる．頭頸部癌では化学放射線療法の治療成績が向上し，分子標的薬やがん免疫療法などの登場により治療の選択肢が増えている．一方，高齢化に伴い循環器疾患や糖尿病などの合併症を罹患する患者も増加し，治療強度の見直しなど個別化医療も求められている．今後のゲノム医療を見据え，研究体制の整備も進められている．

　本書では，耳鼻咽喉科領域の最近の進歩について，わが国の第一人者の方々に執筆をお願いした．最新情報の理解が深まれば幸いである．

2018年5月

山岨達也（東京大学医学部耳鼻咽喉科・頭頸部外科学教室）

医学のあゆみBOOKS

# 耳鼻咽喉科診療の進歩 40のエッセンス

序..........................................................................................................山岨達也

## 聴覚・耳

1. 遺伝性難聴の診断の進歩.............................................................松永達雄 ● 7
2. 先天性CMV感染による難聴：疫学，診断，治療.................................小川 洋 ● 11
3. 突発性難聴の治療：最新エビデンス...............................................神崎 晶 ● 16
4. 加齢性難聴：疫学，リスク要因，認知機能との関係...........................内田育恵 ● 20
5. 第三の内耳窓（third mobile window）：
   前半規管裂隙症候群，前庭水管拡大症.........................................鈴木光也 ● 26
6. CTP検査による生化学的外リンパ瘻診断....................................池園哲郎・松田 帆 ● 31
7. ANCA関連血管炎性中耳炎（OMAAV）....................................岸部 幹・原渕保明 ● 36
8. 小児人工内耳医療.........................................................................樫尾明憲 ● 41
9. 聴力温存型人工内耳（EAS）........................................................東野哲也 ● 46
10. 人工中耳（Vibrant Soundbridge®）..............................................土井勝美 ● 51
11. 骨固定型補聴器（BAHA）............................................................喜多村 健 ● 55
12. 内視鏡下耳科手術（TEES）.........................................................欠畑誠治 ● 59
13. 穿通枝皮弁を用いた小耳症・外耳道閉鎖術の手術.....................成島三長・他 ● 65
14. 中耳粘膜の再生医療................................................................山本和央・小島博己 ● 69
15. 耳鳴に対する新規治療：耳鳴の音響療法......................................新田清一 ● 73

## めまい

16. 前庭誘発筋電位によるめまい疾患診断の進歩..................................室伏利久 ● 81
17. video Head Impulse Testによる半規管機能検査の進歩..................新藤 晋 ● 85
18. メニエール病：画像診断と水療法..............................................寺西正明・曾根三千彦 ● 89
19. 良性発作性頭位めまい症：新分類と治療........................................今井貴夫 ● 93
20. ノイズ前庭電気刺激による体平衡機能障害の治療...........................藤本千里 ● 98
21. 前庭機能障害に対するリハビリテーション......................................新井基洋 ● 101

# CONTENTS

## 鼻科

22. 好酸球性副鼻腔炎の病態生理と治療 ……………………………… 藤枝重治 ● 109
23. アレルゲン免疫療法の治療戦略 ……………………………… 岡野光博・野口佳裕 ● 114
24. 嗅覚障害の診断と治療——診療ガイドラインの活用 ……………………………… 三輪高喜 ● 119
25. 鼻内内視鏡手術の進歩と頭蓋底手術 ……………………………… 児玉 悟 ● 124

## 口腔・咽頭

26. 小児の閉塞性睡眠時無呼吸：診断と治療 ……………………………… 安達美佳・鈴木雅明 ● 131
27. 唾液腺管内視鏡治療 ……………………………… 松延 毅 ● 137
28. IgG4 関連疾患 ……………………………… 高野賢一 ● 142

## 気管食道・喉頭

29. 声帯瘢痕・加齢性発声障害の治療 ……………………………… 平野 滋 ● 149
30. 成人喉頭乳頭腫に対するワクチン治療 ……………………………… 牧山 清・松崎洋海 ● 155
31. 音声障害診断における高速度デジタル撮像検査 ……………………………… 山内彰人 ● 160
32. 痙攣性発声障害：チタンブリッジを用いた甲状軟骨形成術 2 型 ……………………………… 讃岐徹治 ● 166
33. 高解像度マノメトリーを用いた嚥下機能検査 ……………………………… 河本勝之 ● 170
34. 経口的嚥下機能改善手術 ……………………………… 千年俊一 ● 175

## 頭頸部

35. 上顎洞癌に対する動注化学療法 ……………………………… 本間明宏 ● 183
36. HPV 関連中咽頭癌の診断と治療 ……………………………… 猪原秀典 ● 187
37. 咽頭癌のロボット手術 ……………………………… 楯谷一郎 ● 191
38. 唾液腺癌の個別化医療 ……………………………… 多田雄一郎 ● 195
39. 頭頸部癌に対する免疫療法 ……………………………… 岡本美孝 ● 201
40. 甲状腺癌の個別化治療 ……………………………… 森谷季吉 ● 206

# 聴覚・耳

聴覚・耳

# 1. 遺伝性難聴の診断の進歩

**Keyword**
ゲノム医療
難聴遺伝子
次世代シークエンス

松永達雄

◎遺伝性難聴の診療，とくに小児の診療においては，遺伝的原因と病態を理解したうえで，治療を進めることはとても重要であり，遺伝学的検査が重要な役割を果たす．多様な原因と臨床症状をもつ遺伝性難聴において，臨床の場で遺伝的原因を診断することは，これまでは頻度の高い一部の遺伝子を除くと困難であった．しかし，次世代シークエンサーという新しいゲノム解析技術の開発と進化によって，高速かつ経済的に大量のゲノム情報を解読できるようになり，大多数の遺伝性難聴患者での遺伝的原因の診断が可能となりつつある．一方，このようなゲノム診断の導入に伴い，遺伝性難聴の診療プロセスの意義や求められる内容にも大きな変化が生じている．この結果，臨床の場では遺伝学的検査前の診療と遺伝カウンセリング，遺伝学的検査と原因診断，遺伝学的検査後の遺伝カウンセリングにおける変化を理解して，適切に対応することが重要となっている．

　現在，遺伝性難聴の診療は，頻度の高い数遺伝子のみが原因診断されていた遺伝子医療の時代から，頻度の低い数十あるいはそれ以上の遺伝子も原因診断できるゲノム医療の時代に変わりつつある．これは次世代シークエンスという新しいゲノム解析技術の開発と進化によってもたらされた．本稿では，遺伝性難聴の診断に関する最近の進歩を，ゲノム診断の意義と活用を中心に概説する．

## 遺伝性難聴の原因診断の臨床的重要性

　新生児の約1,000人に1人は両耳に難聴があり，さらに9歳までに難聴者数は約2倍となる．一側性難聴も含めるとさらに約2倍となり，その半数以上が遺伝性である[1,2]．難聴の診療，とくに小児においては，遺伝的原因と病態を理解したうえで，個別化診療を進めることはとても重要であり，そのなかで遺伝学的検査が重要な役割を果たす（表1）[3,4]．たとえば，難聴以外の重複する症状，障害の早期発見と予防，適切な聴覚リハビリテーション方法の選択，正確な遺伝カウンセリングなどに役立つ．

## 遺伝性難聴の分類と診断

　遺伝性難聴は，原因となる遺伝子がきわめて多く，難聴だけを発症する非症候群性難聴では100種類以上の原因遺伝子がある．さらに，難聴と他の症状を重複する症候群性難聴は400疾患以上あり，それぞれに原因遺伝子が1種類以上ある（表2）[5]．症候群性難聴の一部では，成長してから重複する症状を発症するタイプもあり，その場合は成長するまで，臨床所見からは非症候群性との鑑別がつかない．また，難聴以外の症状が軽度な場合も，臨床所見から鑑別がつかない場合がある．非症候群性難聴では重複する症状がないため，臨床像から遺伝的原因を診断することはきわめて困難である．このため，遺伝的原因の診断には遺伝学的検査が必要となる．これまで遺伝性難聴において，臨床的に遺伝的原因を診断することは，頻度の高い一部の遺伝子を除くと困難であった．しかし，次世代シークエンスの導入によって，多数の難聴遺伝子の変異を，迅速かつ経済的に検査することが可能となり，国内外で活用がはじまっている[6-9]．

Tatsuo MATSUNAGA
国立病院機構東京医療センター臨床研究センター聴覚・平衡覚研究部／臨床遺伝センター

表1 難聴の遺伝的原因診断の重要性

| 内容 | 原因疾患・遺伝子 | 特徴 |
|---|---|---|
| 合併症への対応<br>（早期診断・早期治療） | HDR症候群 | 低Ca血症 |
| | Alport症候群 | 腎炎 |
| | Jervell and Lange-Nielsen症候群 | 不整脈 |
| | MELAS | 脳卒中様症状, 糖尿病 |
| | Pendred症候群 | 甲状腺腫, 甲状腺機能低下 |
| | Usher症候群 | 視覚障害 |
| | Waardenburg症候群 | 中枢神経障害, 腸管障害 |
| 難聴の経過予測<br>（進行・変動・不変） | SLC26A4 | 進行・変動 |
| | CDH23 | 進行 |
| | GJB2 | 不変 |
| 聴覚の特徴予測<br>（検査, リハビリテーション方法の選択） | OTOF | 語音明瞭度不良 |
| | WFS1 | 低音域障害 |
| | TECTA | 中音域障害 |
| 聴覚障害の治療 | OTOF | 人工内耳 |
| 聴力の悪化予防 | m.1555A>G | アミノグリコシド系抗生剤 |
| | SLC26A4 | 頭部への衝撃 |
| 遺伝カウンセリング<br>（原因と病態の説明, 次子再発率） | 全ての遺伝性難聴 | |

## 遺伝性難聴の診療の流れ

典型的には難聴の診断，遺伝学的検査前の診療，遺伝学的検査前の遺伝カウンセリング，遺伝学的検査，原因診断，遺伝学的検査後の遺伝カウンセリング，遺伝学的検査後の診療と進む（図1）．ゲノム医療では，各ステップの意義と求められる内容が変化しており，重要なポイントを以下に記す．

### 1. 遺伝学的検査前の診療

ゲノム診断では多数の遺伝子を解析するために，結果の判定には臨床情報がより重要となる．難聴者のみでなく，家族のできるだけ正確な臨床情報が役立つことも多い．臨床所見から可能性の高い遺伝子をある程度想定し，その遺伝子の特異的特徴に関する臨床情報をさらに収集したり，検査を追加することで，診断をより確実にすることができる．

### 2. 遺伝学的検査前の遺伝カウンセリング

患者あるいは家族は，原因不明による不安を解消し，診療に役立て，今後の見通しを立てるために，遺伝学的検査を希望する．しかし，検査結果の負の影響について十分に理解していないことが

表2 代表的な症候群性難聴と原因遺伝子

| 症候群名 | 原因遺伝子 |
|---|---|
| Alport症候群 | COL4A3, COL4A4, COL4A5, COL4A6 |
| BOR症候群 | EYA1, SIX1, SIX5 |
| CHARGE症候群 | CHD7, SEMA3E |
| HDR症候群 | GATA3 |
| Jervell and Lange-Nielsen症候群 | KCNQ1, KCNE1 |
| Norrie症候群 | NDP |
| Pendred症候群 | SLC26A4 |
| Stickler症候群 | COL2A1, COL11A1, COL11A2, COL9A1, COL9A2 |
| Treacher Collins症候群 | TCOF1, POLR1D, POLR1C |
| Usher症候群　Ⅰ型 | MYO7A, USH1C, CHD23, PCDH15, SANS, CIB2 |
| 　　　　　　　Ⅱ型 | USH2A, GPR98, WHRN |
| 　　　　　　　Ⅲ型 | CLRN1 |
| Waardenburg症候群 | |
| 　　　　　　　Ⅰ型 | PAX3 |
| 　　　　　　　Ⅱ型 | MITF, SNAI2 |
| 　　　　　　　Ⅲ型 | PAX3 |
| 　　　　　　　Ⅳ型 | EDNRB, EDN3, SOX10 |

多い．たとえば，いまは難聴だけであるが，これから視覚障害も発症すると知れば動揺する．兄弟姉妹などの血縁者にも難聴が発症する可能性を知ると，それを相手に伝えるべきか悩む．必要以上に患者を不安にする説明は避けるべきであるが，

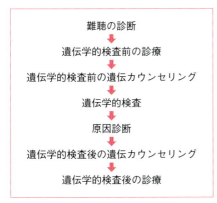

**図1 遺伝性難聴診療の流れ**

予想外の情報を知る可能性についても事前に理解してもらうことで，患者と家族に本当の意味で役立つことができる．

### 3. 遺伝学的検査と原因診断

現在，国内では次世代シークエンスによる先天性難聴の遺伝学的検査が，保険適応で実施できる．しかし，保険検査では，特定の遺伝子の特定の変異に調べる範囲が限定される．このため保険検査で診断がつかない患者の原因診断には，研究としての検査が必要となる．国内でも著者らの施設を含めていくつかの施設で実施できる．

次世代シークエンスによる検査結果の解釈で注意すべき点は，変異があるだけでは難聴の原因とは決定できないことである．診断には，遺伝形式，臨床像に合致した遺伝子型の変異が必要である．報告書の記載のみで患者が正確に理解するのはほぼ不可能であり，臨床遺伝専門医による支援が不可欠である．

近年，遺伝情報の変化は著しく，論文で難聴の原因であると報告された変異のなかにも，実際には原因でない変異が多く含まれている．このため変異の判定は，国際的なガイドラインに沿って判定することが推奨される[10]．ただし，このガイドラインは遺伝性疾患全般を対象としているため，遺伝疾患ゲノム情報の国際的組織ClinGenの遺伝性難聴専門家委員会で，遺伝性難聴により適した基準を作成しており，著者も専門委員の一人として参加している．ご連絡をいただければ情報提供可能である．

### 4. 遺伝学的検査後の遺伝カウンセリング

他の疾患の遺伝カウンセリングと同じく，患者・家族の理解と意思決定を支援する．遺伝学的検査結果の意義を正確にわかりやすく伝えるために，十分な時間をかけて，関係する専門家のチームで取り組む．このためには，通常の耳鼻科外来の環境ではなく，あらかじめ関係者で遺伝カウンセリングのための時間と場所を確保して行う必要がある．

### 5. 遺伝学的検査後の診療

原因診断に応じた診療を計画し，必要に応じて専門他科への依頼も行う．

## 今後の展望

現在，国内外でさまざまな遺伝性疾患のゲノムデータベースの構築が進んでいる．著者らも，日本医療研究開発機構（AMED）の臨床ゲノム情報統合データベース整備事業において，希少・難治性疾患領域研究班の遺伝性難聴のゲノムデータベースを構築している．これらのデータベースの公開により，ゲノム診断が，より向上していくことが期待される．

---

**column　次世代シークエンス**

次世代シークエンスは，DNAの塩基配列を決定する新しい技術であり，従来用いられたサンガー法と異なる原理をもつ．2005年以後に実用機が導入されて，塩基配列の解析を劇的に高速化，低価格化した．次世代シークエンスでは，DNAをランダムに断片化し，それぞれを鋳型とした伸張反応を同時進行しながら塩基配列を読み取る．得られた各DNA断片の塩基配列情報を，ソフトウエアを用いて整列させて，元のDNAの塩基配列を決定する．ヒトゲノムの解析は，解析対象の選び方によって，①すべての塩基配列を解読する全ゲノム解析，②約2万ある遺伝子の蛋白質をコードする塩基配列のみを濃縮して解読する全エクソーム解析，③特定の遺伝子群の塩基配列のみを濃縮して解読するターゲット・リシークエンスに分けられる．保険適応の難聴遺伝子検査には，既知の難聴遺伝子のターゲット・リシークエンスが用いられる．きわめて稀あるいは未知の難聴遺伝子の解析には，全ゲノム解析あるいは全エクソーム解析が用いられる．

## 結論

次世代シークエンスという新しいゲノム解析技術の開発と進化によって，遺伝性難聴の大多数の患者で原因診断が可能となりつつある．これに伴い，遺伝性難聴の診療の流れにもその意義や求められる内容に変化が生じており，これに対して臨床の場で適切に対応することが重要である．

### 文献

1) Fortnum HM et al. Prevalence of permanent childhood hearing impairment in the United Kingdom and implications for universal neonatal hearing screening:questionnaire based ascertainment study. BMJ 2001;323(7312):536-40.
2) Morton CC and Nance WE. Newborn hearing screening--a silent revolution. N Engl J Med 2006;354(20):2151-64.
3) Ardle BM and Bitner-Glindzicz M. Investigation of the child with permanent hearing impairment. Arch Dis Child Educ Pract Ed 2010;95(1):14-23.
4) Parker M and Bitner-Glindzicz M. Genetic investigations in childhood deafness. Arch Dis Child 2015;100(3):271-8.
5) Arnos KS et al. Epidemiology, etiology, genetic mechanism, and genetic counseling. Toriello HV, Smith SD ed. Hereditary hearing loss and its syndromes. 3rd ed. Oxford University Press;2013. p.4-12.
6) Shearer AE et al. Comprehensive genetic testing for hereditary hearing loss using massively parallel sequencing. Proc Natl Acad Sci USA 2010;107(49):21104-9.
7) Miyagawa M et al. Targeted exon sequencing successfully discovers rare causative genes and clarifies the molecular epidemiology of Japanese deafness patients. PLoS One 2013;8(8):e71381.
8) Mutai H et al. Diverse spectrum of rare deafness genes underlies early-childhood hearing loss in Japanese patients:a cross-sectional, multi-center next-generation sequencing study. Orphanet J Rare Dis 2013;8:172.
9) Sommen M et al. DNA diagnostics of hereditary hearing loss:a targeted resequencing approach combined with a mutation classification system. Hum Mutat 2016;37(8):812-9.
10) Richards S et al. Standards and guidelines for the interpretation of sequence variants:a joint consensus recommendation of the American College of Medical Genetics and Genomics and the Association for Molecular Pathology. Genet Med 2015;17(5):405-24.

\* \* \*

## 2. 先天性CMV感染による難聴：疫学，診断，治療

**Keyword**
サイトメガロウイルス（CMV）
先天難聴
診断

小川 洋

◎先天性 CMV 感染による難聴は，乳幼児の両側高度難聴の原因として遺伝子異常に伴う難聴を除くともっとも頻度が高いとされている．しかし，先天性 CMV 感染はまったく無症状で経過する場合があり，出生時に CMV 感染の検査を行わないかぎり，その難聴が判明した時点で検査を行っても関連性を明らかにすることができなかった．出生時の CMV 感染スクリーニング検査やガスリーカードの血液，保存臍帯などの検体から CMV-DNA を検出することで難聴児における CMV の関与が明らかになってきた．
◎この難聴は出生時から両側高度感音難聴を示すもの，進行性のもの，変動するもの，一側性のものなど，さまざまである．CMV 感染に関しては有効なワクチンが存在しておらず，現在のところ出生時に CMV 感染スクリーニングを施行し，感染児に対してきめ細かな聴覚管理を行っていくことが有効な対応であると考えられる．

### 先天性 CMV 感染

先天性 Cytomegalovirus（CMV）感染症は先天性ウイルス感染症のなかで，もっとも頻度が高く，全新生児の 0.2～2.2％といわれ，症候性感染児の死亡率は 30％にものぼり，神経学的異常が 60％に認められる[1]．先進国における先天性中枢神経系障害の原因として Down 症候群に匹敵する大きな割合を占めている[2]．最近の報告では，全出生児の 1,000 人に 1 人が先天性 CMV 感染によりなんらかの障害が生じるとされている[3]．CMV 感染は，周産期には産道の分泌液，出生後には母乳，唾液，尿，体液などと粘膜の接触により起こる．とくに初感染を受けた乳幼児はほとんどが不顕性感染の形で，その後数年にわたって尿あるいは唾液中にウイルスを排泄するため，保育園などで子供どうしの密接な接触やウイルスを含む尿との接触により感染が成立する[4]．健常人の多くは幼少時不顕性感染し，とくに大きな病態を引き起こすことなく潜伏した状態にある．妊婦が CMV 初感染，再感染をうけた場合，あるいは再活性化を認

表 1　症候性 CMV 感染の所見

| Ⅰ．中枢神経系障害 |
|---|
| ①小頭症，②脳の画像異常，③脳脊髄液（CSF）検査値異常，④脈絡網膜炎，⑤聴力障害，⑥CSF より CMV-DNA を検出 |

| Ⅱ．中枢神経系外障害 |
|---|
| ①血小板減少，②紫斑，③肝腫大，④脾腫，⑤子宮内発育遅滞，⑥肝炎 |

めた場合，ウイルスが胎盤を経由して胎児に移行し，出生した新生児，乳幼児は多彩な症状を呈する（表1）[5]．一方，まったく無症状で後に精神発達遅滞，難聴，てんかん，自閉症（広汎性発達障害），学習障害などが現れてくることがある．精神発達遅滞が生じる頻度より難聴が生じる頻度がはるかに高く，妊娠初期に感染し，ウイルス負荷が強い場合，症状が重篤化する傾向が高いとされる．欧米に比しわが国における妊娠可能女性の CMV 抗体保有率は高値であったが，近年抗体保有率の低下をきたしており[6]，先天性 CMV 感染の頻度が増し，それに伴い先天性 CMV 感染に伴う聴覚障害児の頻度が今後増加することが予想される．

### 先天性 CMV 感染と難聴

#### 1. 先天性難聴における先天性 CMV 感染の頻度

先天性 CMV 感染に伴う難聴に関しては，1964

Hiroshi OGAWA
福島県立医科大学会津医療センター耳鼻咽喉科学講座

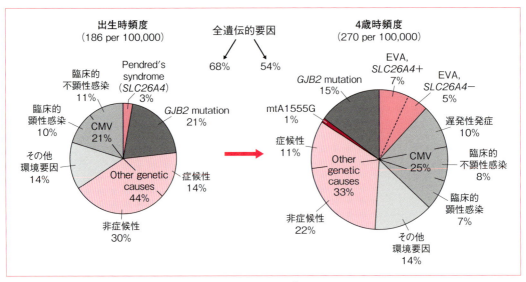

図 1　先天性聴覚障害児における先天性 CMV 感染の頻度(文献[4]を改変)

年に Medearis により報告[7]されてから多くの報告がされており，先天性 CMV 感染は先天性難聴をきたす疾患として注目されてきた．欧米における先天性難聴の原因として，先天性 CMV 感染によるものが遺伝性難聴を除くともっとも頻度が高く，出生時におよそ 21%，4 歳の時点では 25% を占めるとする報告がある(図 1)[8]．

## 2. 先天性 CMV 感染における難聴の頻度

CMV 抗体を保有しない妊婦の 1% が初感染をきたし，そのうちの 40% が胎児に感染を生じ，感染した胎児のおよそ 5〜15% が重篤な症状を示す症候性 CMV 感染症を発症する．残りの 85〜95% は出生時に臨床症状を呈さない無症候性の CMV 感染児となる．症候性感染児の 25〜30%，無症候性感染のおよそ 6〜16% に難聴をきたすと考えられている(図 2)[9]．

## 3. 先天性 CMV 感染による難聴の特徴

出生時から両側高度感音難聴を示す例，進行性の難聴を示す例，変動する聴力を示す例，一側性の高度難聴を示す例の報告があり難聴の特徴は多岐にわたっている．図 1 では出生時と比較し 4 歳時では頻度が増加しており，進行性のものが存在していることが示される．著者らの検討した対象では，低出生体重児が存在していたこと，知的障害の合併が多い傾向にあること，高度な側での難聴障害程度は他の原因による難聴に比較し，より高度であったこと，難聴が進行性であるものが存在していた[10]．進行性難聴を示した症例では 2 歳までの間に難聴が進行し，新生児聴覚スクリーニング検査はパスしたが，2 歳の時点で高度感音難聴が判明し，人工内耳埋め込み術が施行された．一側性難聴を対象とした保存臍帯を用いた難聴原因検索では一側性聴覚障害児 88 名において 9.1% に CMV 感染が認められており[11]，一側性の高度難聴症例や軽度，中等度の難聴症例を含めた聴覚障害児を考えると罹患患者数はけっして少なくなく，さらに進行性の感音難聴児の検討により CMV の関与が明らかになることが予想される．

---

**column　サイトメガロウイルス**

ヒトサイトメガロウイルス(human cytomegalovirus：HCMV)は，ヘルペスウイルスのなかでヒトヘルペスウイルス 5(HHV-5)に分類され，ヘルペスウイルス科 β ヘルペスウイルス亜科に属する二本鎖 DNA ウイルスである．サイトメガロウイルスは種特異性が高く，ヒトにはヒト，マウスにはマウス，モルモットにはモルモットのサイトメガロウイルスが感染する．CMV は他のヘルペスウイルスと同様に初感染後宿主の体内に潜伏感染し，生涯宿主と共存するという特徴をもつ．

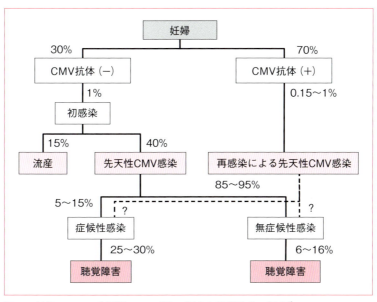

図2 妊婦における先天性CMV感染の頻度と聴覚障害の頻度[9]

表2 周産期におけるCMV感染症の診断

| |
|---|
| CQ609 サイトメガロウイルス(CMV)感染については？<br><br>**Answer**<br>1．児予後改善のための母体CMV抗体スクリーニング検査の有用性は確立されていないと認識する(C)<br>2．超音波検査でIUGR，脳室拡大，小頭症，脳室周囲の高輝度エコー，腹水，肝脾腫等を認めた場合，胎児感染を疑ってもよい(C)<br>3．母体CMV抗体検査を行った場合の解釈については以下を参考にする(B)<br>　1）妊娠初期母体CMV IgG陰性であったものが，妊娠中にIgG陽性になった場合，妊娠中初感染と判断する<br>　2）妊娠初期母体IgG陽性（妊娠以前の感染）でも母子感染は起こりうるが，その頻度と胎児への影響は初感染に比し少ない<br>　3）母体CMV IgM陽性の場合，最近の感染を疑うがIgM陽性が長期間持続する現象(persistent IgM)が知られているので注意する<br>4．「胎児治療については現時点で確立されたものはない」と説明する(B)<br>5．CMV感染胎児は分娩時に心拍パターン異常を示しやすいので注意する(C)<br>6．臍帯血CMV IgM陽性，もしくは生後2週間以内の新生児尿からCMVが分離された場合，胎児感染が起こったものと判断する(B)<br>7．胎内感染児については聴覚機能の長期フォローアップを専門医に依頼する(B)<br><br>A：強く勧められる，B：勧められる，C：考慮される |

## 先天性CMV感染の診断方法

### 1．血清学的検査　CMV抗体測定法

周産期におけるCMV抗体に関して日本産科婦人科学会では**表2**に示す取扱いをしている[12]．

### 2．ウイルス分離

出生前の胎児感染の診断には羊水，先天性CMV感染の診断には出生後2週間以内に採取された尿，神経学的な症状を伴う場合には髄液など，目的に合わせた検体の採取が必要である．羊水，髄液などの無菌材料からCMVが分離されればCMV感染症と診断される．

### 3．定量PCR(polymerase chain reaction)法

羊水，尿，唾液，骨髄液，BAL液などの各種の検体からDNAを精製後，PCR増幅により定量的にCMV-DNAを高い感度，特異性に加え迅速に結果を得ることができる．わが国では保険適応外となっている．先天性CMV感染の確定診断には生後2週間以内の尿を用いるのが一般的であるが，この時期を逃した場合や聴力障害をはじめとする神経学的な障害の原因探索のためには保存臍帯を用いることができる[10]．乾燥臍帯を検体とし，市販のDNA精製キットを用いてDNAを精製する場合には，①proteaseの反応を長くするこ

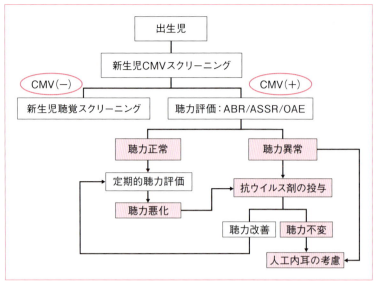

図 3　先天性 CMV 感染に伴う聴覚障害に対する取組み[15]

と，②検体量を入れすぎないこと(20〜30 mg で十分)，③臍帯の乾燥のための保湿剤などを入れないようにすることが重要である[13]．

### 聴覚障害に対する治療

　CMV 感染スクリーニングの試み[14]がなされており，福島県立医科大学において新生児 CMV 感染スクリーニングがなされている．図3は先天性 CMV 感染に伴う聴覚障害に対する福島県立医科大学における取組みを示したものである[15]．CMV 感染児に対してはきめ細かい聴力検査を行い，聴力が悪化した場合に抗ウイルス剤〔ガンシクロビル(Ganciclovir：GCV)，バルガンシクロビル(Valganciclovir：VGCV)〕の投与を検討するというものである．これらの薬剤は，いずれも先天性あるいは新生児 CMV 感染症に対しての効能・効果は有しておらず，また，骨髄抑制，不妊，腎障害など重篤な副作用の問題があり，学内倫理委員会の承認のもとで慎重な投与を行っている．経過中に難聴が進行し，VGCV を投与し難聴が改善した例を経験したが[16]，聴覚障害をきたしたすべての症例に有効ではなく，副作用の観点からも抗ウイルス剤の使用に関してはその適応を十分に検討する必要がある．高度難聴の場合，聴覚補償の人工内耳が考えられる．先天性 CMV に伴う聴覚障害児では知的障害などの重複障害を伴う割合が高い傾向にあり，人工内耳の適応決定にあたっては慎重な対応が必要である[17]．

### 文献/URL

1) 丸山有子・他. サイトメガロウイルス胎内感染の予後予測と周産期管理. 日本周産期・新生児医学会雑誌 2006；42(4)：7927.
2) 森内昌子. 3. 期待されているこれからのワクチン　2)ヘルペス・サイトメガロウイルス. 臨床検査 2010；54(11)：1400-6.
3) 森内昌子，森内浩幸. 小児感染症 2011—今どうなっているの？　小児の感染症—Ⅲ．気をつけなくてはならない小児感染症の管理，最近の考え方は？　4．先天性サイトメガロウイルス感染症. 小児科臨床 2011；64(12)：2575-81.
4) Knipe DM et al. Fields Virology. 4th ed. Lippincott Williams & Wilkins;2001. p.2675-705.
5) 森内浩幸. 先天性 CMV 感染治療プロトコール. 小児感染免疫 2010，22(4)：385-9.
6) 干場　勉. 妊婦のサイトメガロウイルス抗体保有率の低下. 日本臨床 1998；56：193-6.
7) Medearis DN Jr. Viral infections during pregnancy and abnormal human development. Am J Obstet Gynecol 1964;90(suppl):1140-8.
8) Morton CC and Nance WE. Newborn Hearing Screening—A silent Revolution. N Engl J Med 2006;354:2151-64.
9) 錫谷達夫. 先天性サイトメガロウイルス(CMV)感染と聴覚障害. 小児耳鼻咽喉科 2007；28(3)，169-73.
10) Ogawa H et al. Congenital cytomegalovirus infection diagnosed by polymerase chain reaction with the use of preserved umbilical cord in sensorineural hearing loss children. Laryngoscope 2006;116(11):1991-4.
11) Furutate S et al. Clinical profile of hearing loss in children with congenital cytomegalovirus (CMV) infection:CMV DNA diagnosis using preserved umbilical cord. Acta Otolaryngol 2011;131(9):976-82.
12) 日本産科婦人科学会/日本産婦人科医会編．産婦人科診療ガ

イドライン　産科編 2008. 日本産科婦人科学会；2008. p.154-71.
13) 井上直樹. サイトメガロウイルス感染の検査. 厚生労働科学研究費補助金成育疾患克服等次世代育成基盤研究事業　先天性サイトメガロウイルス感染症対策のための妊婦教育の効果の検討, 妊婦・新生児スクリーニング体制の構成及び感染新生児の発症リスク同定に関する研究. http://www.med.kobe-u.ac.jp/cmv/inspection_dr.html.
14) 浅野仁覚, 藤森敬也. これだけは知っておきたい胎児の診断と治療　先天性サイトメガロウイルス感染症のスクリーニング. 産婦人科治療 2011, 102(2)：131-8.
15) 小川　洋. 先天性サイトメガロウイルス感染と聴覚障害. 日耳鼻 2009, 112(12)：814-7.
16) Imamura T et al. Oral valganciclovir treatment for congenital cytomegalovirus infection. Pediatr Int 2011;53(2):249-52.
17) 小川　洋・他. 障害の評価と補聴器・人工内耳の適応. 音声言語医学 2010；51(2)：199-202.

\*　　\*　　\*

聴覚・耳

# 3. 突発性難聴の治療：最新エビデンス

**Keyword**
突発性難聴
ステロイド治療
局所投与

神崎　晶

◎突発性難聴は突然発症する原因不明の高度感音難聴である．原因は不明であるが，推定される病態はさまざまであり，循環障害，ウイルス感染，免疫異常，細胞ストレス仮説が考えられる．予後不良例が2/3を占め，難病である．治療として確立していないが，副腎皮質ステロイドホルモンを主体とした治療が行われる．循環・代謝改善薬，高圧酸素療法が行われることもある．いずれも治療法は確立されておらず，新しい治療法の開発が期待される．本稿では，突発性難聴の診断と治療に関するエビデンスをまとめる．

## 突発性難聴とは

突発性難聴は原因不明の高度の感音難聴である．さまざまな病態が混在した疾患である．2015年に発表された突発性難聴の診断基準（**表1**）を示すが，海外，とくにアメリカの診断基準に近づくことになった．急性低音障害型感音難聴は突発性難聴よりも予後がよく，内リンパ水腫の病態が考えられているため，突発性難聴とは別の病態と考えられている．発症率は10万人中20〜30名であったが，現在増加傾向である．

## 突発性難聴の病態について

突発性難聴は致死的疾患でないため，剖検で病態を解明することは難しい．過去の報告では，突発性難聴として診断後1週間で突然死亡した剖検例では組織障害が明らかでなかったことからnuclear factor kappa B（NFκB）とよばれる転写因子が関連し，サイトカインなどが発現することが突発性難聴ではないかと考えられている．これを細胞ストレス仮説とよんでいる[1]．このNFκBは全身のウイルス感染によって生じるのではないかといわれている．

最近，phosophodiesterase（PDE）5阻害薬による突発性難聴例の報告がされている[2]．そのPDE5阻害薬の薬理機序から突発性難聴の機序が推測されており，PDE5阻害薬による一酸化窒素発生が関与しているのではないかと考えられている．

## 診断

突発性難聴の診断基準を示す．純音聴力検査で感音難聴を認める．Auditory brain stem response（ABR）で機能性難聴（器質的な疾患がない難聴）を除外する．頭部造影MRIで聴神経腫瘍（前庭神経鞘腫など）などを除外する必要がある．

## 治療

予後として，完全回復，不完全回復，回復しないのそれぞれの割合は1/3ずつである．すなわち予後不良例が2/3を占める難病である．

突発性難聴はさまざまな原因の総称であり，背景の異なる患者を一元的に治療し，治療効果を判定することに限界がある．また，治療を行わず自然経過で良好になる症例も30％ほど存在することが知られているため，副腎皮質ステロイドの治療効果と大きな差がないことから，本当に治療薬に効果があるのか不明な点も多い．治療効果を証明するには無作為化比較試験で対照群と比較するしか方法がないものの，現在では倫理的に無治療群の設定を行うことは難しい．さらに耳鳴，めまいに対する治療効果のエビデンスも乏しく，難聴以外の随伴症状にも目を向けた臨床研究が必要である．

Sho KANZAKI
慶應義塾大学医学部耳鼻咽喉科頭頸部外科

表1 突発性難聴診断基準(厚生労働省難治性聴覚障害に関する研究班，2015年改訂)

**主症状**
1. 突然発症
2. 高度感音難聴
3. 原因不明

**参考事項**
1. 難聴(純音聴力検査での隣り合う3周波数で各30 dB以上の難聴が72時間以内に生じた)
   (1) 急性低音障害型感音難聴と診断される例を除外する
   (2) 他覚的聴力検査またはそれに相当する検査で機能性難聴を除外する
   (3) 文字どおり即時的な難聴，または朝，目が覚めて気づくような難聴が多いが，数日をかけて悪化する例もある
   (4) 難聴の改善・悪化の繰り返しはない
   (5) 一側性の場合が多いが，両側性に同時罹患する例もある
2. 耳鳴
   難聴の発生と前後して耳鳴を生ずることがある
3. めまい，および吐気・嘔吐
   難聴の発生と前後してめまい，および吐気・嘔吐を伴うことがあるが，めまい発作を繰り返すことはない
4. 第8脳神経以外に顕著な神経症状を伴うことはない

診断の基準：主症状の全事項をみたすもの．

表2 鼓室内投与の治療成績まとめ

| 報告(著者，雑誌) | 内容 |
|---|---|
| Seggas I, Otol Neurotol 2011 | 初期治療：ITSの治療効果の検討，対照群なし |
| Shaikh JA, Laryngoscope 2011 | 初期治療：ステロイド全身投与 vs. ITS<br>有意差なし |
| Spear SA, Otolaryngol Head Neck Surg 2011 | 初期治療で，ITS vs. ステロイド全身投与＋血管拡張薬＋ビタミンE<br>有意差なし |
| Vlastarakos PV, Eur Arch Otorhinolaryngol 2012 | Salvage治療：ITSの治療効果の検討，対照群なし |
| Bennett MH, Cochrane Database Syst Rev 2012 | 初期治療：ステロイド全身投与＋HBO vs. ITS＋HBO(HBOがベース治療，ステロイド全身投与とITSの比較<br>有意差なし |

ITS：鼓室内ステロイド投与，HBO：高気圧酸素治療．

本稿で述べる副腎皮質ステロイド薬，循環改善薬，抗ウイルス薬をはじめすべての薬剤は突発性難聴の治療薬として効果が科学的に十分立証されていない[1,3-5]．わが国の厚労省研究班の単剤療法の効果を検討し，ATP，ベタメタゾン，ヒドロコルチゾン，PGI2，PGE1，ウログラフィン(造影剤)で改善率に有意差を認めなかった[2]．

ステロイド薬，循環改善薬，抗ウイルス薬臨床試験について表2にまとめる[3-5]．報告によってばらつきはあるが，ステロイド薬も含めて総じて上記のどの薬剤についても有効性は証明されておらず，詳細を下記に述べる．

## 1. ステロイド薬

有効性に関して十分検証されていない．治療薬の副作用とベネフィットのバランスもまだ決定されていない．

Cinamonらは，純音聴力検査250～8,000 Hzでは治療後早期成績でステロイド群60％，プラセボ群63％，フォローアップ後でステロイド群80％，プラセボ群81％で有意な差を認めていない．同様に500～2,000 Hz，4,000 Hzと8,000 Hzでも有意差を認めないと報告した[6]．

Nosrati-Zarenoeらは聴力改善幅が治療8日後でプレドニゾロン投与群25.5 dB，プラセボ群は26.4 dB，診断後3カ月後では治療群で39 dB，プラセボ群で35.1 dBであった．両群においてめまいの有無が治療予後を左右する．しかし，耳鳴とめまいの改善については両群を比較した記載がないため，効果が判定できていない[7]．

Wilsonは2つの施設でそれぞれ異なるステロイド量で行った試験で，聴力改善した割合は，ステロイド群で61％，プラセボ群が32％であった．2

施設のうち1施設ではステロイド群73%，プラセボ群50%であった．別の施設では，聴力改善した割合は，ステロイド群36%，プラセボ群31%であった．なおステロイド治療によって悪化した症例はなかった[8]．

## 2．ステロイド局所（鼓室内）投与

この治療はステロイドを内耳に局所投与する方法である．鼓膜を明視下において，外耳道，鼓膜経由で注入し，中耳腔内に薬液を投与する．中耳と内耳の間は内耳窓とよばれる膜が存在する．その膜を介してステロイドホルモンが内耳に浸透することを利用して内耳に局所投与する治療である．全身投与しないでよいため，全身性にステロイドを投与した場合と比較して副作用を軽減する利点がある．一方で，鼓膜穿孔による難聴がありうる．鼓膜穿孔が閉鎖しなければ手術が必要となるため，注意が必要である．

無作為化比較試験で，ステロイド鼓室内投与は全身投与の効果と非劣性であることが示されている[9,10]．したがってアメリカ耳鼻咽喉科学会（AAO-HNS）のガイドラインでは，全身投与無効例ではサルベージ治療としてステロイド鼓室内投与も考慮されるべきであると記載されている．投与されるステロイドとしてはデキサメタゾンがもっとも有効とされている．効果については**表2**に示すが，サルベージ（救済）法としての使用がアメリカでは推奨されている．

## 3．循環改善薬

循環改善薬に関する試験では，使用された血管拡張薬の種類，用量および治療期間がさまざまであり，組み合わせることができないという問題点も指摘されている．Poserらの報告では低周波数域の改善率はデキストランとナフチドロフリル（末梢性血管弛緩薬；5-HT2遮断薬）併用群では70%であり，デキストラン単独群では40%であった．高周波数での差は明確ではない．研究は比較的低質であり，患者数は少なかった[11]．

Ogawaらの報告では，プロスタグランジンE1（PGE1）群はプラセボ群と比較して効果を示していない．本試験は，前向き無作為化比較試験で周波数250 Hzから4 kHzまでで，すくなくとも40 dBの難聴57名（男性39名，女性18名）を2群に分けた．グループ1（PGE1 60μgとヒドロコルチゾン100 mg）と，グループ2（プラセボとヒドロコルチゾン100 mg）を比較した．治療期間は各群1週間ずつで1〜2カ月後に純音聴力検査を行った．著明改善（30 dB以上の改善）の割合はPGE1群66.7%，対照群64.3%で有意差はない．しかし高音域では効果があり，4 kHzではPGE1群48%，対照群28%，8 kHzでPGE1群68%，対照群36%である．耳鳴の改善ではPGE1群（44.4%）はプラセボ群（12.5%）より有意な差を認めた[12]．

Niらの報告は，聴力改善の割合がカルボゲン投与群76.9%，対照群50%であり，統計学的に有意差があり，カルボゲンの有効性を認めている（$p<0.05$）[13]．

## 4．抗ウイルス薬

抗ウイルス薬の有効性も示されていない．Stokroosらは，プレドニゾロンにアシクロビルの追加効果は示せていない．患者43名のうち，10 dB以上聴力回復した割合は治療直後では18名（42%），治療後2週間以内28名（65%），治療後12カ月では34名（79%）であった[14]．

Tucciらは84名に対して，プレドニンに対するバラシクロビルの相加効果を示すことができなかった．バラシクロビル投与群では39名中17名が，プラセボ群で29名中15名が改善した．すくなくとも50%改善した割合は，バラシクロビル群で39名中21名，プラセボ群で29名中19名であった[15]．

Uriらは患者60名の解析を行ったが，ヒドロコルチゾンにアシクロビルを加えても，ヒドロコルチゾン単独と比較して有意な効果を認めなかった．15 dB以上改善したのは全体で78%であったが，アシクロビルとヒドロコルチゾン併用群78.6%，ヒドロコルチゾン単独77.4%であり，効果に有意差を認めていない[16]．

Westerlakenらは患者70名を対象として，プレドニンにアシクロビル追加の効果を認めなかった．むしろプラセボ群ではアシクロビル群よりも回復が大きかったが，有意差はなかった[17]．アシクロビル群とプラセボ群ともに嘔気例がわずかに報告された．別の報告は，バラシクロビルで不眠症，神経過敏と体重増加が報告されている．

### 5. 高気圧酸素治療

Bennettら[18]は7つの試験(392人)をまとめているが，いずれも研究のサイズは小さく，全体的に質の低い研究が多い．高気圧酸素治療で改善の件数が22％増加した．高気圧酸素治療後の平均純音聴力検査の閾値の絶対的な改善は15.6 dB以上であった(95％信頼区間1.5～29.8, $p=0.03$)．耳鳴改善は評価できなかった．

## おわりに

突発性難聴ガイドラインに向けたシステマティックレビューを行い，レベルの高い論文を治療内容別に分類した．症例数が少なく，投与量，評価方法にばらつきがあり，メタアナライシスはないというのが現状である．現在クリニカルクエスチョンが作成され，まもなく手引きが発行される予定である．

報告によって診断基準に差異があり，ステロイド治療でも投与量，投与期間が異なるといくつかの報告を束ねて検討することも難しい．

同一のプロトコールを組み，大規模な臨床試験を行うこと，適切なメタアナライシスを用いた対照試験研究が必要である．

耳鳴，めまいに対する治療効果のエビデンスも乏しいため，聴力の評価のみならず，これらの随伴症状にも目を向けた臨床研究が必要である．

いずれの治療も有効性に関するエビデンスは確立していないが，治療による全身の副作用や聴力を悪化させるというエビデンスもない以上，投与が必要であると考える．"有効性が確立されていない"ことは，"有効ではない"こととは異なる．

現時点では質の高い無作為化比較試験が少なく，有効性が確立できていないということである．

今後は，ステロイドの全身投与と鼓室内投与の併用の有効性について検討されていくものと思われる．さらに海外では多くの治療薬が治験で試されており，新しい治療薬が開発されることが期待される．

### column: 血液検査で突発性難聴の予後がわかるか？[19,20]

過去の報告から，めまいを伴う場合，高齢，2週間以上すぎてから治療された場合は予後不良であることが報告されている．著者らは血液検査項目で予後因子を見出せるか検討した．多施設共同研究で203名の突発性難聴患者を対象に単変量解析を行った結果，予後に関連する因子はフィブリノゲンであった．白血球数(とくに好中球数)も多いほど予後が悪かった．興味深いことにフィブリノゲン，白血球数が予後に関連する点は，一過性脳虚血発作(TIA)と類似している．これは突発性難聴の原因に循環障害が関与しているかもしれないことを示唆する．また，聴力型に応じて予後に関連する血液項目が異なり，背景となる病態が異なることも考えられる．とくに谷型の難聴(限られた周波数域だけ難聴を認める場合)にフィブリノゲン値が高く，フィブリノゲン値を低下させる薬が効果的かもしれない．このように病態背景を予測し個別化した治療かもしれない．内耳のサイズは小さいため，内耳局所の異常が全身に反映することは考えにくく，全身状態が内耳に反映していると考える方がよいかもしれない．

### 文献

1) Stachler RJ et al. Otolaryngology Head Neck Surg 2012;146 (3 Suppl):S1-35.
2) Kanzaki J et al. Auris Nasus Larynx 2003;30(2):123-7.
3) Wei BP et al. Cochrane Database Syst Rev 2013; (7):CD003998.
4) Agarwal L and Pothier DD. Cochrane Database Syst Rev 2009(4):CD003422.
5) Awad Z et al. Cochrane Database Syst Rev 2012;(8): CD006987.
6) Cinamon U et al. Eur Arch Otorhinolaryngol 2001;258(9): 477-80.
7) Nosrati-Zarenoe and Hultcrantz E. Otol Neurotol 2012;33 (4):523-31.
8) Wilson WR et al. Arch Otolaryngol 1980;106(12):772-6.
9) Rauch SD et al. JAMA 2011;305(20):2071-9.
10) Spear SA and Schwartz SR. Otolaryngol Head Neck Surg 2011;145(4):534-43.
11) Poser R and Hirche H. HNO 1992;40(10):396-9.
12) Ogawa K et al. Otol Neurotol 2002;23(5):665-8.
13) Ni Y and Zhao X. Lin Chuang Er Bi Yan Hou Ke Za Zhi 2004;18(7):414-5.
14) Stokroos RJ et al. Acta Otolaryngol 1998;118(4):488-95.
15) Tucci DL et al. Otol Neurotol 2002;23(3):301-8.
16) Uri N et al. Otolaryngol Head Neck Surg 2003;128(4):544-9.
17) Westerlaken BO et al. Ann Otol Rhinol Laryngol 2003;112 (11):993-1000.
18) Bennett MH et al. Cochrane Database Syst Rev 2012;10: CD004739.
19) Kanzaki S et al. PLoS One 2014;9(8):e104680.
20) Masuda M et al. Otol Neurotol 2012;33(7):1142-50.

聴覚・耳

# 4. 加齢性難聴：疫学，リスク要因，認知機能との関係

**Keyword**
世界の疾病・外傷・危険因子負担
難聴有病率
認知機能

内田育恵

◎加齢性難聴は世界的に増加しており，最新の Global Burden of Diseases（GBD）2016 で有病率第 4 位にランクされ，疾病負担を抱えながら暮らす期間が長くなっている．純音聴力検査結果で定義づけられる難聴有病率は，男性では 70 歳過ぎ，女性では 75 歳過ぎに 50％を超え，その傾向はアメリカとほぼ同じであった．難聴は病因的に多因子性で，多くのリスク要因があげられている．音響曝露，動脈硬化などの健康状態，薬剤，環境，化学物質などの外的要因に個体の応答が作用するため集団や条件により効果が一定ではない．高齢期難聴の波及効果として，コミュニケーション障害，社会活動の減少を通じて，認知機能低下，抑うつ，フレイルや転倒，要介護，死亡率にまで影響するといわれており，とくに認知症へのかかわりは非常に注目されている．高齢者への聴覚活用の意義をさらに啓発していくことが必要と考える．

## 加齢性難聴の人口推計

世界の疾病・外傷・危険因子負担研究（Global Burden of Diseases, Injuries, and Risk Factors Study：GBD）の最新の報告である GBD 2016 が『Lancet』誌に掲載された[1]．そのなかで，195 の国と地域における"Age-related and other hearing loss"の有病者は 12 億 7,000 万人で第 4 位にランクされている．近年，医療の進歩，環境整備により，感染症や栄養不足に関連した死亡数は減少し，世界人口は高齢化し健康の世界動向は大きく変化している．長生きするようになって，精神疾患や慢性疼痛などの疾病負担を抱えながら暮らす期間が長くなった．図 1 に GBD 1990 から 2016 にかけての四半世紀の間の疾病構造の変化を，上位ランクのみ抜粋して示した．"加齢性およびその他の難聴"は着実に重要性が増していることがわかる．図 1 のなかで'有病者数の平均変化率'は，人口増加，人口高齢化，疫学的変化（集団における頻度）すべての影響を合わせて反映する．"全年齢有病率の平均変化率"は人口増加の影響は受けないが，人口高齢化と疫学的変化の両方を反映し，"年齢標準化有病率の平均変化率"は人口増加や人口高齢化の影響を受けず，対象集団における頻度の増減を純粋に評価することができる指標である．GBD 2016 の上位 5 つの疾病のうち，2006 年からの 10 年間で，集団における頻度が増加しているのは"加齢性およびその他の難聴"のみであり，1990～2006 年までの間も増加していることから，世界の主要な健康課題のひとつであることは疑う余地がない．

## 年齢・性別の難聴有病率

聴力を測定項目に含む大規模な疫学調査は，世界各国で行われている．しかし，難聴についてしばしば異なる定義が用いられ，難聴有病率の年齢別推移や性差を検討する際，集団間での比較を困難にしている．表 1 に各種難聴カテゴリー分類を示す[2-5]．World Health Organization（WHO）では長く最左列の分類が用いられていたが，GBD 研究では一貫して，より細分化した分類を用いて有病率や有病者数の算出を行っている．

わが国では，日本聴覚医学会難聴対策委員会が表 1 の分類を示しているが，平均聴力レベル算出には 0.5, 1, 2, 4 kHz の 4 周波数聴力レベルの算術平均（0.5 kHz＋1 kHz＋2 kHz＋4 kHz）/4 が推奨されているものの，3 分法（0.5 kHz＋1 kHz＋2

Yasue UCHIDA
愛知医科大学耳鼻咽喉科，
国立研究開発法人国立長寿医療研究センター

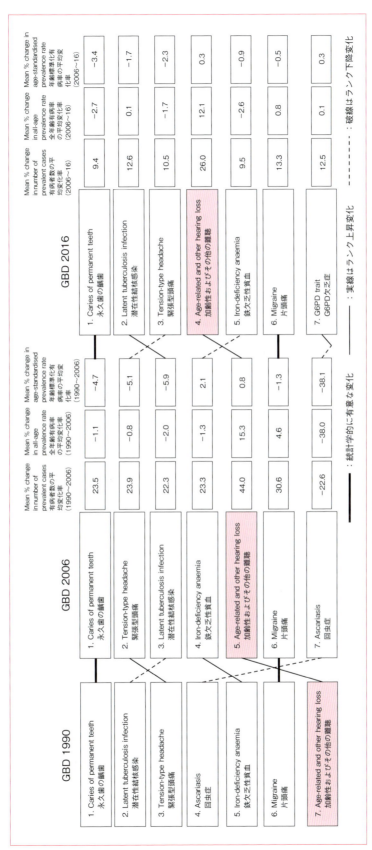

図1 Global Burden of Disease Study 2016 で報告された 328 疾病・外傷および 2,982 続発症に関する 195 の国と地域における有病率 (global prevalence)
文献[1]より引用,改変.

表1 難聴（聴覚障害）の重症度分類

| | WHO (1991, 2006)[2] | EU Work Group (1996, 2001)[3] | Global Burden of Disease (GBD) Project[4] |
|---|---|---|---|
| Unilateral | | | better ear<20；35≦worse ear |
| | 以下 0.5, 1, 2, 4 kHz の良聴耳平均聴力レベル(dB)を用いる. | | |
| None | ≦25 | ≦20 | |
| Mild | 26〜40 | 21〜39 | 20〜34 |
| Moderate | 41〜60 | 40〜69 | 35〜49 |
| Severe | 61〜80 | 70〜94 | Moderately Severe：50〜64<br>Severe：65〜79 |
| Profound | 81≦ | 95≦ | 80〜94 |

| 日本聴覚医学会難聴対策委員会[5] | |
|---|---|
| 0.5, 1, 2, 4 kHz 平均聴力レベルを推奨(dB) | |
| 軽度難聴 Mild | 25≦X<40 |
| 中等度難聴 Moderate | 40≦X<70 |
| 高度難聴 Severe | 70≦X<90 |
| 重度難聴 Profound | 90≦ |

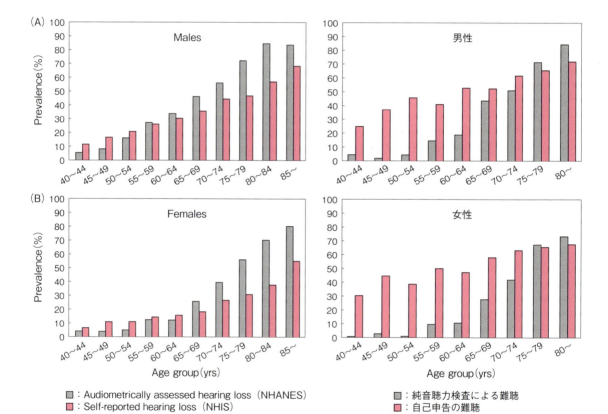

図2 純音聴力検査による難聴と自己申告の難聴の，年齢・性別分布
A：男性，B：女性.
National Health and Nutrition Examination Survey(NHANES) および National Health Interview Survey(NHIS)による全米調査と,「老化に関する長期縦断疫学研究(NILS-LSA)」による国内調査の対比.
左段上下グラフは文献[7]より引用.

kHz)/3 および 4 分法(0.5 kHz+1 kHz×2+2 kHz)/4 を用いてもよいとしている[5].

著者らは，地域在住の調査候補者を無作為抽出して老化過程を観察する，「国立長寿医療研究センター老化に関する長期縦断疫学研究(National Institute for Longevity Sciences-Longitudinal Study of Aging：NILS-LSA)」の蓄積データから，中高年一般地域住民における難聴有病率を算出して報告しているが[6]，今回，アメリカ国民調査からの報告[7]と同様の分類で追加解析した(図2).

Bainbridge と Wallhagen は，アメリカ高齢人口

表2 加齢性難聴リスク要因

| 要因 | 聴力に対する効果 | 具体例 | コメント |
|---|---|---|---|
| 騒音, 音響曝露 | 有害作用 | 職業性騒音<br>レジャー騒音(狩猟, レクリエーション用車両)<br>携帯音楽プレイヤー使用 | 蝸牛に生じる変化:強大音がもたらす過剰な振動による機械的作用, フリーラジカル産生, 血流障害, 代謝性作用.<br>加齢性難聴発症の若年化. |
| 医学的健康状態 | 有害作用 | 腎不全 | Uremic toxin, 電解質と浸透圧の変化の影響. |
| | | 糖尿病 | 早期発症の加齢性難聴様聴力障害. 糖尿病性細小血管障害による内リンパ電解質恒常性破綻や, 蝸牛のエネルギー需要の高さから高血糖による有害作用の標的になりやすいという機序が推察されている. |
| | | 高血圧/脳卒中/心循環器系疾患/動脈硬化 | 心血管イベントと低周波数領域聴力が関連. 動脈硬化性心血管疾患(ASCVD)の10年間リスク予測スコア*のハイリスク群で難聴有病率が著明に高い. (*年齢, 性別, 人種, 総コレステロール, HDLコレステロール, 収縮期血圧, 降圧剤使用の有無, 糖尿病と喫煙の状態を使用して計算する値) |
| 耳毒性薬剤 | 有害作用 | アミノ配糖体系抗生物質 | 障害初期には有毛細胞から受傷. |
| | | 白金製剤 | 蝸牛内フリーラジカル発生高度. |
| | | ループ利尿剤 | 蝸牛のエネルギー産生部位である血管条を傷害. |
| | | サリチル酸剤 | 蝸牛の代謝障害. |
| 化学物質 | 有害作用 | トルエン, トリクロロエチレン, スチレン, キシレン | 産業労働者で騒音負荷との相加相乗効果. |
| 性別 | | 性ホルモン(男性はリスク増加) | エストロゲンが聴覚に保護的に作用. 閉経期女性へのエストロゲン療法が加齢性難聴抑制効果あり. |
| 人種 | | 黒人は他人種に比べて聴力良好(白人より40-70%低難聴有病率) | 仮説として, 蝸牛血管条のメラノサイトによる蝸牛内電位維持作用やメラノサイトの抗酸化作用による音響曝露時の有毛細胞保護作用が推察されている. |
| スキンタイプ/日光曝露 | 集団により差異 | Fitzpatrickスキンタイプ分類別の難聴リスク差/慢性的な日光曝露 | 男性で, 顔面皮膚画像解析による皺の多さが難聴と関連. ヒスパニック系でFitzpatrickスキンタイプ分類の一部のタイプが低難聴リスクと関連. 白人女性で髪の色, 日焼けしやすさ, Fitzpatrickスキンタイプ分類と難聴の間には関連なし. |
| 生活習慣/栄養 | 有害作用 | 喫煙, 受動喫煙 | ニコチン等有害物質の影響. 蝸牛の低酸素症. 喫煙量と聴力レベルに正の量-反応関係あり. 副流煙により難聴のリスク増加. |
| | 条件による作用の差異 | 飲酒(量により異なる作用?) | 少量では難聴リスク低下(1日ビール350 mL程度の飲酒者は非飲酒者に比べて聴覚保護効果あり. ただし聴力の周波数差や性差の点で, 報告者による違いあり). 大量飲酒者では難聴リスク増加. |
| | 有害作用 | 栄養素の不足(葉酸, ビタミンB群) | 葉酸不足で難聴リスク増加. |

の難聴に関して, 純音聴力検査で定義づけられた難聴と, 自己申告の難聴が, 40歳から5歳ごとの年代別にいかに推移するかを性別に提示した[7]. 純音聴力検査による結果は, 全アメリカ国民健康栄養調査National Health and Nutrition Examination Survey(NHANES)の5,000名超のデータ(40～69歳分を1999～2006年調査, 70～79歳分を2005～2006年と2009～2010年調査, 80歳以上分は2005～2006年調査を使用)から, 0.5, 1, 2, 4 kHzの4周波数聴力レベルの平均値が両耳とも25 dBを超える難聴の有病率で表し, 自己申告の難聴は2007 National Health Interview Survey (NHIS)の23,000名超のデータを用い"These next questions are about your hearing WITHOUT the use of hearing aids or other listening devices. Is your hearing excellent, good, a little trouble hearing, moderate trouble, a lot of trouble, or are you deaf?"の設問に対し, 1 Excellent, 2 Good, 3 A little trouble hearing, 4 Moderate trouble, 5 A lot of trouble, 6 Deaf, に3以上と回

答した者を難聴ありと扱っている．NILS-LSAについては第6次調査(2008～2010年実施)の40～89歳の参加者2,194名について，純音聴力検査結果はNHANESと同じ定義で難聴を規定し，自己申告については医学調査票の設問「自分で聞こえが悪いと思いますか」に対する，1思う，2たまに思う，3思わない，の回答について，1と2と答えた者を合わせて自己申告の難聴あり，と扱った．図2より，純音聴力検査の同じ定義を用いた有病率は，アメリカと日本の傾向が非常に似ていることがわかる．65歳未満の男性においては，日本の有病率の方がアメリカより少ない傾向がみられるが，65歳以上ではほとんど両国間に差はなく，男性では70歳過ぎ，女性では75歳過ぎに有病率が50%を超えている．80歳以上群については，NILS-LSAでは人数が少ないため85歳以上を分けずに扱った．一方，自己申告の難聴に関しては，前述したように設問の表現がかなり異なっており，直接その割合を比較するのは難しいが，高齢になると，純音聴力検査結果で定義された難聴者の割合より自己申告のほうが少なくなり，高齢期に自身の難聴を過小に評価する傾向は両国でみられた．

## 加齢性難聴のリスク要因

聴覚の加齢変化は他の身体部位の老化同様，個人差が大きく，病因的に多因子性で遺伝要因，遺伝外要因から多くの要素が関与，蓄積して成立するとされている．老化学説のフリーラジカル説，ミトコンドリア機能低下説が，内耳の加齢変化にもあてはまることを立証する基礎研究が報告されている[8]．遺伝要因や騒音，糖尿病，心血管障害，喫煙などの外的要因が作用して，虚血，炎症，酸化ストレスなどによりミトコンドリアDNA損傷の集積，ミトコンドリア機能低下から，組織の老化，アポトーシスがもたらされる．加齢性難聴のリスクとされる要因を表2にまとめた．歴史的に古くからもっとも研究されエビデンスが蓄積されている重要な危険因子は音響・騒音曝露であるが，音響負荷がかかったときの難聴発生に至るメカニズムには酸化ストレス，血流，代謝などのさまざまなプロセスが関与するため，ここにも遺伝要因やストレス応答に関与する個体の背景要因が交絡する．したがって表2に示したその他の要因も，集団や条件により効果が一定ではない．

## 難聴が関連する高齢期の健康問題：認知機能との関係

"認知症予防，介入，ケアに関するLancet国際委員会"が，積極的な認知症予防を推奨するうえで，認知症発生のリスク要因を推定して『Lancet』誌に掲載した[9]．"人口寄与割合(Population Attributable Fraction：PAF)"(ある集団において，もしリスク要因への曝露がなければ，何%の疾病を減らすことができるかを表す数値)を用いた認知症発生に寄与するリスク評価では，十分な科学的根拠が確認された修正可能な要因は9つで，中年期以降の難聴がそのうち筆頭にあげられた．中年期以降の難聴に対策を講じることで，認知症の9%は予防することができるとされ，他にあげられた，低教育(8%)，高血圧(2%)，肥満(1%)，喫煙(5%)，うつ(4%)，運動不足(3%)，社会的孤立(2%)，糖尿病(1%)のなかでも，非常に重要な位置づけである．PAFでは，当該リスク要因を保有する人の割合が高ければ高いほど人口への寄与の程度が大きくなるため，GBD 2016で示されたように難聴の有病率の高さが反映されたのであろう．

著者らもNILS-LSA参加者を対象に，ウェクス

---

> **column** 符号検査(DSST)
>
> ウェクスラー成人知能検査簡易版(WAIS-R-SF)の下位検査である符号検査(Digit Symbol Substitution Test：DSST)は，検査用紙の表の枠内に記された数字の下に，対応する記号をできるかぎり正しく速く書き込む課題で，制限時間内に正答した記号の個数が点数になる．情報処理，課題遂行速度，実行機能の評価目的で広く行われる方法で，眠気をきたす薬剤のインペアード・パフォーマンス評価などにも用いられている．非言語性(動作性)課題であり，難聴があっても課題の実施に不利になることがない．一方，言語性課題である，数唱，単語遅延再生などは，認知機能に問題がなくても難聴があると見かけ上悪く評価される可能性がある．

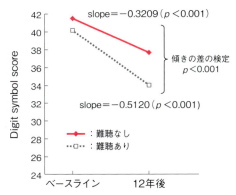

**図3** 「老化に関する長期縦断疫学研究（NILS-LSA）」における知的機能の推移

ウェクスラー成人知能検査簡易版のなかの符号検査（Score：0〜93点）で評価した知的機能が，ベースライン時点での難聴の有無により，経年に伴う傾斜が有意に異なっていたことを示す．
文献[10]より引用，改変．

ラー成人知能検査簡易版（Subtests of the Japanese Wechsler Adult Intelligence Scale-Revised Short Forms：WAIS-R-SF）による知的機能を評価しており，難聴との関係について最長12年の蓄積データを用いた縦断解析を行った[10]（column 参照）．図3に示すようにベースラインで難聴があると経年によりスコア低下の傾きが有意に大きく，知能の加齢変化への悪影響が示された．

高齢期の難聴は，コミュニケーション障害，社会活動の減少を通じて，認知機能低下，抑うつ，意欲低下（アパシー），フレイルや転倒，日常生活動作低下，医療介入へのアドヒアランス不良や要介護，死亡率にも影響するといわれており[11]，聴覚活用の意義をさらに啓発していくことが必要と考える．

### 文献

1) GBD 2016 Disease and Injury Incidence and Prevalence Collaborators. Global, regional, and national incidence, prevalence, and years lived with disability for 328 diseases and injuries for 195 countries, 1990-2016：a systematic analysis for the Global Burden of Disease Study 2016. Lancet 2017;390(10100):1211-59.
2) World Health Organization. Primary ear and hearing care training resource. Advanced Level. World Health Organization;2006.
3) EU Work Group. EU Working Group on Genetics of Hearing Impairment. In Martini A (ed) European Commission Directorate, Biomedical and Health Research Programme Hereditary Deafness, Epidemiology and Clinical Research (HEAR), Infoletter 2. 1996.
4) Stevens G et al. Global and regional hearing impairment prevalence:an analysis of 42 studies in 29 countries. Eur J Public Health 2013;23(1):146-52.
5) 日本聴覚医学会難聴対策委員会．難聴対策委員会報告—難聴（聴覚障害）の程度分類について—Audiology Japan 2014；57(4)：258-63.
6) 内田育恵・他．全国高齢難聴者数推計と10年後の年齢別難聴発症率—老化に関する長期縦断疫学研究（NILS-LSA）より．日本老年医学会雑誌 2012；49：222-7.
7) Bainbridge KE and Wallhagen MI. Hearing loss in an aging American population:extent, impact, and management. Annu Rev Public Health 2014;35:139-52.
8) Yamasoba T et al. Current concepts in age-related hearing loss:epidemiology and mechanistic pathways. Hear Res 2013;303:30-8.
9) Livingston G et al. Dementia prevention, intervention, and care. Lancet 2017;390(10113):2673-734.
10) Uchida Y et al. The longitudinal impact of hearing impairment on cognition differs according to cognitive domain. Front Aging Neurosci 2016;8:201.
11) 内田育恵・他．疫学的視点—近年の高齢者の難聴・認知機能・社会的孤立などの現況．Otology Japan 2016；26(3)：155-60.

\* \* \*

聴覚・耳

# 5. 第三の内耳窓(third mobile window)：前半規管裂隙症候群，前庭水管拡大症

**Keyword**
cVEMP
oVEMP
Tullio現象
瘻孔症状

鈴木光也

◎前半規管裂隙や前庭水管によって内耳は頭蓋内と広く交通するため，正円窓・卵円窓に次ぐ第三の内耳窓となりうる．内耳窓から入った音刺激や圧刺激によって生じる外リンパ流は第三の内耳窓に向かうため，外リンパを介して内リンパ灌流に変化が生じ，半規管や前庭が刺激されて眼振やめまいが誘発される．この徴候は瘻孔症状およびTullio現象として知られている．第三の内耳窓の診断には高分解能側頭骨CTやMRIが有用である．生理機能検査では，純音聴力検査時の気導・骨導差や音刺激や圧刺激で誘発される眼振の存在，VEMPの振幅の増大や反応閾値の低下が認められる．とくにoVEMPでは感度，特異度ともに90％以上であり，診断にはきわめて有用である．

◎症状の改善には保存的治療と手術がある．手術は前半規管裂隙症候群に対しては頭蓋底裂隙閉鎖・充填術か内耳窓閉鎖・補強手術，前庭水管拡大症に対しては内リンパ嚢の充填術や人工内耳植込み術が行われている．

　内耳は固い迷路骨包のなかにあるため周囲の器官と隔てられており，正円窓・卵円窓という2つの内耳窓を介してのみ外界とつながっている．外傷性，炎症性，先天性などさまざまな原因により，迷路瘻孔が生じると，正円窓・卵円窓に次ぐ第三の内耳窓として作用し，強大音や大きな圧にさらされると外リンパを介して生じた過剰な内リンパ灌流によって半規管や前庭が刺激され眼振やめまいが誘発される．これらの徴候はそれぞれ瘻孔症状およびTullio現象とよばれている．本稿では第三の窓として前半規管裂隙症候群と前庭水管拡大に焦点を絞り，それらの臨床像，検査所見と治療法について解説する．

## ● 前半規管裂隙症候群

### 1. 疾患概念

　前半規管裂隙症候群(上半規管裂隙症候群：superior semicircular canal dehiscence syndrome)は1998年にMinor[1]により最初に報告された疾患単位であり，前(上)半規管を覆っている中頭蓋窩天蓋や上錐体洞近傍の骨欠損によって，瘻孔症状およびTullio現象を生じる疾患単位であり，誘発される眼振の向きは垂直・回旋であることが特徴的である．

### 2. 疫学

　原因は不明である．人種差があり遺伝学的背景の存在が考えられるが，明らかではない．

　小児例においてCDH23遺伝子変異が危険因子のひとつとして考えられている[2]．

### 3. 画像診断(図1)

　前半規管裂隙症候群の裂隙は，側頭骨高分解能CT(high resolution CT：HRCT)でスライス幅0.5 mmの冠状断によって確認することが多い．図1-A，Bは両側前半規管の中頭蓋窩天蓋部に生じた裂隙の冠状断CTである．冠状断CTで裂隙の判断が難しい例では，Stenvers planeやPöschl plane(図1-C，D)でCT画像を再構築するとわかりやすくなる[3]．CTで裂隙を確認することは診断の手順としては必要であるが，天蓋が薄い症例では誤診することもあるため，CT所見のみで診断してはならない．

Mitsuya SUZUKI
東邦大学医療センター佐倉病院耳鼻咽喉科

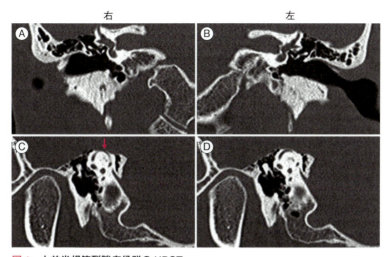

**図1 右前半規管裂隙症候群のHRCT**
冠状断(A, B)では両側の前半規管の天蓋に裂隙が疑われるが，Pöschl plane(C, D)によって右のみに裂隙(矢印)があることが判明した．

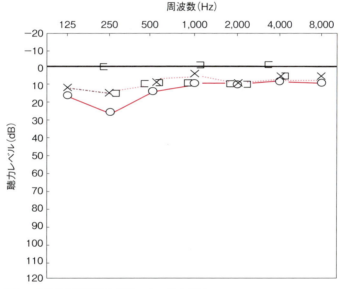

**図2 左前半規管裂隙症候群のオージオグラム**
250 Hzにおいて骨導閾値の低下と気骨導差を認める．

## 4. 臨床症状，徴候および検査所見(図2, 3)

蝸牛症状としては難聴，耳鳴，耳閉塞感，自声強調などを訴える．とくに250 Hzにおいて気骨導差が認められやすく耳硬化症や耳管開放症に類似したオージオグラムを呈することが知られているが，本症候群における気骨導差は骨導閾値の低下によることが多い．これは第三の内耳窓の存在によって，骨伝導が増幅されて骨伝導音に対する感度が増加して骨導閾値の低下が生じることと，上半規管の裂隙部を通じて音響エネルギーが消失して気導閾値が上昇することによると考えられている(**図2**)[4]．前庭症状としては，強大音聴取，発声時，擤鼻，力みによるめまい・ふらつきである．これらはTullio現象と瘻孔症状として報告されている[1,4]．Tullio現象とは強大音聴取時や発声時にめまいを自覚する現象であり，瘻孔症状とは中耳

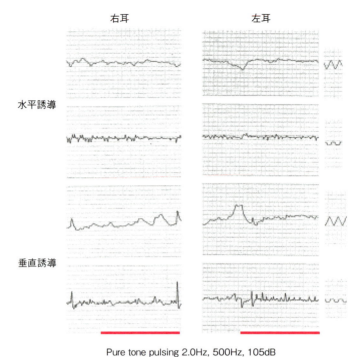

図3 左前半規管裂隙症候群で記録された Tullio 現象の ENG
左耳に強大音を負荷することによって上眼瞼向き眼振が誘発されている.

圧や頭蓋内圧の変化が内耳に波及することによってめまいが生じる現象である．本症候群では，前半規管の裂隙部が第三の内耳窓として働くため，音刺激や圧刺激などの外的刺激によって前半規管膨大部有毛細胞が刺激されてめまいを訴える．前半規管が刺激された場合，右耳が刺激されると左向き上眼瞼向き，左耳が刺激されると右向き上眼瞼向きの眼球偏倚（眼振の緩徐相）が誘発される[4]．Tullio 現象の記録はアブミ骨筋反射検査の音刺激を用いて ENG で記録するのが簡便である．500～4,000 Hz, 110 dB の音刺激が用いられるが，低周波数による刺激の方が Tullio 現象は誘発されやすい（図3）．圧刺激には Valsalva 法を用いるのが簡便である．鼻をつまんで息こらえをする Valsalva（Nose-pinched Valsalva maneuver）刺激と声門を閉じるように息こらえをする Valsalva（Glottic Valsalva maneuver）刺激があるが，前半規管でのリンパ流は逆になる[4]．Tullio 現象や瘻孔症状は裂隙のサイズが大きいほど認められやすいといわれている[5]．Tullio 現象や瘻孔症状のほかにも，頭位変換に伴っためまいを生じる例もある．頭位の変換や日常的な体動の際に生じる頭蓋内圧の小さな変化でも，膜迷路が刺激されてめまいが誘発されると考えられている．気導刺激の前庭誘発頸筋電位検査（cervical vestibular evoked myogenic potential : cVEMP）および前庭誘発外眼筋電位検査（ocular vestibular evoked myogenic potential : oVEMP）では，反応閾値の低下と振幅の増大が高率に検出されるが，oVEMP の振幅増大は感度・特異度ともに 90％以上ともっとも高い[6]．

### 5. 治療

治療法には保存的治療と手術療法がある．保存的治療では Tullio 現象に対しては耳栓による防音，鼻かみの圧刺激による症状の緩和には鼓膜換気チューブ留置が行われる．Minor[1]によると，保存的治療によって約半数は症状を制御できると報告している．手術療法は，側頭開頭もしく乳突洞経由で前半規管内に骨パテを plugging したり，裂隙部の表面を resurfacing または capping したりする方法が一般的である[7,8]．Plugging は症状の改善率は高いが，術側の上半規管の機能は失われ

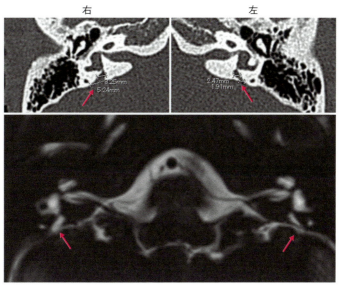

図4 両側前庭水管拡大症のHRCTおよびMRI
矢印：拡大した前庭水管．

る．そしてさらに総脚方向にまでPluggingが及んだ場合には後半規管機能も障害される危険がある．近年，3つ生じた内耳の窓を2つにするために，蝸牛窓小窩を閉鎖し内耳窓を補強することの有効性が報告された[9]．この方法は裂隙部閉鎖手術とは異なり裂隙の大きさに左右されるが，低侵襲手術であることから，第一選択の術式として普及すると思われる．

## 前庭水管拡大症

### 1. 疾患概念

前庭水管拡大症(large vestibular aqueduct syndrome：LVAS)は，1978年にValvassoriとClemisが定義した側頭骨CTで前庭水管の拡大を認める疾患である[10]．LVASは，難聴以外には臨床症状を示さない非症候群性難聴と難聴以外の臨床症状がみられる症候群性に分けられる．

### 2. 疫学

非症候群性難聴としては孤発例と常染色体劣性遺伝性難聴例がある．症候群性としては，Pendred症候群，鰓弓耳腎(branchio-oto-renal/branchio-oto：BOR/BO)症候群，遠位腎尿細管性アシドーシス(diatal renal tubular acidosis：dRTA)などがある．これらの疾患で同定された原因遺伝子には，SLC26A4(常染色体劣性非症候群性遺伝性難聴 DFNB4/Pendred症候群)，SIX1(BOR/BO症候群)，ATP6V1B1(dRTA)などがある[11]．

### 3. 画像診断(図4)

しばしば蝸牛低形成(Mondini奇形)などの内耳奇形を合併する．前庭水管の大きさについてValvassoriらは開口部の前後径が1.5 mm以上と定義している．その後Jacklerらの報告では，前庭水管の中間部の径が1.5 mm，開口部の前後径が2.0 mm以上を基準としている[12]．2007年にBostonらは，聴力正常な小児の前庭水管を側頭骨CTによって測定した結果，中間部の径が1.0 mm以上，開口部径が2.0 mm以上を前庭水管拡大であると結論付けている[13]．

このように前庭水管拡大症の基準が報告によって異なるため，結果の解釈に際しては，使用されている診断基準に気をつける必要がある．

### 4. 臨床症状，徴候および検査所見

難聴は感音難聴で大部分が先天性である．難聴は変動しながら進行する場合が多いが，オージオグラムの特徴としては，一般に高音域の障害が強く，時として低音域には気骨導差を認めることもある．これは前庭水管が拡大することによって頭蓋内と骨迷路間に大きな交通ができ，前庭水管が内耳における第三の窓として働き，上半規管裂隙

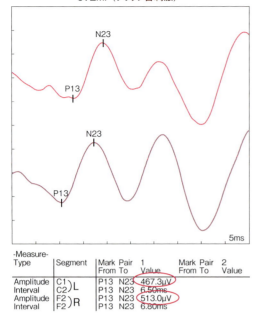

**図5 両側前庭水管拡大症で記録されたVEMP**
両側ともに正常域（50〜200μV）を大幅に超えた振幅（P13-N23）の増大を認める（丸で囲んだ部分は実測値を示す）．

症候群の同様の機序で気骨導差が生じると考えられている[14]．難聴はしばしば軽微な頭部打撲，重量物を持ち上げる，感冒などで急に発症あるいは増悪することが知られているが，とくに誘因なく急性増悪することもある．難聴の程度と前庭水管の拡大の程度については，相関するという報告[15]としないという報告[16]があり，両者の関連性は明らかでない．これらの急性難聴は通常の急性感音難聴に対する保存的治療によって回復することが多いが，そうならないこともある．急性難聴の発症あるいは増悪時に回転性めまい発作の随伴がみられることも多く，その場合には眼振の出現と悪心，嘔吐などの自律神経反射がみられやすい．頭位・頭位変換眼振検査で多くは水平性あるいは水平回旋混合性眼振を認めるが，方向交代性頭位眼振を認めることもある．コントロール群に比較して前庭水管拡大症では，温度眼振反応は高率に低下するが，cVEMPとoVEMPで反応閾値の有意な低下と振幅の有意な増大がみられる[17]（図5）．このVEMPに変化は，上半規管裂隙症候群と同様に，前庭水管が内耳における第三の窓として働いたためだと推察されている．

### 5. 治療

保存的治療としては急性感音難聴に対する治療に準じて，副腎皮質ステロイドの経口あるいは点滴投与するが，効果がみられない場合には副腎皮質ステロイドの鼓室内投与を行う．Adenosine triphosphate disodium（ATP）やビタミン$B_{12}$を併用することもある．また高圧酸素療法の有用性も報告されている[18]．手術治療としては，Wilsonらは内リンパ囊充填により聴力が安定したことを報告している[19]が，両側高度難聴症例に対しては人工内耳植込み術が行われ，良好な結果が得られている[20]．

### 文献

1) Minor LB et al. Arch Otolaryngol Head Neck Surg 1998;24(3):249-58.
2) Noonan KY et al. Otol Neurotol 2016;37(10):1583-8.
3) Lookabaugh S et al. Otol Neurotol 2015;36(1):118-25.
4) 鈴木光也．中耳・内耳疾患を見逃さない！上半規管裂隙症候群．Monthly Book ENTONI（エントーニ）2017；208：17-22.
5) Pfammatter A et al. Otol Neurotol 2010;31(3):447-54.
6) Zuniga MG et al. Otol Neurotol 2013;34(1):121-6.
7) Vlastarakos PV et al. Eur Arch Otorhinolaryngol 2009;266(2):177-86.
8) Fiorino F et al. Otol Neurotol 2010;31(1):136-9.
9) Silverstein H et al. Otol Neurotol 2016;37(10):1482-8.
10) Valvassori GE and Clemis JD. Laryngoscope 1978;88(5):723-8.
11) 野口佳裕・他．前庭水管拡大症を伴うSLC26A4，ATP6V1B1，SIX1変異例の聴平衡覚所見の検討．Equilibrium Res 2013；72(2)97-106.
12) Jackler RK and De La Cruz A. Laryngoscope 1989;99(12):1238-42;discussion 1242-3.
13) Boston M et al. Otolaryngol Head Neck Surg 2007;136(6):972-7.
14) Merchant SN et al. Ann Otol Rhinol Laryngol 2007;116(7):532-41.
15) Campbell AP et al. Laryngoscope 2011;121(2):352-7.
16) Naganawa S et al. AJNR Am J Neuroradiol 2000;21(9):1664-9.
17) Zhou YJ et al. Clin Neurophysiol. 2017;128(8):1513-8.
18) Shilton H et al. J Laryngol Otol 2014;128 Suppl 1:S50-4.
19) Wilson DF et al. Am J Otal. 1997;18(1):101-6;discussion 106-7.
20) Clarós P et al. Cochlear Implants Int. 2017;18(3):125-9.

\* \* \*

聴覚・耳

# 6. CTP検査による生化学的外リンパ瘻診断

池園哲郎　松田　帆

**Keyword**
Cochlin-tomoprotein
カテゴリー分類
round window reinforcement

◎外リンパ瘻は多彩な症候を呈するため，臨床症状や聴力検査，眼振検査のみでは診断が困難である．そのため，これまでは手術により瘻孔・漏出の有無を確認していたが，CTP検出検査により生化学的に確定診断をすることが可能になった．しかし実際には外リンパ瘻であっても，偽陰性になることがあり注意を要する．また外リンパ瘻は発症の誘因によりカテゴリー分類されており，誘因ごとに検討することが重要である．ただし誘因と症状出現の時期は一致しないこともあるため，鼻かみ癖，頭部外傷の既往などを問診することが重要である．

◎外リンパ瘻はわが国では感音難聴の鑑別疾患であるが，海外では難治性めまいの鑑別疾患として知られている．そのためめまいのみを自覚する場合も外リンパ瘻を疑い治療を行うことが必要である．手術治療に関しては，従来は軟組織で瘻孔を塞いでいたが，術後再発を予防するため，軟骨を用いて閉鎖する術式が報告されている．

　外リンパ瘻は内耳リンパ腔と周囲臓器の間を通じる瘻孔が生じ，めまい・難聴等を呈する疾患であるが，症状がきわめて多彩であるため診断をすることは容易でない．従来の基準では，"内視鏡検査あるいは手術(試験的鼓室開放術)により蝸牛窓，前庭窓のいずれかまたは両者より外リンパあるいは髄液の漏出を確認できたもの，または瘻孔を確認できたもの"が外リンパ瘻確実例とされていたが，内耳窓の瘻孔を確認できることは少なく，液体の流出の確認により外リンパ瘻と診断していることが多かった．しかし陥凹した構造をもつ内耳窓窩には周囲から組織液，滲出液などが流入するため，外リンパの"流出所見"とは実際には液体の貯留をみていることが多いという問題があった．

　著者らは，外リンパ特異的蛋白であるCochlin-tomoprotein(CTP)が外リンパ特異的に存在することを発見し，CTP検出検査が外リンパ瘻の生化学的検査として臨床応用されている[1,2]．中耳からCTPが検出されれば外リンパの漏出が証明されるため，外リンパ瘻の診断基準が改訂され，"瘻孔が確認できたもの，あるいは外リンパ特異的蛋白が検出されたもの"が確実例となった[3](**表1**)．

> **column　外リンパ瘻をめぐる論争**
>
> 　外リンパの確定診断はこれまで，術者の主観的な瘻孔および外リンパ漏出の有無の判断を，よりどころとしていたため，外リンパ瘻という疾患概念自体を否定し，批判する報告もあった(Schuknecht, 1991, Myerehoff, 1992)．とくに発症の誘因がない外リンパ瘻の存在には懐疑的であり，海外では頭部外傷や全身打撲を契機に発症した場合に外リンパ瘻が疑われる．一方わが国では，努責・飛行機搭乗などの中耳・内耳の圧変化後に発症した場合に外リンパ瘻が疑われる．しかし国内外問わず誘因がない外リンパ瘻はこれまでも報告されており，また外リンパ瘻という文言を使用せず，手術(内耳窓閉鎖術)により症状が改善する感音難聴としても報告されていた．CTP検出検査により誘因がない外リンパ瘻の存在が改めて証明され，今後これまでとは異なった外リンパ瘻の特徴が明らかにされていくと思われる．

Tetsuo IKEZONO and Han MATSUDA
埼玉医科大学耳鼻咽喉科

表 1　外リンパ瘻診断基準(案)

A．臨床症状
　下記項目の外リンパ瘻の原因や誘因があり，難聴，耳鳴，耳閉塞感，めまい，平衡障害が生じたもの
1) 中耳および内耳疾患(外傷，真珠腫，腫瘍，奇形，半規管裂隙症候群など)の既往または合併，中耳または内耳手術など
2) 外因性の圧外傷(爆風，ダイビング，飛行機搭乗など)
3) 内因性の圧外傷(鼻かみ，くしゃみ，重量物運搬，力みなど)

B．検査所見
1) 顕微鏡検査・内視鏡検査
　顕微鏡，内視鏡などにより中耳と内耳の間に瘻孔を確認できたもの．瘻孔は蝸牛窓，前庭窓，骨折部，microfissure，奇形，炎症などによる骨迷路破壊部に生じる．
2) 生化学的検査
　中耳から外リンパ特異的蛋白が検出できたもの．

C．参考
1) 外リンパ特異的蛋白 Cochlin-tomoprotein(CTP)の検出法
　シリンジで中耳に 0.3 ml の生理食塩水を入れ，3 回出し入れし，中耳洗浄液を回収する．ポリクローナル抗体による ELISA 法で蛋白を検出する．カットオフ値は以下の通りである．
　　CTP≧0.8 ng/mL が陽性
　　0.8 ng/mL＞CTP≧0.4 ng/mL が中間値
　　0.4 ng/mL＞CTP が陰性
2) 明らかな原因，誘因が無い例(idiopathic)がある
3) 下記の症候や検査所見が認められる場合がある
　① "水が流れるような耳鳴"または"水が流れる感じ"がある
　② 発症時にパチッなどという膜が破れるような(pop音)を伴う
　③ 外耳，中耳の加圧または減圧でめまいを訴える，または眼振を認める
　④ 画像上，迷路気腫，骨迷路の瘻孔など外リンパ瘻を示唆する所見を認める
　⑤ 難聴，耳鳴，耳閉塞感の経過は急性，進行性，変動性，再発性などである
　⑥ 聴覚異常を訴えずめまい・平衡障害が主訴の場合がある

D．鑑別除外診断
　他の原因が明らかな難聴，めまい疾患(ウイルス性難聴，遺伝性難聴，聴神経腫瘍など)

E．外リンパ瘻の診断
　・A．臨床症状のみを認める場合は疑い例とする．
　・A．臨床症状があり，さらに B．検査所見のうちいずれかを認めれば確実例とする．

外リンパ瘻確実例は，中耳と内耳の間に瘻孔を確認できたもの，あるいは中耳から外リンパ特異的蛋白が検出できたもの，となった．また CTP 検出検査の判定は，CTP≧0.8 ng/mL が陽性，0.8 ng/mL＞CTP≧0.4 ng/mL が中間値，0.4 ng/mL＞CTP が陰性となっている．
厚生労働省難治性聴覚障害に関する調査研究班，2016年改訂．

## 外リンパ瘻のカテゴリー分類

　外リンパ瘻は一般的には中耳・内耳疾患，外傷，外因性および内因性の圧外傷にともなって，内耳外リンパと中耳腔の間に瘻孔を生じるが，とくに誘因の見当たらない場合もある．発症の誘因により，カテゴリー1：外傷，中耳・内耳疾患，カテゴリー2：外因性の圧外傷(爆風，ダイビング，飛行機搭乗など)，カテゴリー3：内因性の誘因(鼻かみ，くしゃみ，重量物運搬など)，および明らかな原因・誘因がないカテゴリー4に分類される(表2)．カテゴリー1は国際的に認められている誘因だが[4]，カテゴリー2〜4は国によって，また術者によっていまだ異論があるカテゴリーである．外リンパ瘻が非科学的疾患として批判されたひとつの原因はカテゴリー1〜4を区別しない臨床研究論文が多く出版されたことによるため，この分類は非常に重要である(column 参照)．カテゴリー1は今後さらに 1a 外傷，1b 中耳・内耳疾患(真珠腫，腫瘍，奇形，半規管裂隙など)，中耳・内耳手術などに分類される予定である．

## CTP 検出検査

　2012年4月から受託検査会社エスアールエルと共同で高感度 ELISA による CTP 検査が開始されている．CTP は新規の診断マーカーであり，検体

表 2 外リンパ瘻カテゴリー分類

| カテゴリー1 | 外傷，中耳・内耳疾患（真珠腫，腫瘍，奇形，半規管裂隙など），中耳，内耳手術など |
|---|---|
| カテゴリー2 | 外因性の圧外傷，すなわち，爆風，ダイビング，飛行機搭乗など（antecedent events of external origin） |
| カテゴリー3 | 内因性の圧外傷，すなわち，鼻かみ，くしゃみ，重量物運搬，力みなど（antecedent events of internal origin） |
| カテゴリー4 | 明らかな原因，誘因が無いもの（idiopathic） |

発症誘因によりカテゴリー1〜4まで分類されている．

となる中耳洗浄液も新規生体材料であるため未知の偽陽性因子・偽陰性因子が存在する可能性がある．さらに陽性・陰性のカットオフの設定は容易ではないが，現在のところ表1に記載された数値が判定基準となっている．

CTPが陽性の場合，瘻孔および外リンパ漏出が存在することを示している．一方，CTPが陰性の場合は外リンパ瘻以外の疾患である以外に，①瘻孔からの漏出があったが自然停止した，②漏出が間欠的あるいは微量漏出であった可能性があり，外リンパ瘻を強く疑う場合には，複数回CTP検査を行うことも必要である．

## ● 症状・検査所見

### 1. 難聴

外リンパ瘻の難聴の特徴としては変動性，再発性の難聴が知られている．しかしCTP検査の全国調査により，突発発症の難聴でその後変動がなくても外リンパ瘻と診断された症例が多く，かならずしも変動をきたすわけでないことが証明されてきた．誘因がないカテゴリー4の場合，臨床症状からは突発性難聴との鑑別は不可能であるため，つねに外リンパ瘻を鑑別疾患として考え診療にあたることが必要である．一方，発症30日以内にCTP検査を施行した症例では，難聴が突発発症後に進行した症例で外リンパ瘻と診断された症例が多くみられ，これまで考えられていたとおり突発進行性の難聴経過をたどる症例では，より強く外リンパ瘻を疑う必要がある．

### 2. めまい・平衡障害

わが国とは異なり，アメリカやオーストラリアの医師で外リンパ瘻の存在を信じている医師にとって，外リンパ瘻は"めまいの原因疾患"である．難聴の有無は関係なく，慢性難治性めまいの鑑別診断として外リンパ瘻が考えられている[5]．一方，日本では難聴をきたす疾患として外リンパ瘻をとらえている医師が多く，めまいのみで難聴の自覚が無い場合，鑑別診断にあまりあがらなかった．しかし全国調査の結果からもめまいを主訴とする外リンパ瘻の存在が証明されたため，難治性で診断に苦慮するめまい症例の鑑別診断として外リンパ瘻を考えておく必要がある[6,7]．また，めまいを伴う突発性難聴と診断された後，聴力が固定してもめまいが遷延する場合は外リンパ瘻を疑う必要がある．

### 3. 瘻孔症状・pop音・流水様耳鳴

全国調査の結果では，瘻孔症状，pop音，流水様耳鳴いずれも陽性率は20％以下と感度は低かった[8]．しかし陽性率が高かった報告もあり[9]，外リンパ瘻を疑う所見として問診，検査を行うことが重要である．

### 4. 画像診断

明らかな誘因があり，CTで迷路気腫がある場合には外リンパ瘻を強く疑う．ただし骨迷路との境界部分では，骨から外リンパへのCT値の急激な変化により欠損値となることがあり，あたかも気泡に見える．このようなアーチファクトとの慎重な鑑別を要する．CTでの迷路気腫は診断の一助となるが，現在確定診断には，瘻孔を目視で確認するか，外リンパ特異的蛋白を中耳から検出することが必要である．

## ● 診断のポイント

症状，検査所見から早期に確定診断することは困難であるが，頭部外傷，圧外傷は外リンパ瘻を疑う要因となる．ただし誘因と症状出現の時期は一致しないこともあるため，鼻かみ癖，頭部外傷の既往などを問診することが重要である．現在の

ところCTP検査は結果がでるまで数週間を要するため急性期の外リンパ瘻診断ができないことが欠点となっているが，症状が遷延あるいは反復している症例では，CTP検査がとくに有用である．CTP検査が陰性であっても，内耳窓閉鎖術により症状が改善する症例もあり，CTP検査が陰性であることが外リンパ瘻を否定するものではないことにも留意する必要がある．

## 治療

### 1. 経過

瘻孔は自然治癒する場合もあり，急性の症状が生じてから1週間前後はまず安静を保ち自然治癒を待つ．この間頭部を30度挙上しての床上安静，鼻かみ，いきみ等の禁止(軟便剤が使われることもある)，副腎皮質ステロイド投与等を行う．めまい症状が1週間以上持続する場合や，高度の難聴を呈している，難聴が進行する場合には手術治療も選択される．慢性に経過している症例では，瘻孔が自然閉鎖する可能性は低く，十分な説明のうえ，手術治療が選択されうる．

### 2. 手術

#### ①カテゴリー1

原因によって手術法がさまざまである．とくにアブミ骨直達外傷では，手術により聴力の悪化などが生じることがあり，手術適応の判断を含め多くの症例の経験が必要である．

#### ②カテゴリー2〜4

内耳窓閉鎖術が行われ，耳科手術専門医にとって難易度が高い手術ではない．しかし，手術後に症状が再発したり，治療効果が得られない場合もあり，適切な手術法のエビデンスはまだ蓄積されていない．再手術時に充填した結合組織や筋膜が移動，消失している症例も報告されている[10,11]．さらに前庭窓，蝸牛窓以外に，アブミ骨前方のfissula ante fenestrumや蝸牛窓後上方にあるmicro fissuresが瘻孔として存在することもある．そのような症例では，従来の手術方法では閉鎖が不十分である．再発を防ぐために，従来の方法よりも強固に内耳窓を塞ぐround window reinforcement(RWR)という術式が報告されている[12,13]．筆者らも，軟骨を用いたRWRを施行し

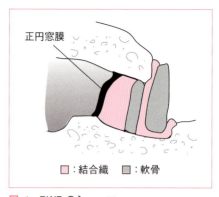

図1　RWRのシェーマ
正円窓窩に結合織・軟骨を充填し，ついでさらに結合織・軟骨を用いて正円窓窩全体を覆う．

ている(図1)．

手術中には瘻孔が確認できない場合にも，閉鎖により症状が改善すると報告されており[14]，術中の瘻孔・漏出の有無にかかわらず両内耳窓を閉鎖することが推奨される．

予後については，瘻孔を生じた原因・保存的治療または手術治療の有無・術式によって異なる．重症例ほど手術治療が選択され，症例ごとに病態も異なると考えられるが，手術後にめまいは改善することが多く，難聴は早期の手術により改善する可能性が高いと報告されており[15]，難聴とめまいで予後は異なると考えられる．

## おわりに

外リンパ瘻は多彩な症候を認めるため，臨床症状や聴力検査，眼振検査のみでは診断が困難である．そのため難聴，めまいを訴える症例ではつねに外リンパ瘻を念頭に診察する必要がある．発症早期では突発進行性難聴，また慢性症例では蝸牛症状を欠きめまいのみを訴える症例でも積極的に外リンパ瘻を疑い，CTP検査をすることが重要と考える．さらに手術においては通常の内耳窓閉鎖術以外にRWRという術式もあり，診断，治療とも新しい方法を施行していく必要がある．

### 文献

1) Ikezono T et al. Cochlin-tomoprotein(CTP), a novel perilymph specific protein and a potential marker for the diagnosis of perilymphatic fistula. Audiol Neurootol 2009;14(5):338-44.

2) Ikezono T et al. The performance of Cochlin-tomoprotein detection test in the diagnosis of perilymphatic fistula. Audiol Neurootol 2010;15(3):168-74.
3) 池園哲郎. 外リンパ瘻診断に関する調査研究. 厚生労働科学研究費補助金 難治性疾患等政策研究事業「難治性聴覚障害に関する調査研究班」平成26年度総括・分担研究報告書 2015.
4) House JW et al. Perilymph fistula:Surgical experience in the United States. Otolaryngol Head Nneck Surg 1991;105(1):51-61.
5) Fife TD and Giza C. Posttraumatic vertigo and dizziness. Semin Neurol 2013;33(3):238-43.
6) 池園哲郎. 外リンパ瘻と突発性難聴. 耳喉頭頸 2015；87(8):588-92.
7) 池園哲郎. めまい―新しい流れとその周辺. CTP検査と外リンパ瘻. JOHNS 2016；32(1)：41-4.
8) Matsuda H et al. A nationwide multicenter study of the Cochlin tomo-protein detection test:clinical characteristics of perilymphatic fistula cases. Acta Otolaryngol 2017;137(sup565):S53-S9.
9) Goto F et al. Perilymph fistula-45 case analysis. Auris Nasus Larynx 2001;28(1):29-33.
10) 暁 清文・他. 外リンパ瘻の術後再発. 日耳鼻 1990；93：1314-19.
11) 小林一女・他. 術後再発した外リンパ瘻症例の検討. 耳鼻臨床 2001；94(7)：589-94.
12) Silverstein H et al. Round window reinforcement for superior semicircular canal dehiscence:A retrospective multi-center case series. Am J Otolaryngol 2014;35(3):286-93.
13) Wackym PA et al. Otic capsule dehiscence syndrome:Superior semicircular canal dehiscence syndrome with no radiographically visible dehiscence. Ear Nose Throat J 2015;94(8):E8-E24.
14) Hoch S et al. Critical evaluation of round window membrane sealing in the treatment of idiopathic sudden unilateral hearing loss. Clin Exp Otorhinolaryngol 2015;8(1):20-5.
15) 八木聰明, 馬場俊吉. 正円窓閉鎖術とその聴力予後. 耳鼻と臨床 1991；37：1058-61.

\* \* \*

聴覚・耳

# 7. ANCA関連血管炎性中耳炎（OMAAV）

**Keyword**
ANCA関連血管炎性中耳炎
抗好中球細胞質抗体
ANCA関連血管炎

岸部　幹　原渕保明

◎ ANCA関連血管炎性中耳炎（OMAAV）は難治性中耳炎から発症し，感音成分の低下を高率に認める．疾患の特徴として，顔面神経麻痺，肥厚性硬膜炎を伴いやすいことがあげられる．また，肥厚性硬膜炎からのくも膜下出血による死亡例もみられる．しかし，その初期にはANCAが陰性，血管炎といった特徴的病理像が得られず，診断に難儀することがある．

◎ OMAAVの診断では，耳以外の病変に留意する必要がある．難治性中耳炎では，OMAAVを念頭において検査を進め，慎重に経過を観察することが，診断に不可欠であると思われる．治療では，ステロイドと免疫抑制剤の併用が推奨される．聾では回復しないので，聾に進行する以前に適切に治療することが重要である．難聴の予後不良因子として，顔面神経麻痺，肥厚性硬膜炎，ステロイド単独治療があげられ，生命予後不良因子として，顔面神経麻痺，肥厚性硬膜炎，MPO-およびPR3-ANCA両陰性，疾患再燃があげられる．

ANCA関連血管炎（ANCA associated vasculitis：AAV）は，抗好中球細胞質抗体（anti-neutrophil cytoplasmic antibody：ANCA）が陽性となる疾患群であり，顕微鏡的多発血管炎（Microscopic polyangiitis：MPA），多発血管炎性肉芽腫症（Granulomatosis with polyangiitis：GPA），好酸球性多発血管炎性肉芽腫症（Eosinophilic granulomatosis with polyangiitis：EGPA）に分類されている．そのいずれもが全身に多発する血管炎を引き起こし，多彩な臨床症状を引き起こしうる．AAVのなかでも，とくに多発血管炎性肉芽腫症は上気道から初発することが多く，中耳炎から初発することもある[1]．中耳に限局したANCA関連血管炎は，厚労省難治性血管炎に関する調査研究班によるGPA，EGPA，MPAの診断基準に合致しないことが多く，診断に難儀する．また，AAVに伴う中耳炎は共通した臨床像を呈することから，"ANCA関連血管炎性中耳炎（Otitis Media with ANCA-Associated Vasculitis：OMAAV）"とよばれるようになった．2013年に日本耳科学会にANCA関連血管炎性中耳炎全国調査ワーキンググループ（OMAAV-WG）が発足し，OMAAVに関する全国調査を行い，297例が集積された[2]．日本耳科学会ではこの全国調査の結果をもとに，OMAAV診断基準を提唱し（**表1**），2016年には診療の手引きを発刊している[2]．

## ● OMAAVの診断

日本耳科学会によるOMAAV全国調査により集積された症例によるOMAAVの特徴は以下であった．①抗菌薬または鼓膜換気チューブが奏効しない難治性中耳炎で，進行性の感音難聴が続発する．②MPO-ANCA陽性が60％，PR3-ANCA陽性が20％，両ANCA陰性例も20％に認める．③顔面神経麻痺を40％，肥厚性硬膜炎を30％に合併する．④肺病変を40％，腎病変を30％に合併する．⑤くも膜下出血による死亡例（3％）もみられる．

診断は，診断基準（**表1**）による．しかし，中耳に限局するような早期のOMAAVでは血管炎などの特徴的な病理所見が得られず，ANCA陰性例もあるため診断が困難なこともありうる．また，診断がつかず治療できないでいると，中耳以外のあらたな病変の出現をみたり，不可逆的な感音難聴に進展したり，肥厚性硬膜炎からのくも膜下出

Kan KISHIBE and Yasuaki HARABUCHI
旭川医科大学耳鼻咽喉科・頭頸部外科

**表 1** ANCA 関連血管炎性中耳炎診断基準（2015 年）

以下の A），B），C）のすべてが該当する場合 OMAAV と診断する

A）臨床経過（以下の 2 項目のうち，1 項目以上が該当）
1. 抗菌薬または鼓膜換気チューブが奏効しない中耳炎
2. 進行する骨導閾値の上昇

B）所見（以下 4 項目のうち，1 項目以上が該当）
1. 既に ANCA 関連血管炎と診断されている
2. 血清 PR3-ANCA または血清 MPO-ANCA が陽性
3. 生検組織で血管炎として矛盾のない所見（①②のいずれか）がみられる
　①巨細胞を伴う壊死性肉芽腫性炎　②小・細動脈の壊死性血管炎
4. 参考となる所見，合併症または続発症（①〜⑤のうち 1 項目以上が該当）
　①耳以外の上気道病変，強膜炎，肺病変，腎病変
　②顔面神経麻痺　③肥厚性硬膜炎　④多発性単神経炎
　⑤副腎皮質ステロイド（プレドニゾロン換算で 0.5-1 mg/kg）の投与で症状・所見が改善し，中止すると再燃する．

C）鑑別疾患（下記の疾患が否定される）
　①結核性中耳炎　②コレステリン肉芽腫　③好酸球性中耳炎
　④腫瘍性疾患（癌，炎症性線維芽細胞腫など）　⑤真珠腫性中耳炎
　⑥悪性外耳道炎，頭蓋底骨髄炎
　⑦ANCA 関連血管炎以外の自己免疫疾患による中耳炎および内耳炎

血をきたしたりする．そのため，鑑別を要する好酸球性中耳炎，コレステリン肉芽腫，結核性中耳炎，中耳腫瘍，頭蓋底骨髄炎，AAV 以外の自己免疫性疾患を除外し，ステロイドによる診断的治療も試みることが推奨されている．

## OMAAV の治療

まず，寛解導入療法を行う．AAV のガイドライン[3]に従い，PSL（0.3〜1 mg/kg/day）と静注シクロホスファミドパルス（IVCY：15 mg/kg/月，4 週ごと）または経口 CY（25〜75 mg/日）から投与開始する．しかし，顔面神経麻痺や感音難聴などの内耳障害をきたした場合は，ベル麻痺や突発性難聴の治療に準じてステロイド大量投与を行うこともあり，この限りではない．初期から高度以上の感音難聴や顔面神経の完全麻痺を認める場合，PSL 大量投与（100 mg/day 2 日間，80 mg/day 2 日間，60 mg/day 2 日間，40 mg/day 2 日間と漸減）を追加する．ステロイドと免疫抑制薬の併用療法によって，70％で聴力回復がみられる[4]．しかし，聾では回復しない．したがって，聾に進行する以前に適切に治療することが重要である．難聴の予後不良因子として，顔面神経麻痺，肥厚性硬膜炎，ステロイド単独治療があげられる[4]．また，肥厚性硬膜炎合併例では，メチルプレドニゾロンパルス療法（500〜1,000 mg/body，3 日間）を追加する．症状，臨床所見，ANCA 値などから総合的に判断し寛解が得られれば，維持療法を行う．寛解導入後は，PSL は 10〜20 mg/day までは，10〜20％量ずつ 4〜8 週間ごとに減量する．PSL は 10 mg/day 程度では，副作用も少なくしばらくこの量で維持する．さらに 10 mg/day 以下に減量する場合は 4〜8 週間ごとに 1 mg または 10％量ずつ注意深く減量する．PSL の中止については，治療開始から 12 カ月以内に PSL 投与を中止した場合，再燃率が有意に上昇すると報告されている[5]．CY の投与は最低 3 カ月の投与が推奨されているが，出血性膀胱炎や膀胱癌，その他の悪性腫瘍の発生などの副作用がある．そのため，投与期間は 6 カ月を超えないことが推奨されている．よって，維持療法では CY を同量のアザチオプリン（AZA）に変更する．

## 症例提示と解説

### 1. 症例 1（80 歳，女性）

滲出性中耳炎により初発し，MPO-ANCA 陽性で主症状は難聴のみの症例．

**主訴**：難聴

**現病歴**：2015 年 7 月までは聴力は両耳とも不自由はなかったが，7 月から急に左難聴を自覚した．7 月に近医耳鼻咽喉科を初診し，滲出性中耳炎の診断にて，左耳に鼓膜チューブを留置していた．そ

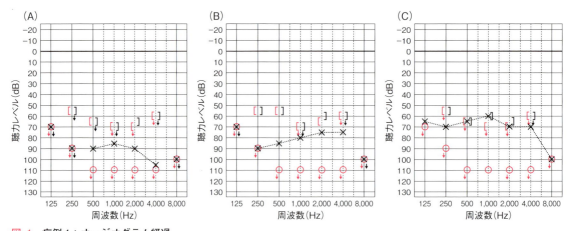

図1 症例1：オージオグラム経過
A：初診時, B：治療2週間後, C：治療3カ月後.

の後，両聴力の悪化を認め，精査加療目的に2015年12月15日当科を紹介され受診した．

**既往歴**：高血圧．

**初診時現症および検査所見**：右耳に補聴器を装用していたが，会話はほぼ成り立たなかった．右鼓膜は軽度混濁しており，左鼓膜には鼓膜チューブを認めた．鼻内にはごく軽度の痂皮付着を認めたが，他の耳鼻咽喉科領域に異常所見を認めなかった．純音聴力検査では左は高度感音難聴，右はスケールアウトであった（図1-A）．脳MRIで小脳橋角部に腫瘍性病変を認めず，両側乳突蜂巣に液体貯留を認めた．血液検査では白血球6,530/μL，赤沈33mm/時，CRP 1.95mg/dLと軽度の炎症反応を認めた．PR3-ANCAは陰性でMPO-ANCAは123U/mLと陽性であった．胸腹部CTにて異常所見は認められなかった．尿所見に異常はなく腎機能も良好であった．

**治療経過**：2016年1月7日入院とし，OMAAVとしてPSL 30mg/day，CY 25mg/day投与とし寛解導入した．聴力は，治療2週間後には左で軽度改善した（図1-B）．治療3カ月後にはさらに左聴力が改善し（図1-C），MPO-ANCAも陰転化した．補聴器装用効果も認め，会話も成立するようになった．突発性難聴・聴力回復の判定基準で，右不変，左回復であった．以後再燃を認めていない．

**解説**：本症例は，感音難聴を伴うMPO-ANCA陽性の滲出性中耳炎型OMAAVにより初発し，難聴が進行した．主症状は難聴のみで側頭骨に限局したOMAAVである．本症例は，免疫抑制剤を加えた治療により左難聴は改善したが，初診時にすでにスケールアウトであった右耳は治療に反応しなかった．原因不明の進行する難聴ではその原因検索のひとつとして，ANCAなどOMAAVの精査が必要である．また，スケールアウトまで進行してしまうと治療に反応しないのでそれまでに治療を開始する必要がある．

### 2．症例2（64歳，女性）

難治性中耳炎で初発し，全経過でPR3-ANCA，MPO-ANACともに陰性であったが，経過中に肥厚性硬膜炎を併発し，その病理組織検査でGPAと確定診断された症例[6]．

**主訴**：両耳漏，両難聴

**現病歴**：2001年1月より両難聴，耳漏を自覚した．近医耳鼻咽喉科にて両滲出性中耳炎の診断で鼓膜切開，鼓膜チューブ留置等の加療を受けたが改善しなかった．種々の抗菌薬およびPSL内服にも反応なく，感音性難聴も進行し精査加療目的で当科紹介入院となった．

**初診時現症および検査所見**：両鼓膜は肥厚し，鼓膜チューブが留置されており，少量の耳漏を認めた．他の耳鼻咽喉科領域に異常所見を認めなかった．純音聴力検査では両混合性難聴を呈していた．側頭骨CTで左鼓室，乳突洞は軟部組織陰影で充満していた．血液検査では白血球10,160/μL，赤沈85mm/時，CRP 36.0mg/dLであった．PR3-ANCAおよびMPO-ANCAは陰性であっ

た．胸部X-Pおよび胸腹部CTにて異常所見は認められなかった．尿所見に異常なく腎機能も正常であった．鼓室内の肉芽性病変を生検したが，炎症性細胞浸潤と壊死を伴った非特異的肉芽組織であり，血管炎，巨細胞浸潤は認められなかった．

**治療経過**：GPA を疑い，診断的治療の目的で PSL 40 mg, CY 25 mg を投与したところ，投与約2週間で耳漏は消失し側頭骨の軟部組織陰影も速やかに改善した．2001年6月，PSL 20 mg, CY 25 mg の時点で退院し，外来で経過観察とした．経過良好のため CY は2002年2月で中止した．2002年4月に左顔面神経麻痺を発症したが PSL を30 mg に増量したところ速やかに改善した．2002年9月にふたたび左顔面神経麻痺を発症したが，PSL の増量で改善した．この時点で頭部MRIを施行したが，明らかな異常所見は認められず，耳所見の悪化も認められなかった．2002年11月には左顔面神経麻痺と回転性めまいが出現したが，このさいも PSL の増量（60 mg より漸減）で改善した．2003年1月になり構音障害，嚥下障害，味覚障害および意識消失発作が出現した．舌の右方偏位，右カーテン徴候，および左顔面神経麻痺が認められた．頭部MRIを施行したところ，右Meckel腔から右頸静脈孔を中心として右茎乳突孔を含む硬膜肥厚が認められた（**図2**）．よって本症状は，肥厚した硬膜の圧迫による顔面神経，舌咽神経，迷走神経，および舌下神経麻痺の症状と判断した．腫瘍性病変の否定と確定診断のため脳外科にて硬膜の生検を施行したところ，巨細胞の浸潤を伴ったGPA に特徴的な組織像が得られ，GPA の確実例の診断に至った．

**解説**：本症例は全経過でANCAは陰性であったが，肥厚性硬膜炎の組織像からGPAに特徴的な所見が得られ，GPAの確実例の診断に至った．よって，初診時の難治性中耳炎は，OMAAVであったことが裏づけられた症例であった．また，本症例は，初診時の保存血清を用いて異なるANCA測定キットにて検討したところMPO-ANCA陽性と判明した症例である．ANCA陰性例では，異なる検出方法を用いることにより陽性となることがあり，初診時に治療前の血清を保存することがのちの診断につながる可能性がある．

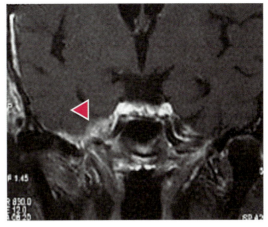

**図2 症例2：脳MRI**
T1強調造影MRI冠状断にて矢印に示しているように，小脳テントを中心に右側頭部にかけて硬膜の肥厚を認めている．

## OMAAV の診断，治療における留意点

OMAAVの生命予後不良因子として，顔面神経麻痺，肥厚性硬膜炎，MPO-およびPR3-ANCA両陰性，疾患再燃があげられている[4]．とくに，ANCA陰性例では診断に難儀するので注意が必要である．OMAAV診療の手引きでは，ANCA陰性で病理学的に診断できない症例であっても，診断基準（**表1**）のA）臨床経過が該当し，C）鑑別疾患が否定される場合には，B）所見4．参考となる所見，合併症または続発症の5項目に留意して，副腎皮質ステロイドを中心とした診断的治療を開始することが望ましいとされている[2]．また経過中には，顔面神経麻痺あるいは肥厚性硬膜炎，その他全身症状の出現がないかを十分に注意する必要がある．OMAAVと診断されたならば，副腎皮質ステロイドと免疫抑制薬を併用した寛解導入療法を開始することを考慮すべきである．また，ANCA陰性例では，治療前の血清を保存しておき，後に異なる検査が可能となった時にそれを用いて診断が確定される場合がある．経過が長い疾患であり，今後あらたな疾患マーカーが判明する場合もあるので，診断不能例では治療前の血清の保存が診断に有用と思われる．

OMAAVの死亡例には，肥厚性硬膜炎を伴っていた．したがって肥厚性硬膜炎の早期診断が不可欠であり，経過中に強い頭痛を訴える場合にはガ

ドリニウム造影 MRI によって硬膜肥厚の有無を確認することが重要である．

　治療では，原則的にステロイドと免疫抑制剤の併用が推奨される．経過も長く，再燃例も多いため，これら治療薬の休薬は難しい症例が少なくない．よって，ステロイドと免疫抑制剤の長期服用による副作用の出現には注意が必要である．また，AAV では，従来の治療が無効な場合や，副作用が重度の場合の寛解導入療法として，リツキシマブが検討されている．OMAAV でもより有効で，安全な治療法の確立が望まれる．また，聾まで進行した例では，人工内耳の選択もある．OMAAV におけるその適応，時期についても今後症例を重ね，検討していく必要がある．

### 文献

1) Harabuchi Y et al. Clinical manifestations of granulomatosis with polyangiitis (Wegener's granulomatosis) in the upper respiratory tract seen by otolaryngologists in Japan. Clin Exp Nephrol 2013;17(5):663-6.
2) 日本耳科学会編．ANCA 関連血管炎性中耳炎（OMAAV）診療の手引き．金原出版；2016．
3) 厚生労働科学研究費補助金難治性疾患等政策研究事業編．ANCA 関連血管炎診療ガイドライン 2017．診断と治療社；2017．
4) Harabuchi Y et al. Clinical features and treatment outcomes of otitis media with antineutrophil cytoplasmic antibody (ANCA) -associated vasculitis (OMAAV) : A retrospective analysis of 235 patients from a nationwide survey in Japan. Mod Rheumatol 2017;27(1):87-94.
5) Walsh M et al. Effects of duration of glucocorticoid therapy on relapse rate in antineutrophil cytoplasmic antibody-associated vasculitis : A meta-analysis. Arthritis Care Res (Hoboken) 2010;62(8):1166-73.
6) 岸部　幹，原渕保明．Wegener 肉芽腫症における上気道病変―上気道限局型症例をどう扱うか．医学のあゆみ 2011；236(8)：771-6．

\*　　\*　　\*

聴覚・耳

# 8. 小児人工内耳医療

樫尾明憲

**Keyword**
小児
人工内耳
予後
手術年齢
原因
両側

◎ 1985年にわが国で初の人工内耳手術が施行されて以来，現在小児人工内耳の数は成人例を上まわるようになっている．人工内耳手術の予後には手術年齢が大きく影響してくることがわかっており，わが国においても適応年齢が1歳まで下がってきた．海外では1歳未満にも人工内耳が施行されその効果が報告されるようになっている．難聴原因として遺伝子異常や先天性サイトメガロウイルス感染といった鑑別が可能となってきたが，人工内耳予後に直接影響があるのは，原因疾患よりも併存する発達障害の有無である．ただし，内耳奇形については蝸牛の重度形態異常や蝸牛神経欠損・低形成がある場合には奇形のない症例に比べて成績は劣る．発達障害児・重度内耳奇形など，人工内耳の効果が限定的となる可能性がある症例に対しては，患者・家族へ期待される効果を理解してもらったうえで慎重に適応判断を行う必要がある．両側人工内耳は騒音下での聴取・音源定位などのメリットがあるが，逐時手術の場合，時間差が生じると左右の成績に差が認められるようになることを説明しなければならない．

## わが国における小児人工内耳の現状

1978年に世界ではじめてのマルチチャンネル人工内耳が開発され，1985年にはわが国で初の人工内耳手術が施行された．1998年にわが国の小児人工内耳適応基準が策定され，小児への適応が始まった．小児人工内耳は2000年以降急速に増加し，2007年には成人例を上まわっている[1]．人工内耳適によって補聴器では十分な聴取ができない先天性重度難聴児が良好な聴覚入力を獲得し普通小学校に進学できるケースも増えてきた．当初の適応年齢は2歳以上の小児が対象であったが，2006年の改定で1歳半に，2014年の改定では1歳以上が対象となり低年齢化が進んでいる．低年齢化に加え，近年は内耳奇形症例に対しても，積極的に施行されるようになってきた．さらに，2006年の適応基準でそれまで"禁忌"とされていた重度精神発達遅滞例が"慎重判断"となり発達障害児への人工内耳の適応拡大も進んでいる．人工内耳は従来，一側のみの保険適応であったが，2014年適応基準改定において両側人工内耳についても「有用である場合は否定しない」という文言が加えられ，両側人工内耳も急速に普及しつつある．

## 手術年齢と予後

早期手術が人工内耳の予後に与える影響は，これまで多数の先行研究で報告がなされている．Svirskyら[2]は，4歳未満までに人工内耳手術を施行した者のなかで，2歳までに人工内耳を施行した群で術後聴取成績および言語能力が健聴者に近い経過をたどると報告している．Niparkoら[3]も5歳未満の人工内耳装用児のなかで，1歳半未満に手術を行った群では有意に言語理解・表出の急峻な伸びが確認でき，かつ個人差が少なかったことを報告している．わが国では基本的に適応外とされている，1歳未満を対象とした人工内耳手術の検討も海外では報告されるようになっている．Dettmanら[4]は6歳以下で人工内耳を施行した400名を検討し，1歳未満群では1～2歳未満群に比べて良好な言語力を獲得でき，就学時に健聴児と同等の言語力を獲得できる可能性が有意に高くなると報告した．電気生理学的な中枢聴覚経路の可塑性についての検討[5]では，3歳半未満で人工

Akinori KASHIO
東京大学大学院医学系研究科耳鼻咽喉科学分野

内耳を受けた症例では術後の皮質聴覚誘発電位の潜時が健聴者と同等になるのに対して，3.5〜7歳で行った場合には術後の潜時はさまざまとなりえ，7歳以降では潜時は正常にはならないことが報告されている．これらから，早期に人工内耳を行うことは予後に良好な影響を与えることは間違いない．一方で，Dunnら[6]は2歳未満で手術を受けた群と2歳以上4歳未満の群で手術を受けた群で言語力の長期的な評価を行ったところ，当初7歳までは両者に有意な差を認めたものの，10歳以上の経過では有意差がなくなったと報告しており，成績は手術年齢要因以外の要因にも大きな影響を受けることを示唆した．年齢以外の因子としては個々の認知能力や残存聴力といった個人の因子に加え，療育環境，家族の経済状況などが報告[7]されており，成績向上に向けては術前から家庭内・療育環境の調整が必須であり，今後は均一な療育を受けることができるような社会的システムづくりも重要な課題となってくると考えられる．

## 疾患別成績

### 1. 遺伝性難聴

難聴の原因として遺伝子的異常によるものが50〜60％を占めるといわれる．遺伝学的な診断手法の進歩で難聴の原因遺伝子の同定も急速に進み，原因遺伝子ごとの成績の報告がなされるようになってきた．難聴原因遺伝子としてもっとも頻度の高い変異はGJB2遺伝子異常であり，難聴者の15〜25％を占める[8]といわれる．本遺伝子異常はギャップ結合蛋白のコネキシン26の変異をきたし，内耳の細胞間イオン輸送が障害され，内耳の駆動力である電位差の形成ができなくなるために難聴を引き起こすといわれている．人工内耳の予後との関連が多く報告されているが，一般に成績は良好であるものの，他疾患と比べて突出して良好であるというわけではない．GJB2遺伝子異常では重度難聴を呈することが多く，人工内耳予後に関する情報よりも，難聴の早期診断においてより重要な情報を与えてくれる．ただし，一部症例には残存聴力がある場合もあり，実際の聴性反応を評価することなく，遺伝子検査の結果だけで人工内耳の適応を決定することはしてはならない．SLC26A4遺伝子も難聴原因として東アジアでは6〜13％程度を占める[8]といわれ，比較的多くみられる疾患である．本遺伝子はペンドリンをコードし内耳および甲状腺におけるイオン輸送に関与しているといわれ，前庭水管拡大を伴うことが多く，一部は進行性の難聴を呈する．甲状腺腫を伴うPendred症候群としても知られている．SLC26A4における人工内耳成績はGJB2とほぼ同等であるとの評価が多い[9]．その他症候性の難聴としてWarrdenburg症候群やUsher症候群がよく知られている．Warrdenburgは，虹彩異色症，白毛症，眼角離開といった特徴的な外見とともに難聴を呈する疾患であるが，人工内耳の成績は発達障害の合併がなければおおむね良好であることがいわれている[10]．Usher症候群は難聴に加えて平衡機能障害，網膜色素変性をきたす疾患である．網膜色素変性に伴う視覚障害は遅発性に発症することが多いが，視覚障害を生じた場合聴覚情報はきわめて重要な感覚となるので，十分な聴

---

**column　難聴の原因診断**

先天性難聴の原因のなかでもっとも多いのが，遺伝子疾患である．難聴の遺伝子診断はわが国で2012年には保険収載され，現在19遺伝子154変異の同定が可能となっている．遺伝子診断の施行にあたっては，難聴に対する医療が提供できると同時に臨床遺伝専門医による専門的なカウンセリングが可能な施設において，生涯変化しない情報であること，血縁者にも影響する可能性があることなどの遺伝情報の特性について十分に説明し同意を得たうえで行うべきである．遺伝子疾患について原因として頻度が高い疾患が先天性サイトメガロウイルス感染症である．本疾患は生後2週間以内にウイルスを尿または血液から分離することで診断が可能であるが，無症候性感染児ではこの時期に検査が行われるのは現実的ではない．近年，ガスリー試験紙に付着した血液や家庭で保存している臍帯からPCR法を用いてCMV-DNAを検出する方法が開発され，先天感染を証明することが可能となった．なお，本検査は保険診療としては認められておらず，検査可能な施設は限られているのが現状である．

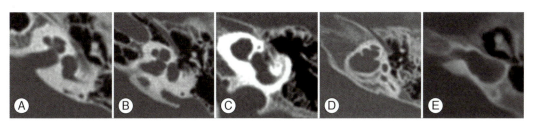

図1　内耳奇形の分類
　A：正常蝸牛，B：Incomplete Partition(IP) Type Ⅱ，C：IP Type Ⅰ，D：IP Type Ⅲ，E：Common cavity.

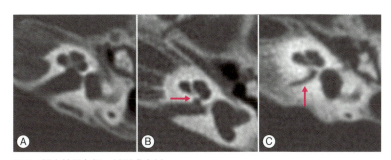

図2　蝸牛神経欠損・低形成症例
　A：正常蝸牛，B：蝸牛神経管の狭窄を認める，C：内耳道の狭窄を認める．

覚補償を考慮して両側人工内耳を行うことが薦められる．

## 2. 先天性サイトメガロウイルス感染症

　先天性サイトメガロウイルス感染症患者の10%強[11]で先天性重度難聴または進行性の難聴をきたすことが知られており，遺伝子異常とならんで先天性難聴の原因として頻度の高い疾患である．先天性サイトメガロウイルス感染症に伴う重度難聴者に対する人工内耳の成績は，聴取能に関しては多くの症例で良好となるが，発話を含めた言語発達の面では併存する神経障害に伴う発達障害によってさまざまとなる[12]ことが知られている．

## 3. 内耳奇形

　内耳奇形は先天性感音難聴者の20%程度を占めるといわれている[13]が，その奇形の程度で人工内耳の成績は異なる．内耳奇形の分類はSennaroğlu[14]らによる分類が現在の主流となっている．このなかでも Incomple Partition(IP) type Ⅱ(図1)は比較的蝸牛の形態が保たれていることもあり，術後の成績は良好であることが多い．一方で，聴神経繊維が通過する蝸牛軸が確認できない IP type Ⅰおよび IP type Ⅲや前庭と蝸牛がひとつの囊状の形態となっている Common Cavity のような重度奇形(図1)では術後成績のばらつきが多く，内耳奇形がない症例と比べて成績が落ちる[15-18]．また，内耳奇形では顔面神経走行異常等の中耳奇形を伴うことも多く，蝸牛と内耳道との隔壁が失われているため，蝸牛を開窓した際に髄液の噴出が起こる Cerebrospinal fluid gusher をきたす場合があるなど[15]，手術の難易度も高くなる．蝸牛神経欠損・低形成症例(図2)では一般に術後成績は不良である．とくに蝸牛神経欠損例は，まったく音反応が得られない症例も存在するうえ，音反応が取れたとしてもその多くは，家庭内など限定的な環境でのみ聴覚口話によるコミュニケーションが実現できるにすぎず，手話コミュニケーションなど視覚情報の活用が必須となる[19]．重度内耳奇形症例および蝸牛神経の低形成・欠損症例に対しては成績が不良である可能性を患者・家族に十分に説明したうえで，慎重に適応を決定する必要がある．

## 4. 髄膜炎

　髄膜炎は後天性に起こる難聴のおもな原因として知られている．小児期でも発症しうる疾患で，両側の重度難聴をきたす．さらに，蝸牛の繊維化・骨化(図3)をきたすことも知られており，難

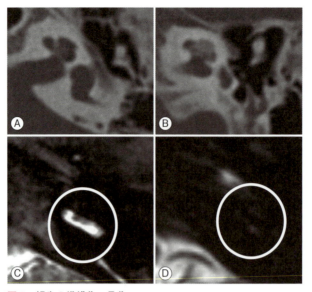

図3 蝸牛の繊維化・骨化
Aは正常蝸牛CT．Bでは蝸牛骨化を認め，蝸牛内のDensityが上昇している．正常蝸牛MRI基底回転画像．Cは正常蝸牛MRI．Dでは骨化により蝸牛内のFluidがほとんど見えなくなっている．

聴の評価および治療が遅れると，骨化が進行し人工内耳の挿入が困難となり，挿入不能または部分挿入に至る症例もある．骨化はCTまたはMRIにて評価を行うが，骨化が疑われた場合には1歳未満であっても積極的な人工内耳の適応となる．術後成績については，他疾患と成績は同等と報告されているが，髄膜炎による中枢性の障害を併発した場合では成績は不良である[20]．

### 5．発達障害

発達障害児に対しても人工内耳の適応が拡大されつつある．これら症例に対して人工内耳を行った報告の多くは発達障害のない症例に比べて言語発達は劣るとしている．ただし，軽度・中等度の発達障害では言語発達の伸びが期待できる．また，言語発達に人工内耳が寄与しなくとも対人関係やQOLといった言語発達以外の面でその有効性が認められる場合もある[21]．発達障害児への適応は当事者に対して現実的な人工内耳の効果および限界をよく説明し，納得してもらったうえで決定する必要がある．

### 6．両側人工内耳

両側人工内耳は両耳聴効果によって音源定位や，騒音下での聴取能の改善をもたらすことが知られている[22]．両側人工内耳で問題となるのは，左右における手術時期の違いとそのパフォーマンスの差である．両側同時の手術がもっとも左右差を生じないことは明白であるが，現時点ではまだ両側同時手術は一般的ではない．また，術前に低音部に残聴があるなどで補聴器の装用がある場合は，補聴器を用いたほうが音楽聴取に有利に働くとされており[23]，補聴器の効果を確認する意味で逐次手術を選択する患者も少なくない．逐次手術における第2側目を行う臨界期についてはいくつか報告があり，Galvinら[24]は第2側目を3歳半までに行い1側目との間隔を2年以内とした群で2側目の効果が高いと報告している．Illgら[22]は4歳までに1側目を行った場合2側目との間隔が4年以内であればほぼ同等の聴取能を得られると報告している．また，Parkら[25]も第2側目を3歳半までに施行した場合は左右差がないと報告する一方で，2側目が12〜13歳まででれば第1側の80％のパフォーマンスが確保できるとも報告しており，1側目の人工内耳からある程度年数が経過した症例であっても適応はあると考えられる．ただし，左右差が生じる可能性があることについては十分患者に説明しておく必要がある．

## 文献/URL

1) 人工内耳あれこれ 3-2.0 版　http://www.normanet.ne.jp/~acita/info/arekore.html（2018-02-7 確認）
2) Svirsky MA et al. Language development in profoundly deaf children with cochlear implants. Psychol Sci 2000;11(2):153-8.
3) Niparko JK et al. Spoken language development in children following cochlear implantation. JAMA 2010;303(15):1498-506.
4) Dettman SJ et al. Long-term Communication Outcomes for Children Receiving Cochlear Implants Younger Than 12 Months:A Multicenter Study. Otol Neurotol 2016;37(2):e82-95.
5) Sharma A et al. Deprivation-induced cortical reorganization in children with cochlear implants. Int J Audiol 2007;46(9):494-9.
6) Dunn CC et al. Longitudinal speech perception and language performance in pediatric cochlear implant users:the effect of age at implantation. Ear Hear 2014;35(2):148-60.
7) Sharma S et al. Impact of socioeconomic factors on paediatric cochlear implant outcomes. Int J Pediatr Otorhinolaryngol 2017;102:90-7.
8) Nishio SY and Usami SI. Outcomes of cochlear implantation for the patients with specific genetic etiologies:a systematic literature review. Acta Otolaryngol 2017;137(7):730-42.
9) Tsukada K et al. A large cohort study of GJB2 mutations in Japanese hearing loss patients. Clin Genet 2010;78(5):464-70.
10) Koyama H et al. The Hearing Outcomes of Cochlear Implantation in Waardenburg Syndrome. Biomed Res Int 2016;2016:2854736.
11) Koyano S et al. Congenital cytomegalovirus in Japan:More than 2 year follow up of infected newborns. Pediatr Int 2018;60(1):57-62.
12) Yoshida H et al. Long-term Outcomes of Cochlear Implantation in Children With Congenital Cytomegalovirus Infection. Otol Neurotol 2017;38(7):e190-e4.
13) Jackler RK et al. Congenital malformations of the inner ear:a classification based on embryogenesis. Laryngoscope 1987;97:2-14.
14) Sennaroğlu L and Bajin MD. Classification and Current Management of Inner Ear Malformations. Balkan Med J 2017;34(5):397-411.
15) Papsin BC. Cochlear implantation in children with anomalous cochleovestibular anatomy. Laryngoscope 2005;115:1-26.
16) Bille J et al. Outcome of cochlear implantation in children with cochlear malformations. Eur Arch Otorhinolaryngol 2015;272(3):583-9.
17) Kontorinis G et al. Radiological diagnosis of incomplete partition type Ⅰ versus type Ⅱ:significance for cochlear implantation. Eur Radiol 2012;22(3):525-32.
18) Choi BY et al. Clinical observations and molecular variables of patients with hearing loss and incomplete partition type Ⅲ. Laryngoscope 2016;126(3):E123-8.
19) Wu CM et al. Impact of cochlear nerve deficiency determined using 3-dimensional magnetic resonance imaging on hearing outcome in children with cochlear implants. Otol Neurotol 2015;36(1):14-21.
20) Bille J and Ovesen T. Cochlear implant after bacterial meningitis. Pediatr Int 2014;56(3):400-5.
21) Eze N et al. Systematic Review of Cochlear Implantation in Children with Developmental Disability Otol Neurotol 2013;34(8):1385-93.
22) Illg A et al. The Optimal inter-implant interval in pediatric sequential bilateral implantation. Hear Res 2017 [Epub ahead of print]
23) Polonenko MJ et al. Music perception improves in children with bilateral cochlear implants or bimodal devices. J Acoust Soc Am 2017;141(6):4494.
24) Galvin KL et al. Longer-term functional outcomes and everyday listening performance for young children through to young adults using bilateral implants. Ear Hear 2014;35(2):171-82.
25) Park HJ et al. What Is the Sensitive Period to Initiate Auditory Stimulation for the Second Ear in Sequential Cochlear Implantation? Otol Neurotol 2018;39(2):177-83.

\* \* \*

聴覚・耳

# 9. 聴力温存型人工内耳（EAS）

**Keyword**
残存聴力活用型人工内耳（EAS）
補聴器
高音急墜型感音難聴

東野哲也

◎従来の人工内耳医療は，内耳への電極挿入により蝸牛機能が失われることを前提にして適応基準が定められてきたため，低音域でも聴力が残っている例では人工内耳手術の対象にならなかった．しかし，蝸牛への低侵襲な電極の改良と手術方法の進歩により，低音域に残された残存聴力を高率に温存できることがわかってきた．そこで，低音域は補聴器の音響刺激（acoustic stimulation：AS）により音を入力し，中・高音域は人工内耳の電気刺激（electric stimulation：ES）で音情報を伝達する人工聴覚器（Electric Acoustic Stimulation：EAS）が開発された．わが国でも高音急墜型感音難聴者を対象とした"残存聴力活用型人工内耳"が2014年から保険医療として行われている．

## ● 従来の人工内耳における術後聴力

人工内耳は，補聴器を装用しても言葉を解さない両側重度の難聴者が対象の医療としてスタートした．しかし人工内耳性能の向上により，多少とも聴力が残っている耳へと人工内耳適応が拡大，補聴器か人工内耳か二者択一の論理で適応が検討されるようになった．内耳のなかに電極を挿入することにより蝸牛機能が失われることが前提になっていたため，残存聴力が残っている耳への人工内耳埋込み手術そのものを倫理的な観点からも問題視されてきたのである．ただ，実際には残聴を有する患者に対して丁寧な人工内耳手術（いわゆる soft surgery）を行うと，すくなくともオージオグラム上ではある程度の聴力が残りうることはすでに1993年に Lehnhardt[1]により報告され，著者自身も少なからず経験してきた[2]．ただ，その当時の人工内耳の適応平均聴力は 90 dB とされており，聴力が残ったとしても，それに対して補聴器を使って実用的な聴覚を引き出すことは非現実的であった．逆に十分な残存聴力がある例は，たとえそれが低音域に限定していても，平均聴力が 90 dB に達することがないことから人工内耳の適応にはならないため，不満足な補聴器装用のまま放置されてきたともいえる．

## ● 人工内耳装用者における低音域音響情報の重要性

人工内耳を介した高音域情報入力が，補聴器を介した低音域情報と相補的あるいは相乗的に結合して，子音弁別，音質や音楽の認知等の効果を高めることは，人工内耳と対側補聴器の併用効果（bimodal hearing）として証明されてきた．同様の効果が，1999年に von Ilberg ら[3]が低音部に残存聴力を有する高音急墜型感音難聴患者に対して，低音部は音響刺激で，高音部は人工内耳で聞き取る Electric Acoustic Stimulation（EAS）を臨床応用したことにより，同一の耳でも両者の併用効果が欧米で検証されるようになった[4,5]．子音の聞き取りが語音聴取能により影響する欧米の言語は，その効果が捉えやすい特性を有していたことも推測される．わが国における EAS の取組みはやや遅れたが，日本語においても有用性が示され[6,7]，高度医療として行われた多施設共同研究でも優れた臨床成績が報告された[8]．いずれにしても高音域の情報を人工内耳で，低音域の情報を補聴器で入力する新しい人工内耳システムを機能させるためには，人工内耳電極を挿入後に低音域の聴力を温存させることが絶対条件になる．そこで企業側

Tetsuya TONO
宮崎大学医学部耳鼻咽喉・頭頸部外科

には侵襲性の低い電極の開発が，医師側にはより精度の高い低侵襲手術手技の確立が求められることとなった．

## EASに向けた人工内耳電極の改良

電極挿入時の機械的な障害や挿入後の基底板振動への影響を最小限にするため，各社とも電極先端を，より細く柔らかくする工夫がなされてきた．コクレア社のインプラントではストレートタイプの電極のうち，CI422や最新型CI522電極では挿入による侵襲を最小限にするため，"Soft tip"構造を有し，基底部0.6 mmから先端0.3 mmが徐々に細くなるテーパリング形状となっている．電極挿入深度に関しては，以前は短い電極を用いて蝸牛の基底回転(高音部)に留めるために極端な短電極や，通常の電極を中途まで挿入する方法が試みられてきたが，最近のしなやかな電極を上手に挿入すれば，電極の挿入深度に対応する周波数帯でも音響への聴覚反応が残りうることも明らかになっている．メドエル社のインプラントは電極の種類が多彩なのが特徴で，低侵襲電極としてFLEXシリーズ® は20 mm，24 mm，28 mm，31 mmが残存聴力の状況に応じて選択可能となって

いる．内耳や神経細胞の温存率をさらに高めるため，ステロイドや神経栄養因子などの放出機能を備えた新型電極の研究開発も進められている．

## 人工内耳スピーチプロセッサーの改良

スピーチプロセッサーにおいても音声処理法(コード化法)の進歩による聴取成績の向上とともに，小型化，軽量化，防水化などが進み，人工内耳の装用感も大きく改善されている．なかでも世界初のコイル一体型スピーチプロセッサーとして開発されたメドエル社のRONDO® は，耳かけ部分がなくなったことから従来の耳かけ型補聴器との併用が可能とした画期的な製品である．現在でも人工内耳手術後に残った聴力を活用する(original)EASとしての位置づけで活用されている．近年コクレア社の最新型スピーチプロセッサーKANSOもコイル一体型として同様の役割が期待されている．

現在，EAS対応スピーチプロセッサーとしてわが国で最初に認可されたものがメドエル社のDUET2® で，2014年から保険診療"残存聴力活用型人工内耳"として臨床使用されている．現在は最新型SONNET EAS® も登場し，最大ゲイン，

---

> **column1　高音急墜型感音難聴**
>
> 1,000 Hz前後を境に急激に聴力が落ち込む聴力像を有する難聴である．蝸牛では高音音を検出する有毛細胞が蝸牛の基底回転に位置するため，この部に限局した障害で発症する．子音情報の多くが2,000 Hz以上の周波数域に含まれるため，言葉の聞き取りが悪くなるが，低音域の聴力は保たれているため，難聴者であることが気づかれにくい．とくに日本語は欧米の言語より母音の占める率が高いこともあり，中低音域の残存聴力が比較的保たれていれば，裸耳単独あるいは補聴器で1対1の日常会話が可能な例が少なくない．しかし，実際には雑音下での聴取能が悪いため社会生活に支障をきたしている例が多く，小児例では自身の声を聞く能力の限界から発音の障害にも発展する．その意味で，残存聴力活用型人工内耳の適応が成人から小児までカバーされた意義は大きい．低音部の音響刺激が加わることで，人工内耳が苦手としてきた音楽聴取への利点も報告されている．

> **column2　人工内耳と対側補聴器の併用（bimodal hearing）**
>
> 一側の人工内耳と対側の補聴器装用という2つのモードを組み合わせる方法である．両者は信号の伝達方式や音質，刺激される聴神経の部位など大きく異なっており，左右の耳から入力される異質な音情報が中枢レベルで混乱を生じる恐れがあるとして併用には消極的な時期もあった．しかし，その後の研究で両モードの併用が両耳聴効果に貢献しうることが報告されるようになった．人工内耳適応の拡大により，対側耳に残聴がある例への人工内耳埋込み症例が増えたことが背景にあるが，両耳聴効果のみならず補聴器側からの音韻情報，とくに韻律・声質情報受容が加味されることが大きな利点である．小児例ではきたるべき時に，second earへの人工内耳の機会を失わせないためにも，非術側からの音響入力を習慣付ける意義もある．人工内耳による高音域情報と補聴器による低音域情報が相補的に働くことは，残存聴力活用型人工内耳の原理でもある．

最大出力，音響刺激周波数範囲の拡大など，EASにおける音響刺激部分の充実がはかられており，今後の展開が期待される．コクレア社のEAS対応スピーチプロセッサー（ハイブリッド・システム）についてはわが国ではまだ認可に至っていないが，今後の動向を期待したい．

### 聴力保存をめざした人工内耳手術

人工内耳術後の聴覚悪化の機序には，留置電極による基底板振動の変化や電気刺激による残存神経への慢性的な影響と，機械的な蝸牛損傷に由来する比較的急性の影響の2つの要因を考える必要がある．前者は人工内耳手術の根源にかかわる問題であるが，電気刺激は神経への傷害性よりは，むしろラセン神経節細胞維持の方向に貢献することが支持されている．また，鼓室内に電極が留置された部位からの聴覚刺激に対する反応が保たれていることも臨床的に確認されている．手術手技に直接関与するのは後者で，蝸牛開窓手技と電極の挿入手技が直接的に蝸牛内組織を損傷する機序と，微小損傷の後に鼓室階に生じる骨化や線維化，さらには感染による迷路炎等による機序などもある．これらを回避するためには，"残聴は失われて当然"という従来の人工内耳手術の意識を改め，耳小骨連鎖をintactに保つことやバー操作による音響外傷を避けるなど，従来の聴力改善手術と同様の慎重さが求められる．

蝸牛開窓にあたっては，基底板や骨ラセン板損傷を避けるとともに，いわゆるsoft surgery technique のコンセプト[1,2]を遵守する．すなわち，外リンパ腔の開放を空間的にも時間的にも最小限に留め，バー操作で直接鼓室階に入らないように内骨膜（endosteum）の保存に努める．内骨膜が保たれている間は骨粉や血液の吸引操作は安全であるが，いったん内骨膜を切開した後は，開窓部位の吸引操作を避けてただちに電極挿入に移る．蝸牛開窓手技に伴う侵襲性を避けるためには蝸牛窓膜切開からの電極挿入を行う蝸牛窓アプローチの方が有利で，できるだけゆっくり挿入することで聴力保存率が向上することが報告されている[9]．

施設によっては，電極挿入の際にステロイドやヒアルロン酸ナトリウム（ヒーロン®）などの局所

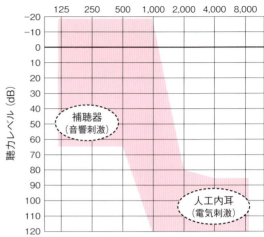

図1 残存聴力活用型人工内耳の適応聴力範囲（赤）と各刺激領域

投与薬が併用されているが，その効果についての科学的検証は十分にはなされていない．

### 保険診療としての"残存聴力活用型人工内耳"の適応

日本耳鼻咽喉科学会が定めるガイドラインで以下の4つの条件をすべて満たす感音難聴患者が適応となる．

① 純音による左右気導聴力閾値が，125 Hz，250 Hz，500 Hzでは65 dB以下，2,000 Hzでは80 dB以上，4,000 Hz，8,000 Hzでは85 dB以上であること（図1）．ただし，上記に示す周波数のうち，1カ所で10 dB以内の範囲で外れる場合も対象とする．

② HA装用下において静寂下での語音弁別脳が65 dB SPLで60％未満である．

③ 適応年齢は通常の人工内耳適応基準と同じ生後12カ月以上とする．

④ 手術により残存聴力が悪化する（EASでの補聴器装用が困難になる）可能性を十分理解し受容している．

成人の適応に関しては，現時点では左右両耳とも適応聴力を満たすとともに，補聴器装用下における語音弁別能が65 dB SPLで60％未満である（いわゆる補聴器装用効果が不十分な）症例に限定される点に注意が必要である．小児においては，

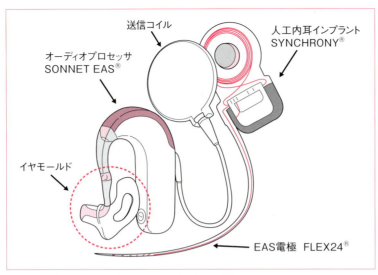

図2 最新のEAS人工内耳システム（メドエル社）

低音部の残存聴力を評価することが困難であるため，聴性行動反応や聴性定常反応検査(ASSR)などの2種類以上の検査において，成人の適応聴力に相当する低音部の残存聴力を有することを確認することが求められている．小児の場合の適応基準は，通常の人工内耳に準じ生後12カ月以上（あるいは体重8kg以上）が適応となる．

　本ガイドラインの対象となった機種は，メドエル社のDUET2®オーディオプロセッサと電極長24mmのEAS電極(Flex24®)を有するPULSAR®インプラントの組合せであったが，すでに新型オーディオプロセッサ(SONNET EAS®)とSynchrony®インプラントが承認され（図2），音響周波数レンジや最大出力なども向上しており，今後ガイドラインのアップデートも必要となるであろう．

### 術後の残存聴力悪化例への対応

　細心の注意を払って手術がなされても，残存聴力が術後に失われてしまう例が10～20%あることも報告されている．その理由を個々の臨床例で特定することは不可能で，現時点では避けられないリスクとして術前説明を要することは上記ガイドラインでも明記されている．

　当科で術後3～5年の経過観察を行った残存聴力活用型人工内耳10症例については，全例残存聴力が保存され音響刺激が活用されたが，1例のみに術後2年4カ月経過した時点で1～2カ月の経過で残存聴力の消失をきたした．音響刺激による音聴取が困難となったため，補聴器部分の使用を中止し，電気刺激のみで低音域をカバーするようマップを再構築した結果，2カ月ほどでEAS装用時とほぼ同等の聴取成績が得られる程になった[10]．本例の術前診断がMeniere病であったことから，内リンパ水腫病態の増悪が背景にあったことも推測されるが，前庭症状の随伴はなく，ステロイドへの反応もなかった．本例における難聴増悪の原因を特定することは困難であるが，遅発性の難聴悪化を早期に検出するためにも定期的な術後聴力評価を通常の人工内耳より密な間隔で行うべきと考える．音響刺激に対する聴覚を失った場合は，人工内耳による電気刺激のみですべての周波数をカバーすることになる．このように，最終的には人工内耳による救済に移行する可能性を考えると，現時点でEAS専用電極として唯一認可されている24mm長のものよりも長い電極の臨床使用について検討される必要もあるだろう．

### 文献

1) Lehnhardt E. Intracochlear placement of cochlear implant electrodes in soft surgery technique. HNO 1993;41(7):356-9.
2) 東野哲也. 蝸牛開窓とソフトサージェリ. 久保　武編. 耳鼻咽喉科診療プラクティス2―聴覚の獲得. 文光堂；2000. p.67.

3) von Ilberg C et al. Electric-acoustic stimulation of the auditory system. New technology for severe hearing loss. ORL J Otorhinolaryngol Relat Spec 1999;61(6):334-40.
4) Gantz BJ and Turner CW. Combining acoustic and electrical hearing. Laryngoscope 2003;113(10):1726-30.
5) Adunka O et al. Development and evaluation of an improved cochlear implant electrode design for electric acoustic stimulation. Laryngoscope 2004;114(7):1237-41.
6) 東野哲也. 人工内耳医療の動向―両側人工内耳と補聴器併用型人工内耳. 耳鼻・頭頸外科 2010；82(4)：267-74.
7) 宇佐美真一・他. 残存聴力活用型人工内耳(EAS：electric acoustic stimulation)を使用した一症例：人工内耳における残存聴力保存の試み. Otol Jpn 2010；20(3)：151-5.
8) Usami S et al. Hearing preservation and clinical outcome of 32 consecutive electric acoustic stimulation (EAS) surgeries. Acta Otolaryngol 2014;134(7):717-27.
9) Rajan GP et al. The effects of insertion speed on inner ear function during cochlear implantation:a comparison study. Audiol Neurootol 2013;18(1):17-22.
10) 近藤香菜子・他. 術後2年以降に聴力増悪をきたした残存聴力活用型人工内耳(Electric Acoustic Stimulation；EAS)例. 耳鼻臨床 2017；110(9)：581-5.

\*　　　\*　　　\*

聴覚・耳

# 10. 人工中耳
## (Vibrant Soundbridge®)

**Keyword**
人工中耳
VSB
伝音難聴
混合性難聴
正円窓
卵円窓

土井勝美

◎人工中耳 VSB が適応となるのは，伝音難聴と混合性難聴である．具体的な症例としては，①中耳手術で良好な聴力改善が期待できない症例（たとえば両側外耳道閉鎖症），②中耳手術後の聴力成績不良例，③耳漏や耳閉感のため気導補聴器が装用できない症例，④頭痛・圧迫感・審美性の観点から骨導補聴器が装用できない症例，⑤気導・骨導補聴器で十分な補聴が得られない症例などである．聴力検査における気導聴力，骨導聴力，気導-骨導差の評価，年齢，性別，両側性難聴か片側性難聴か，病態や中耳腔の状態などを考慮したうえで，VSB 手術の適応を決定する．
◎人工聴覚器の機能が最大限発揮できるような手術手技の習熟に努め，さらに，人工聴覚器医療の安全性と有効性を正しく評価していくことが重要である．

欧米では，①中耳手術で良好な聴力改善が期待できない症例（たとえば両側外耳道閉鎖症），②中耳手術後の聴力成績不良例，③耳漏や耳閉感のため気導補聴器が装用できない症例，④頭痛・圧迫感・審美性の観点から骨導補聴器が装用できない症例，⑤気導・骨導補聴器で十分な補聴が得られない症例などに対して，人工聴覚器を用いた聴力改善手術が積極的に導入されてきた．

現在，国内で保険適用となっている人工中耳は Vibrant Soundbridge®（VSB；Med-EL 社製）のみで，もともとは高音域の感音難聴の治療用に開発されたシステムであるが，その後，外耳道閉鎖症等の伝音難聴，鼓室形成術・アブミ手術後の混合性難聴に対しても適応が拡大され，floating mass transducer（FMT）とよばれる径 1.65 mm，長さ 2.4 mm の円筒形振動子をチタン製クリップでキヌタ骨長脚へ接続することで，あるいは人工ピストン，アブミ骨底板上のカプラなどと連結させる（vibrating ossicular prosthesis：VORP および oval window vibroplasty：OWV）ことで効率的な卵円窓経由による前庭階への音エネルギーの入力が可能になり一定の有効性が確認されてきた（図1）[1-3]．

VSB による正円窓経由の鼓室階への音エネルギーの入力は，Verona 大学（イタリア）の Colletti らにより最初に報告されたが[4]，慢性中耳炎や耳硬化症などさまざまな中耳病変により耳小骨連鎖が高度に破壊され，通常の卵円窓経由での音エネルギーの伝播が不能となった症例に適応とされ，この正円窓埋込み（round window vibroplasty：RWV）については，欧米および国内からすでに多数の報告がなされている[5-7]．

### VSB の構造

VSB インプラントは人工内耳によく似た構造をしていて，インプラント全体の長さは 130 mm，厚みが 4.6 mm で，サウンドプロセッサから情報を得るアンテナコイルと復調器を内包している（図2）．リード線の先端は floating Mass Transducer（FMT）とよばれる電磁式の振動端子で，大きさは長さが 2.3 mm，径が 1.8 mm である．VORP502 では，キヌタ骨やアブミ骨に装着するためのチタン製のクリップがついていたが，最新のバージョンである VORP503 ではチタン製クリップがなくなり，ツチ骨やアブミ骨への FMT 接続には専用カプラ（couplers）が準備されている．また，VORP503 では 1.5 T の MRI 撮影が可能になったことも大きな福音である．サウンドプ

---

Katsumi DOI
近畿大学医学部耳鼻咽喉科

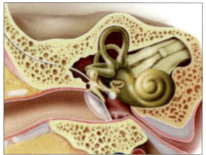 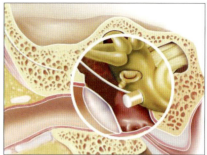

図1 VSB手術

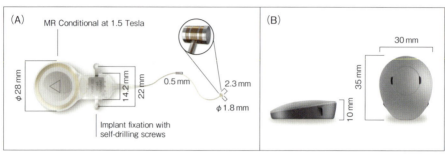

図2 VORP503(A)とSAMBA™(B)

ロセッサも，2016年からSAMBA™にバージョンアップされた．

## VSBの保険承認と適応基準

2012〜2014年に国内でVSB多施設臨床治験が行われ，両側性伝音難聴・混合性難聴25例にVSBの埋込み手術が施行された．2015年8月に薬事承認を受け，2016年9月に保険適用となった．2017年2月よりVSB機器の供給が開始され，国内で保険適用による手術が可能となった．欧米での保険承認については，ヨーロッパでは1998年に感音難聴に対して，2007年に伝音難聴・混合性難聴に対して，2009年に小児例に対してCEマークの承認が得られている[7-10]．アメリカFDAは2000年に感音難聴に対して保険承認を行い，伝音難聴・混合性難聴については現在審査中とのことである．オーストラリア，カナダではすでに保険承認となっていて，世界全体では2万人弱のVSB装用者がいるとされる．

国内でのVSBの適応は，気導-骨導差の大きな伝音難聴と混合性難聴である．具体的には，①中耳手術で良好な聴力改善が期待できない症例(たとえば両側外耳道閉鎖症)，②中耳手術後の聴力成績不良例，③耳漏や耳閉感のため気導補聴器が装用できない症例，④頭痛・圧迫感・審美性の観点から骨導補聴器が装用できない症例，⑤気導・骨導補聴器で十分な補聴が得られない症例に対してVSB手術が適応となる．VSB装用による聴取能の改善にはある程度良好な骨導聴力の残存が必要で，500 Hz，1,000 Hz，2,000 Hz，4,000 Hzの各周波数での骨導聴力閾値の上限は，それぞれ45 dB，50 dB，65 dB，65 dBとなっている(図3)．

VSB手術の施行前に補聴器の装用経験を経て，手術の有効性と安全性についての十分なインフォームドコンセント，手術後のリハビリテーションについての確実な理解がなされた後，希望に応じてVSB手術の選択がなされる．

## VSB手術と術前評価

手術は，全身麻酔下に施行される．人工内耳手術と同様に耳後部切開に続いて皮下組織・骨膜弁を作成した後，インプラントの埋込み用ベッドを

作成する．RWVでは，FMTは正円窓膜上に挿入されるが，中耳・外耳の病態により，経乳突アプローチで乳突洞削開の後に後鼓室開放を行い正円窓窩に到達する方法，あるいは経外耳道アプローチで正円窓窩を明視下におく方法のいずれかが選択される．後者の場合，FMTのリード線は外耳道後壁に作成される溝に納められる．前者の場合でも，外耳道後壁削除型（オープン法）の鼓室形成術後の症例では，手術後の外耳道側への露出を予防するために，軟骨板や骨パテなどの軟部組織でリード線を被覆する必要がある．RWVが適応にならない症例では，FMTを前庭窓に設置するOWVが選択され，また，さまざまなカプラを介して耳小骨とFMTを連結するVORPが適応となる症例もある（図4）．

VSB手術が，中耳病変のまったくない正常構造を有する側頭骨に適応となることは比較的まれである．①中耳病変に対して鼓室形成術やアブミ骨手術を受けた後も伝音あるいは混合性難聴を呈する症例，②通常の中耳手術では聴力改善が困難と予測される重篤な外耳・中耳奇形を有する（さらに内耳奇形を合併する）伝音あるいは混合性難聴の症例に適応となる．VSB手術前の側頭骨CT検査で，中耳腔の術後変化や外耳・中耳および内耳奇形の有無，奇形の重症度を慎重に確認する必要がある[8-10]．評価項目としては①ツチ骨，キヌタ骨，そしてアブミ骨の状態とそれぞれの連結状態や位置，②卵円窓および正円窓の有無や位置，③中耳腔の存在や乳突蜂巣の含気化の程度，④顔面神経の走行異常の有無，⑤外耳道の状態，⑥中頭蓋底の位置等について詳細な観察を行い，自身の手術技量も考慮に入れて，VSB手術が安全・確実に遂行できるかどうかを評価する．VSB手術の適用を決断した場合には，さらに経乳突アプローチか経外耳道アプローチかの選択，手術時の外耳道・鼓膜の処理法，そしてVSBリード線の処理法等を，手術前にあらかじめ側頭骨画像から考察する．

## VSB手術の治療成績

国内における臨床治験のデータ解析では，手術前（裸耳）と手術後20週（VSB装用下）における聴力利得は，250～8,000 Hzのすべての周波数で統

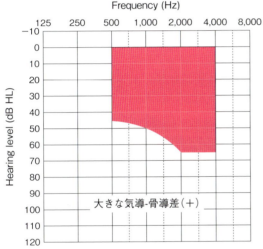

図3 VSB手術の適応となる骨導聴力（伝音・混合性難聴）

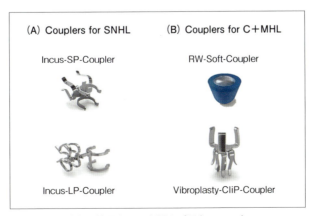

図4 VSB手術に使用される各種カプラ（couplers）

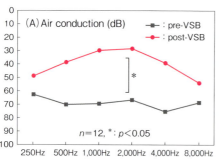 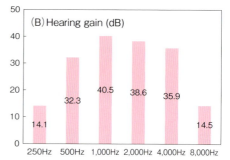

図 5 VSB 手術後 20 週の音場閾値（A）と聴力利得（B）

計学的に有意な改善が確認され，とくに 1,000〜4,000 Hz の中高音域の改善が著明で，変化量は各周波数で 35〜40 dB であった（図 5）[7]．VSB 装用下での静寂下・雑音下の音場語音明瞭度も，統計学的に有意に改善を示した．主観的には，"きこえの評価−補聴器前・補聴器後" を用いた解析で有意な改善効果が示され，Abbreviated Profile of Hearing Aid Benefit（APHAB）を用いた解析でもコミュニケーションの容易さ，騒音下での言語理解，反響音で有意な改善効果が示され，VSB の高い有効性が確認された．

臨床治験時の手術プロトコールは，正円窓への FMT 留置（RWV）で行われた．実際の手術時には，中耳内の所見により RWV あるいは OWV のいずれかが選択されることになる．VSB 装用下での言語聴取能については両者間には有意差はなく，いずれでも良好な聴力成績が報告されている．一方で，VSB 装用下での周波数別の純音聴取に関しては，RWV と OWV との間に差がみられている．両者間で，RWV では 500 Hz，逆に OWV では 4,000 Hz における聴力利得に有意差が確認されている．これら以外の周波数域では両者間に有意差は認められなかった．

## おわりに

人工中耳 VSB が適応となるのは，伝音難聴と混合性難聴である．具体的な症例としては，①中耳手術で良好な聴力改善が期待できない症例（たとえば両側外耳道閉鎖症），②中耳手術後の聴力成績不良例，③耳漏や耳閉感のため気導補聴器が装用できない症例，④頭痛・圧迫感・審美性の観点から骨導補聴器が装用できない症例，⑤気導・骨導補聴器で十分な補聴が得られない症例などである．聴力検査における気導聴力，骨導聴力，気導−骨導差の評価，年齢，性別，両側性難聴か片側性難聴か，病態や中耳腔の状態等を考慮したうえで，VSB 手術の適応を決定する．

将来的には，さらに進化した人工聴覚器の臨床導入が想定される．人工聴覚器の機能が最大限発揮できるような手術手技の習熟に努め，さらに，人工聴覚器医療の安全性と有効性を正しく評価していくことが重要である．

### 文献

1) Venail F et al. New perspectives for middle ear implants:first results in otosclerosis with mixed hearing loss. Laryngoscope 2007;117(3):552-5.
2) Hüttenbrink KB et a. TORP-vibroplasty:a new alternative for the chronically disabled middle ear. Otol Neurotol 2008;29(7):965-71.
3) Frenzel H et al. Application of the Vibrant Soundbridge to unilateral osseous atresia cases. Laryngoscope 2009;119(1):67-74.
4) Colletti V et al. Treatment of mixed hearing losses via implantation of a vibratory transducer on the round window. Int J Audiol 2006;45(10):600-8.
5) Beltrame AM et al. Coupling the Vibrant Soundbridge to cochlear round window:auditory results in patients with mixed hearing loss. Otol Neurotol 2009;30(2):194-201.
6) Cuda D et al. Piezoelectric round window osteoplasty for Vibrant Soundbridge implant. Otol Neurotol 2009;30(6):782-6.
7) 土井勝美・他．Vibrant soundbridge® 国内臨床治験の有効性と安全性の評価．日耳鼻 2015；118(12)：1449-58.
8) McKinnon BJ et al. Congenital auricular atresia:update on options for intervention and timing of repair. Otolaryngol Clin North Am 2002;35(4):877-90.
9) Yellon RF and Branstetter BF 4th. Prospective blinded study of computed tomography in congenital aural atresia. Int J Pediatr Otorhinolaryngol 2010;74(11):1286-91.
10) McKinnon BJ et al. Vibrant soundbridge in aural atresia:does severity matter? Eur Arch Otorhinolaryngol 2014;271(7):1917-21.

聴覚・耳

# 11. 骨固定型補聴器（BAHA）

**Keyword**
人工中耳
骨導
骨固定型補聴器（BAHA）

喜多村　健

◎骨固定型補聴器（BAHA）は，外部の音を取り込んで振動に変換するサウンドプロセッサ，側頭骨に埋め込まれた骨導端子，この両者を接合する接合子の3種の機器で構成される半埋め込み型の骨導補聴器の人工中耳である．骨導端子の埋込みという手術操作が必要であるが，従来の気導補聴器と比較すると，外耳・中耳の状態に関係なく装用が可能であるため，種々の疾患が適応となる．

◎装用者の聴覚機能検査では良好な成績が得られており，さらに，聴覚機能検査で検出できない良好な音質や快適な装用感を経験し，装用に伴う満足度が高い．しかし，骨導端子が体外に露出しているという構造上，接合子周囲の皮膚の発赤，湿潤，肉芽形成，肥厚ならびに皮下への埋没，また，長期的な合併症としては，骨導端子の脱落がある．これらの欠点解消を目的に，現在，新しい骨導端子が導入され，副作用の軽減がはかられている．

## ● 原理・国内外の歴史

骨固定型補聴器（Bone Anchored Hearing Aid：BAHA）は，スウェーデンのBrånemarkらが提唱した骨内に埋め込まれたチタンと生体組織がたがいに密に癒合する"Osseointegration"に基づいた半埋め込み型の補聴システムである．"Osseointegration"は，生体骨と，荷重を伴っている移植片表面間の，構造的かつ機能的な分子レベルの接続であるとされている．本機器は，外部の音を取り込んで振動に変換する"音振動変換器（サウンドプロセッサ）"，側頭骨に植え込まれて，音振動変換器からの信号を骨に伝える"骨導端子"，音振動変換器と骨に植え込んだ骨導端子を接合する"接合子"の3種の機器で構成されている（図1, 2）．1977年にスウェーデンにおいて世界で最初の骨導端子の埋め込み術が行われ，日本では2001年にはじめての埋め込み術が慢性中耳炎術後の2症例に対して施行され，2013年1月1日に保険適応となった[1,2]．アメリカにおいても1996年にメディケアによる保険償還コードが付与され，ヨーロッパでは1998年にCEマークが取得されて飛躍的に症例数が増大し，世界中で多数の症例に埋め込み術が施行されている[3]．

## ● BAHAの特徴

気導補聴器は，音響信号を電気信号に変換して増幅した後，レシーバーによって再度音響信号に

---

Ken KITAMURA
茅ヶ崎中央病院耳鼻咽喉科

---

**column　骨導端子が体外に露出した構造**

ヒトの体内に埋め込まれた機器は，いわば異物であり，その異物の一部が体外に露出した構造は，人工臓器としては異色である．スウェーデンにおいて世界で最初の骨導端子の埋め込み術は1977年に施行されたが，その臨床的有用性が認識されるまでは，比較的長い年月を要した．日本でも，世界最初の症例からじつに24年後の2001年に，著者の医師個人輸入ではじめての埋め込み術が施行された．また，保険収載は，さらに遅れてわが国最初の手術から12年後の2013年となった．

機器が皮膚を貫通している構造は，体内の異物により，通常生じる皮膚反応よりは軽度であるが，それでも，種々の皮膚反応が出現する．そのため，皮膚反応を軽減する目的で，さまざまな手術法が考案され，また，新しい機器も製品化されている．

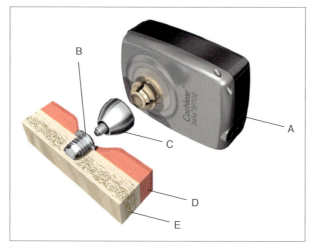

**図 1 BAHA の基本構成**
A：サウンドプロセッサ，B：骨導端子，C：接合子，D：皮膚，E：骨．

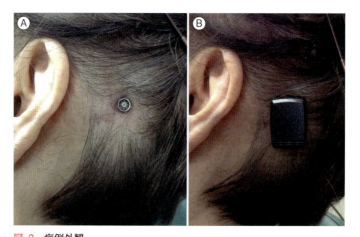

**図 2 症例外観**
A：接合子付きの骨導端子が埋め込まれた状態．
B：BAHA を装着した症例．サウンドプロセッサを耳の後ろに装着しており，頭髪でサウンドプロセッサはめだたない．

変換する．さらに，気導補聴器は外耳腔を密閉しなければならない必要があるため，装用者は程度の差はあっても耳閉感を自覚する．一方，骨導補聴器は音響信号を振動に変換するのみで，気導補聴器に比べて聞き取り音の歪みがなく，音質が明瞭となる．また，外耳道を閉鎖することがないため，補聴器装用による耳閉感はなく，外耳または中耳腔内の換気不全や自浄作用の低下はみられず，ハウリングがおこりにくいなどの利点がある．しかし，従来使用されてきた古典的な骨導補聴器は，皮膚を介した振動子の固定が，装用者に局所の疼痛，頭痛といった不快感を与えることが多い．この従来型の骨導補聴器に対して，BAHA は，皮膚を介した骨導ではなく側頭骨内に埋め込まれ，サウンドプロセッサの振動が効率よく蝸牛に伝播すると考えられる(図1)．また，サウンドプロセッサは，耳後部の毛髪のある部位に固定されるため固定が容易で，装用がわかりにくく，比較的軽量という利点がある(図2-B)．

---

※ 名称について
埋込み型骨導補聴器を総称として英語で記載するときには，BAHA(Bone Anchored Hearing Aid)と，略称はすべて大文字の頭文字である．

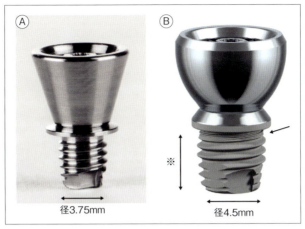

図 3 骨導端子(日本コクレア社から提供)
従来型の骨導端子(A)と新しい骨導端子(B)
以下の点で両者は異なる.
端子径:従来型(3.75 mm),新骨導端子(4.5 mm)
接合子の形状:従来型(円錐形),新骨導端子(球状)
さらに,新骨導端子の頸部の溝(→)は,従来の端子より小さく,また,新骨導端子の表面(※)は,骨との反応を促進するために粗造となっている.

## 新しい骨導端子

1977 年に Tjellström が,骨埋め込み型最初の症例を報告して以来,手術法ならびに骨導端子の埋込みに用いる手術機器に関して,種々の改善がなされてきた.しかし,埋め込まれるチタン製の骨導端子は,1979 年台後半に Brånemark が開発した端子が用いられてきた.しかし,2009 年になり,骨導端子の直径が従来は 3.75 mm であったのを 4.5 mm とし,端子の頸部の溝を,従来の端子より小さくし,骨との反応を促進するために表面を粗造にした新製品(Baha® BIA300)が開発された.さらに,皮下組織の反応を軽減するために,皮下組織と接する接合子の部位を円錐形とし,体外部の形状も球形にデザインされている(図3)[4].この新しい骨導端子と従来型の骨導端子の 5 年経過後の成績を den Besten らが 2016 年に報告している[5].その報告では,新しい骨導端子の安定性が,従来型より有意に高い結果となっている.また,皮膚反応は,新しい骨導端子が有意に少なく,しかも,5 年の経過中で,新しい骨導端子では皮膚反応の出現頻度がしだいに軽減する傾向を示した.

## 適応

BAHA 装着の適応として Tjellström は,①慢性耳疾患,②外耳道閉鎖症,③only hearing ear の伝音難聴,④外耳道炎,⑤気導補聴器による不快感を訴える症例をあげている.また,禁忌として①精神病,②未熟な人格,③薬物,アルコール中毒,④理解力がない症例,または通院が徹底できない症例をあげ,相対的な禁忌として衛生管理のできない症例をあげている[6].聴覚的適応は,骨導閾値が最大 65〜70 dB が適応となる.また,小児は 5 歳以上(FDA では 6 歳以上)が適応とされている.

さらに,片側聾あるいは片側の高度難聴症例に対しても,アメリカ FDA は 2002 年に BAHA を保険適応とした.Meniere 病,突発性難聴,聴神経腫瘍手術などにより片側の聴力を失った症例に対しては,BAHA を聾あるいは高度聴覚障害側に埋め込むことで,陰影聴取を利用した良聴耳での聞き取りが可能となり,その有用性が報告されている[7].

一方,わが国で保険適応とされた適応基準は**表1**のように定められている(2017 年 12 月の時点).

表 1 わが国の BAHA の保険適応

以下の 3 項目がすべて該当する症例が適応となる．
1. 両側外耳道閉鎖症，両側耳硬化症，両側真珠腫または両側耳小骨奇形で，既存の手術による治療および既存の骨導補聴器を使用しても改善がみられない．
2. 一側の平均骨導聴力レベルが 45 dBHL（0.5，1，2，4 kHz）以内．
3. 18 歳以上．ただし，両側外耳道閉鎖症については，保護者の同意が得られた場合，15 歳以上でも対象となる．

注釈
1）適応対象年齢は原則 18 歳以上．ただし，両側性外耳道閉鎖症のみ本人のアセント（本品の必要性およびリスク，ならびにメンテナンスの重要性を理解し同意）および保護者の同意が得られた概ね 15 歳以上の患者については，その臨床的必要性を考慮して使用を決定する．
2）聴力改善を目的に施行される治療法として，鼓室形成術，気導補聴器，従来型の骨導補聴器などについて説明し，本人が，選択すべき治療法を十分に判断する時間的余裕をおいた上で最終的な決定を行う．
3）気導補聴器が治療の選択肢となり，その使用経験がない場合は，まずその装用を薦め，フィッティングなど可能な限りの援助を行う．
4）本骨固定型補聴器使用には手術が必要であることから，本人に対して手術の危険性，合併症，後遺症の可能性を十分に説明し，了解の上で慎重に適応を決定する．
5）本人に対してメンテナンスの重要性（Baha® の接合子と皮膚の接触面の衛生状態を良好な状態に維持しなければならないこと）を十分に説明し，本人が了解し，実行できることを確認の上で最終的な決定を行う．

## 成績

BAHA の臨床成績は，わが国での多施設臨床治験のアンケート調査では，"コミュニケーションの容易さ""騒音下の語音理解""反響音""満足度""役立ち度"に関して，従来使用してきた気導補聴器や骨導補聴器よりも良好な結果を示している[8]．また，自験例の聴覚成績では，多くの症例で BAHA 装用により，平均震音聴覚閾値値が 40 dB 未満に低下し，良好な聴覚機能検査値が得られている[9]．さらに，BAHA 装用者は，聴覚機能検査で検出できない良好な音質や快適な装用感を経験しており，良好な聴覚機能のみでなく装用に伴う満足度が高くなっている．

## BAHA の合併症

BAHA 埋込みに関しての短期的な合併症に接合子局所の炎症や感染があり，長期的な合併症としては，骨導端子の脱落がある．Kiringoda らのメタアナリシスでは，接合子周囲の湿潤・肉芽形成・骨導端子除去が必要となる反応が 2.4〜38.1%，修正手術が必要となる症例が 1.7〜34.5%，インプラント脱落率は 1.6〜17.4%，と報告されている[10]．自験例 32 症例 35 耳を対象とした成績では，35 耳中 4 耳（11.4%）が脱落し，修正手術が必要となったものが 11 耳（31.4%）である．短期的な合併症の多くは局所の処置で対応可能である[11]．長期的な合併症の骨導端子脱落は画像上，埋込みの浅い部分に骨の吸収像が現れるというが，なぜ側頭骨の "Osseointegration" が起こらず骨導端子が脱落するのかは，今のところ明らかでない[12]．

### 文献

1) Tjellström A et al. Osseointegrated titanium implants in the temporal bone. A clinical study on bone-anchored hearing aids. Am J Otol 1981;2(4):304-10.
2) 戸叶尚史・他．Bone-Anchored Hearing Aid：BAHA（埋め込み型骨導補聴器）埋め込み術を施行した 2 症例．日耳鼻会報 2003；106(5)：518-21.
3) Lustig LR et al. Hearing rehabilitation using the BAHA bone-anchored hearing aid:results in 40 patients. Otol Neurotol 2001;22(3):328-34.
4) Lee JH et al. Effect of implant size and shape on implant success rates:a literature review. J Prosthet Dent 2005;94(4):377-81.
5) den Besten CA et al. Stability, survival, and tolerability of an auditory osseointegrated implant for bone conduction hearing:long-term follow-up of a randomized controlled trial. Otol Neurotol 2016;37(8):1077-83.
6) Tjellström A et al. Bone-anchored hearing aids:current status in adults and children. Otolaryngol Clin North Am 2001;34(2):337-64.
7) Bosman AJ et al. Bone-anchored hearing aids in unilateral inner ear deafness. Acta Otolaryngol 2003;123(2):258-60.
8) 岩崎 聡・他．本邦における埋め込み型骨導補聴器（Bone-anchored hearing aid：BAHA）治験―補聴器との比較について―．Audiology Japan 2010；53(3)：224-31.
9) 野口佳裕・他．埋め込み型骨導補聴器の聴覚成績と術中，術後合併症の検討．日耳鼻会報 2011；114(7)：607-14.
10) Kiringoda R and Lustig LR. A meta-analysis of the complications associated with osseointegrated hearing aids. Otol Neurotol 2013;34(5):790-4.
11) 川島慶之・他．骨固定型補聴器（Baha）埋込術の遅発性合併症に関する長期経過報告．Otol Japan 2016；26(4)：303.
12) van der Pouw CT et al. Removal of titanium implants from the temporal bone:histologic findings. Am J Otol 1998;19(1):46-51.

聴覚・耳

# 12. 内視鏡下耳科手術(TEES)

**Keyword**
経外耳道的耳科手術
TEES
内視鏡手術
Head-up Surgery
手術解剖

欠畑誠治

◎広角な視野で死角の少ない，視点の移動により対象への接近・拡大が可能な光学機器である内視鏡と高精細なビデオカメラシステムとの統合により，現在の私たちはヒトの"眼"を超える"目"を手に入れた．コントラストや明るさのみならずカラースペクトラムの調整などの画像強調により，ヒトの"眼"を越えた高解像度の映像を見ながら手術ができるようになった．さらに，術者が内視鏡をのぞき込むという"くびき"から解放されたことで"Head up Surgery"が可能となった．
◎経外耳道的耳科手術(TEES)は，内視鏡下鼻科手術(ESS)や経鼻内視鏡的頭蓋底手術，経口的ビデオラリンゴ手術(TOVS)，経口的ロボット手術(TORS)と同じパラダイムとして捉えることができる．副鼻腔・頭蓋底・咽喉頭・中耳にアクセスするために外切開を用いるのではなく，鼻腔・口腔・外耳道などの固有腔をアクセスルートとして利用する低侵襲手術としてである．本稿では，TEESにて可能になったこと，なることについて概説する．

## ● TEESで可能となったこと

### 1. Head up Surgery

これまでの顕微鏡手術では，術者はつねに接眼レンズをのぞきこみ，適切な術野を得るために患者の体位や術者の体位を変えながら手術を行う必要があった．また，助手も側視鏡をのぞきこみ，水かけなど補助的な作業を，術者が顕微鏡を移動させた位置に応じて体位を変えながら手術を行ってきた．そのため，天蓋が低い症例などでは患者の足側からのぞき込むような窮屈な姿勢で行わなければならないこともあった．

内視鏡手術の大きなメリットのひとつは，内視鏡にビデオカメラシステムを組み合わせたことにより，接眼レンズをのぞき込みながら手術を行うという"くびき"から開放されたことである．これにより，術者はつねに楽な姿勢で手術を行うことが可能となった(**図1**)．現在，接眼レンズのない顕微鏡や3D外視鏡など，のぞき込まないで見る機器の登場により，耳科手術は大きな変革の時を迎えようとしている．

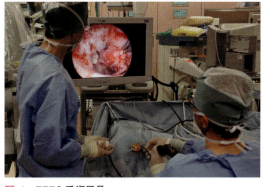

図1　TEES手術風景
"Head up Surgery"術者と助手は同一映像を共有しながら手術を行う．

### 2. あらたな解剖の"発見"

内視鏡下耳科手術(Transcanal Endoscopic Ear Surgery：TEES)では，経外耳道的に内視鏡を用いて鼓室をいろいろな方向から観察することで，これまで顕微鏡では死角となって観察が困難であった構造が拡大して観察できるようになった．このため，顕微鏡での手術解剖とは異なる，内視鏡よる中耳解剖(Endoscopic Anatomy)[1-3]への理解が進んだ．

後鼓室はsuperior retrotympanumとinferior

Seiji KAKEHATA
山形大学医学部耳鼻咽喉・頭頸部外科学講座

retrotympanum に分けられた（図2）．superior retrotympanum には ponticulus と subiculum の2つの隆起によって囲まれる鼓室洞 sinus tympani がある．sinus tympani は内側後方に広がり，錐体隆起と顔面神経垂直部の内側に入り込む．sub-pyramidal space と名づけられた pyramidal eminence の内側の窪みは，内視鏡で明瞭に観察が可能である．

inferior retrotympanum は subiculum の下方の構造である．sinus subtympanicus は subiculum と finiculus の2つの隆起に囲まれる styloid complex の内側へ入り込む洞（窪み）で，sinus tympani 同様，顕微鏡では死角になりやすい構造であるが，これまでとくに認識されることはなかった．subiculum と finiculus の2つの隆起は前方で正円窓小窩 round window niche に連なる．round window niche の anterior pillar に連なる隆起は retrotympanum の下方の境ということで finiculus と名づけられた．

後鼓室にあるこれらの隆起は，それぞれ ridge type，bridge type，absent type に分類されている．また，sinus tympani は顔面神経垂直部に対する深さによって分類がなされている．これらの分類は，真珠腫などの病変の摘出の際に臨床的に有益な情報となる．

### 3. 高画質映像の共有

顕微鏡手術では，術者が見ている映像は3Dの鮮明なものであるが，助手が側視鏡から見ている映像は術者の片側の光路から取ったものであるため，術者の見ている術野とは異なる2D画像であった．そのため術者には見えている構造物が助手には見えていないということが起こりえた．

それに対して内視鏡手術では，内視鏡に高精細なビデオカメラシステムを組み合わせたことにより，人間の"眼"を超える"目"を手に入れることができた．ヒトの網膜の解像度を超える解像度の画像で，コントラストや明るさが調節できるだけではなく，特殊光やカラースペクトラムの調整により，人間の「眼」を越えた映像を見ながら拡大視下に手術ができるようになった（図1）．また，内視鏡手術では術者をはじめ助手や看護師，麻酔科医，見学者など手術にかかわるすべてものが同一画面を共有することができる．

## TEES の目的

中耳手術において基本となるコンセプトは，重要な解剖を明視下におき安全・確実に機能的な手術を行うことであり，その目的は，①病変の完全摘出，②術後トラブルのない耳，③正常解剖の温存，そして④聴力・生理機能の改善である．この目的の達成のために，TEES では死角をコントロールすることで病変の完全摘出を可能とする．また，外耳道後壁を温存し術後トラブルを減らし，最小限の骨削開で正常解剖の温存をはかる．さらに，広範な乳突洞削開を回避することで乳突洞粘膜を温存し，換気ルートを確保することで生理機能の改善をはかる．

### 1. 死角の制御

近年，真珠腫のステージ分類が種々提唱されている．日本耳科学会からは PTAM システム[4]が，ヨーロッパ耳科学会からは STAM システム[5]が提唱されている．いずれも中耳を4つの領域でわけたもので，鼓室（T），上鼓室（A）と乳突部（M）の3領域は一致しており，さらに PTAM では前鼓室（P）を，STAM では S（difficult access sites）として耳管上陥凹（S1）と鼓室洞（S2）を独立した領域としている．ここでの前鼓室と耳管上陥凹はほぼ同じ部位をさしているので，大きな相違点は鼓室洞を独立した領域をするかどうかである．

これまで真珠腫遺残部位として耳管上陥凹（前鼓室）と鼓室洞が知られている．遺残が生じる大きな理由は，これらの部位が MES では解剖学的に死角となり，明視下での操作が困難であることがあげられる．内視鏡は広角な視野を持つため，一視野で鼓室全体を観察することができ，さらに接近し拡大することで病変の性状や進展範囲を確認できる．これまで顕微鏡では死角となりやすい後鼓室や前鼓室の構造（鼓室洞，顔面神経窩，耳管上陥凹，耳管など）を明視下におき操作することができる（図2）．

### 2. 換気ルートの確保

換気ルートの確保は，中耳生理機能の改善や真珠腫の病因を取り除くために重要である．中耳末梢への主たる換気ルートである鼓室峡部の閉塞に

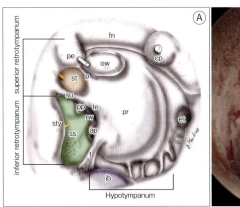
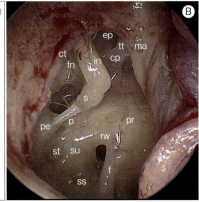

図2 後鼓室の解剖

A：耳小骨を摘出した後の鼓室のシェーマ[1]．
pr：promontory, rw：round window niche, fn：facial nerve, cp：cochleariform process, pe：pyramidal eminence, st：sinus tympani, ss：sinus subtympanicus, p：ponticulus, su：subiculum, f：finiculus, jb：jugular bulb, et：Eustachian tube, pp：posterior pillar, ap：anterior pillar, te：tegmen of round window niche, sty：styloid complex.

B：TEESによるアブミ骨手術：鼓室の全体像（右耳）（2.7 mm 0度内視鏡）[2]．
ma：malleus, in：incus, s：stapes, pr：promontory, rw：round window niche, fn：facial nerve, cp：cochleariform process, tt：tensor tympani tendon, ep：epitympanum, ct：chorda tympani, pe：pyramidal eminence, st：sinus tympani, ss：sinus subtympanicus, p：ponticulus, su：subiculum.

より，さまざまな病態を引き起こすと考えられている．鼓室峡部に加え，前鼓室を介した前方換気ルートの確保は重要な手術操作である．鼓膜張筋ヒダは上鼓室前骨板前方の耳管上陥凹内のsupratubal ridgeから鼓膜張筋腱の間にあるヒダである．真珠腫ではこのヒダにより前方換気ルートは閉塞していることが多い．可及的に広く前方ルートを確保することは，乳突洞への換気ルート回復のために重要な手術操作である（図3）．

### 3．乳突蜂巣・乳突粘膜の温存

乳突蜂巣，乳突粘膜はガス交換能やバッファー効果の点から重要である．内視鏡下に経外耳道的に最小限の骨削開を行うことで，皮質骨や乳突蜂巣，乳突粘膜を最大限に温存することが可能となり，術後の耳後部陥凹等の変形が避けられ，さらにガス交換能やバッファー効果を確保できると考えている．骨削開と洗浄・吸引が同時にできる超音波キュレットや，狭い術野での使用に適したカーブバーなどのpowered instrumentsを使用したRetrograde mastoidectomyを行うことで最小限の骨削開で病変の摘出が可能となった（図4）[6,7]．TEESでは病変の進展範囲に応じて経外耳道的に上鼓室開放・乳突洞開放を順次行うRetrograde [1] mastoidectomy on demandを基本術式とし，乳突粘膜を含む中耳腔粘膜や乳突蜂巣の可及的温存をはかる．中耳腔粘膜の可及的温存と，前後方換気ルートの確保により，生理的な中耳換気能の改善がはかれると考えている．

### ● Lateral skull baseへのアプローチ

TEESによる中耳手術に対する成功は，より深部のLateral skull baseへのアプローチ法の開発へと向かった．錐体尖部への，より低侵襲なアプローチ法としてEndoscopic transcanal infracochlear approachがある．これは，これまでの顕微鏡によるinfracochlear approachと比べ，耳後切開を要さないことや外耳道削開が限定的であること，錐体尖内部の直接的な観察が可能であることなどの利点がある．顕微鏡下では外耳道の前壁，下壁，後壁の削開に加え，鼓膜溝の削開が必要であったため，術後の鼓膜位置の問題や伝音難聴の問題があった．そのため，聴力が正常な錐体尖部のコレステリン肉芽症に対して，このアプローチ法は第一選択といってよい（図5）．

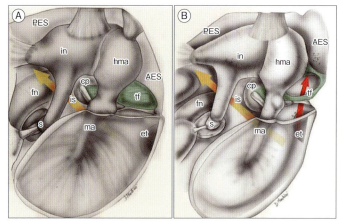

**図3 鼓室峡部の解剖**[3]
A：中鼓室から上鼓室の換気は鼓室峡部 tympanic isthmus を介する（黄矢印）．
B：鼓膜張筋ヒダ tensor tympani fold を穿破することにより前方の換気ルートを確保することができる（赤矢印）．

ma：malleus, in：incus, s：stapes, fn：facial nerve, l, cp：cochleariform process, tf：tensor tympani fold, PES：posterior epitympanic space, AES：anterior epitympanic space, et：Eustachian tube, is：tympanic isthmus.

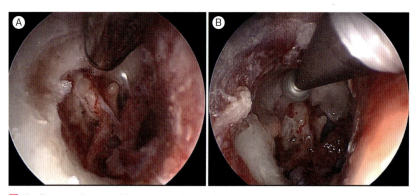

**図4 Retrograde mastoidectomy on demand**
内視鏡下に Powered instruments［A：超音波キュレット SONOPET®（Stryker），B：カーブバー Visao®（Medtronic）］を用いて，真珠腫の進展範囲に合わせて，経外耳道的に上鼓室開放（transcanal atticotomy：TCA）から乳突洞開放（transcanal atticoantrotomy：TCAA）を行い，真珠腫の全貌を明らかにする．

## ● 片手操作の克服

TEES は keyhole surgery であるため，通常，一方の手に内視鏡を持ち，利き手に手術機器を持ち操作を行う．そのため片手操作となるが，さまざまな工夫でほとんどの操作で不自由はない．MES では，利き手にドリルや剝離子などの手術機器を持ち，他方の手に吸引管を持つことが多い．吸引管は出血のコントロールやカウンタートラクションをかけることなどマルチタスクを担っている．TEES は片手操作であるため，吸引管が担っているタスクを行うことができない．

この問題の解決法として，2つの方法が考えられる．1つは片手操作で行うための方法の開発であり，あらたな手術機器の開発である．2つ目の方法は内視鏡下に両手操作を行う方法の開発である．

### 1．片手操作のための方法

綿球の効果的な使用や，把持力の強い鉗子を使うことが有効である（図6）．綿球は止血の目的だけではなく，"2番目の手" として使うことができる．綿球をフラップの下に挟んだり，剝離したい組織と正常組織の間においたりすることで，術野を確保したりカウンタートラクションをかけたり

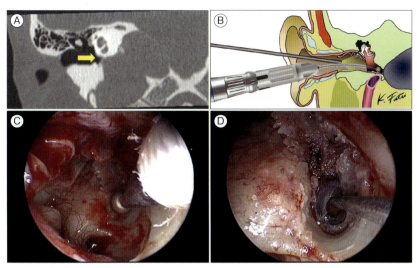

図 5 Transcanal infracochlear approach
A：蝸牛下面の骨が菲薄化しているため，容易に囊胞壁にアクセスが可能である．
B：TEES により最小限の外耳道下壁の削開でアプローチできる．
C：頸動脈，頸静脈球，蝸牛下壁で囲まれる三角地帯をカーブバーで削開．
D：囊胞壁を穿破．

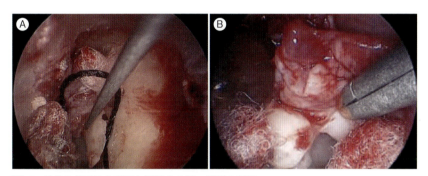

図 6 綿花の効果的な利用と把持力の強い鉗子の利用
A：硬化性病変を剝離する上下の tympanomeatal flap を綿花等にて固定することで，片手操作でも硬化性病変の剝離操作が可能である（左耳，鼓室硬化症例）．
B：真珠腫母膜より鼓膜を細身の鉗子にて剝離（右耳，真珠腫症例）．

することができる．また，手術手順の工夫も重要である．フラップをあげる前に穿孔縁の新鮮化を行ったり，弛緩部入口部であらかじめ鼓膜と真珠腫上皮を切離したり，テンションがかかるうちに（カウンタートラクションを必要としない状態で），切開や切除をするような手術操作が大事である．

また，TEES では鉗子による剝離操作が有用で，細身で把持力の強い鉗子が効果を発揮する．真珠腫であれば，母膜の付着部を軽くつまみ引っ張るように剝離する操作を繰り返すのが有効である（図6）．さらに，先端が左右にカーブした曲がりの鉗子を駆使することで，明視下に把持する様子を確認しながら安全に操作できる．

骨削開には，従来の鋭匙やノミツチに加え，削開と洗浄・吸引が同時にできる超音波キュレットや，狭い術野での使用に適したカーブバーなどの powered instruments を使用する．内視鏡につけたシースから水を出し，術野を洗浄しながら水中下に削開を行う underwater technique も有効である．

### 2．両手操作

助手がスコーパーとして内視鏡を保持することで，術者は両手操作を行うことができる．tympanometal flap 挙上後にトリミングが必要となった場合や，アブミ骨閉鎖孔に真珠腫母膜が進展しているような症例でアブミ骨を押さえながら操作をしたい場合などに有効である．ただし，外耳道内に内視鏡と2つの器械が入るため，内視鏡は外側に引いた位置での使用となる．そのため接近により死角を少なく拡大視できることや，視点を自由に変えられるといったTEESの長所のいくつかが失われる．また，外耳道が狭い症例では応用が難しい．

内視鏡ホルダーは，不意な患者の体動の際に危険であることや，一定の位置に固定した視野になってしまうことから，著者らは使用していない．

### 文献

1) Marchioni D et al. Inferior retrotympanum revisited:an endoscopic anatomic study. Laryngoscope 2010;120:1880-6.
2) 伊藤　吏, 欠畑誠治:【内視鏡でどこまでわかるか-最新のトピックス】鼓室内は何がどうみえるか？ JOHNS 2014；30：171-5.
3) Marchioni D et al. Endoscopic anatomy of the middle ear. Indian J Otolaryngol Head Neck Surg 2011;63:101-3.
4) Tono T et al. Staging and classification criteria for middle ear cholesteatoma proposed by the Japan Otological Society. Auris Nasus Larynx 2017;44(2):135-40.
5) Yung M et al. EAONO/JOS Joint Consensus Statements on the Definitions, Classification and Staging of Middle Ear Cholesteatoma. J Int Adv Otol 2017;13(1):1-8.
6) Kakehata S et al. Extension of indications for transcanal endoscopic ear surgery using an ultrasonic bone curette for cholesteatomas. Otol Neurotol 2014;35:101-7.
7) Ito T et al. Safety of ultrasonic bone curette in ear surgery by measuring skull bone vibrations. Otol Neurotol 2014;35:e135-9.

\*　　\*　　\*

聴覚・耳

# 13. 穿通枝皮弁を用いた小耳症・外耳道閉鎖術の手術

**Keyword**
小耳症
外耳道閉鎖
皮弁
再建

成島三長　古屋恵美　石浦良平

◎小耳症・外耳道閉鎖は，機能的整容的に問題となる疾患である．乳突蜂巣に孔を開けて植皮を行ったり，有茎皮弁による再建の報告がある．近年では外耳道形成後側頭筋膜で裏打ちをした後，植皮を行う報告が多い．しかし，30％以上に外耳道狭窄・鼓膜の耳小骨からの解離・難治性潰瘍が生じると報告されている．植皮の皮膚拘縮に起因すると考えられ，血流のある植皮の様に薄い皮弁で再建方法が解決法としてスーパーマイクロの技術革新によって可能となってきた．機能的整容的によい結果が得られてきており，この治療法について，皮弁の採取方法を含めて述べる．

小耳症・外耳道閉鎖は機能的整容的に問題となる疾患であり，約1万人に一人の割合で生じる．これに対して，BezoldやSiebenmannは1908年に乳突蜂巣に孔を開けて植皮を行ったと報告し，また同年Passowは有茎皮弁にての再建を報告している[1,2]．近年では外耳道形成後，側頭筋膜で裏打ちをした後植皮を行う報告が多い．しかし，これらの治療法においては30％以上に合併症が報告されている．そのうちもっとも頻度が高いのが，外耳道再狭窄，再建鼓膜の耳小骨からの解離，難治性潰瘍である．これらの合併症は植皮の術後変化である皮膚拘縮に起因すると考えられ，植皮の様に薄い血流のある皮弁で再建することができれば，合併症率を下げることが可能と考え，形成外科分野で発展してきた穿通枝皮弁を応用して治療を行ってきた．この治療法について皮弁の採取方法を含めて報告する．

## 穿通枝皮弁の選択

外耳道内に薄い皮弁を挿入する場合，表皮と真皮の厚みも考慮しなければならない．

一般的に皮膚の厚みは部位によって大きく違い，瞼の皮膚がもっとも薄く，胸背部は厚い〔眼瞼部（真皮＋表皮：$521.2±115.8\,\mu m$），胸壁（$1,438.5±319.7\,\mu m$），背部（$1,976.9±395.1\,\mu m$）〕[3]．しかし，瞼から皮膚を採取できる量は限られている．皮膚が薄く，量がある程度取れて，キズがめだちにくい場所から採取できることが理想である．そのような要件を満たすのが鼠径部の皮膚である．鼠径部は体のなかで3番目に皮膚が薄く（真皮＋表皮 $625.9±273.4\,\mu m$），また下着にキズが隠れる場所であり，形成外科医師にとっては

---

**column　耳介軟骨と肋軟骨の違い**

病理学で習ったと思うが，耳介軟骨と肋軟骨では軟骨の種類が違う．耳介軟骨は弾性軟骨であり，肋軟骨は硝子軟骨である．何が問題になるかというと耳介形成する際に，硬さの顕著な違いとして現れる．耳介軟骨は柔らかく弾力性があるため曲げられるが，肋軟骨はそこまでのしなやかさはない．このため，耳介形成時にカチッとプラスチックで作ったような耳になる．では薄くしてしなやかにすればいいじゃないかと思われるかもしれないが，薄く削って挿入すると経年的に軟骨が吸収され耳としての形態を保てなくなる．では耳介軟骨を培養して挿入すればと思われるであろう．たしかにその試みはなされているが，現時点では一時的な形態はとてもよいが，吸収され形態を保てない．今回のPSP皮弁によって耳全体は動かせるようになったが，まだ移植軟骨を曲げたり伸ばしたりするようなことはできないのが耳介再建の現状であり，限界である．今後，しなやかで長期的に形態維持できる本当の意味での耳介再建方法が模索されている．

---

Mitsunaga NARUSHIMA, Megumi FURUYA and Ryohei ISHIURA
三重大学医学部形成外科

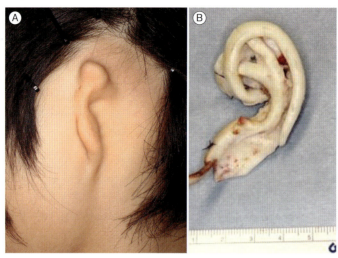

図1 左小耳症(lobule type)
A：肋軟骨移植前．
B：挿入前の肋軟骨による形成耳介フレーム．

古くから鼠径皮弁や浅腸骨回旋動脈穿通枝皮弁(superficial circumflex iliac artery perforator：SCIP flap)とよばれる皮弁を採取している部位である．その皮弁を挙上する際に栄養を送る血管が浅腸骨回旋動脈(superficial circumflex iliac artery：SCIA)および浅下腹壁動脈(superficial inferior epigastric artery：SIEA)である．これらの血管は鼠径靱帯からすぐ尾側で大腿動脈から分岐する枝である．SCIAとSIEAが合流している場合もあれば，別々の場合もありさまざまな分枝形式が報告されている．この血管を血管茎として用いることで鼠径部の皮膚を皮弁として用いることができる．しかしこの皮膚が薄い部分にも皮下脂肪は存在し，外耳道を作成しても外耳道に皮弁が充満し，詰まってしまい聴覚を得るどころではなくなってしまう．そこで皮弁を植皮のように薄くすることが必要となる．

## 皮弁を植皮のように薄くする方法：pure skin perforator(PSP) flapの作成方法

皮弁を生かすには，真皮下血管網を維持するため，いっそうの皮下脂肪層を残すことが重要とされてきた．しかし，真皮内にも血管網が存在し，これを温存することができれば皮下脂肪層は不要であり，植皮のように薄くできることが明らかとなった[4,5]．この発見とsuper-microsurgeryの技術によって皮弁を薄くすることができるようになった．具体的な方法を下記に示す．

## 皮弁挙上

SCIAまたはSIEAを同定しこれを栄養血管として皮弁を挙上している．SCIAには浅枝と深枝の2本の枝が存在し，これらは大腿動脈から分岐して数cmで2本に分かれることが多い．浅枝は鼠径靱帯に沿って外側方向へ進み，上前腸骨棘の内側を回って上方へ向かう．深さは脂肪中層である浅筋膜浅層で走行している．皮弁挙上にはこの浅枝を用いることが多い．しかし，なかには浅枝が細く使いにくいこともあるので，その場合には外側大腿皮神経に栄養を送る深枝を縫工筋の筋膜下に同定して利用する．深枝もみつからない場合にはSCIAより内側を走るSIEAを栄養血管としたflapに切り替える．これらの血管は相補的な関係にあって，どれかが細い場合には他の血管が発達している．

今回のように皮弁を非常に薄く挙上したい場合には，浅筋膜層で挙上する．挙上には電気メスを用いる．皮弁が挙上されたところで血管茎を挙上していく．浅腸骨回旋静脈はSCIAの伴走静脈とは別に存在する1〜2mmほどの太さのある皮静脈である．この皮静脈を含めて皮弁を挙上すると静脈うっ血の心配が軽減する．含められなかった

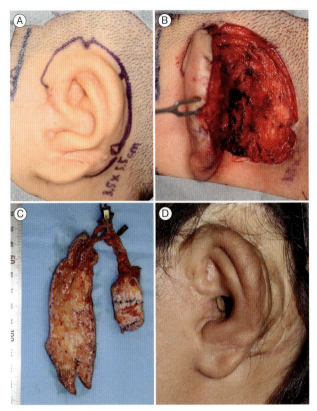

**図2 PSP皮弁移植**
A：肋軟骨移植後耳介挙上前（青線は切開ライン）．
B：耳介切開挙上外耳道を掘削したところ．
C：PSP皮弁にて作成した外耳道に挿入する筒（左）と耳後部に被覆する皮弁（右）．
D：作成3年後の耳介．

場合には伴走静脈でも問題ないが太さが0.5 mm前後になることが多く，できれば皮静脈を含めておくことをおすすめする．また血管を完全に剥離してしまうと乾燥や攣縮が起こりやすいため，わずかではあるが周囲被膜を血管側につけて挙上する．血管茎の長さを得るには，大腿動脈との分岐部まで剥離する．分岐部付近まで浅枝は浅筋膜層にあるが，最後の1～2 cmのところで深部に入り深枝と合流することが多い．深枝と浅枝を1本の血管として移植したい場合にはできるだけ大腿動脈分岐部まで剥離する．もし浅枝または深枝のみでよい場合には，少し手前で血管を切離してもよい．

## 超薄皮弁の作成

浅筋膜層で挙上すると1～2 cm幅の皮弁が挙上される．外耳道内に挿入するにはさらに薄い皮弁を挙上する必要がある．そこで全層植皮の様に薄い超薄皮弁を使用する．SCIAを最終的に真皮に入るところまで追っていく．真皮に入るところを確認し，マーキングする．この真皮に穿通する血管を pure skin perforator(PSP) とよんでいる．これは，いわゆる"perforator"とよばれる血管が筋肉および筋膜を穿通することを表して名づけられているのに対して，真皮を貫くところを血管茎の基部として名づけていることが違いである．この真皮を貫くところを確認した後，一時的に血管クリップを用いて栄養血管を本幹でクランプする．クランプ後，皮下脂肪を真皮下血管の有無にとらわれず必要な厚みで切除していく．脱脂術後クリップを開放して血流を確認する．その後外耳道内の長さや広さを確認して，外耳道内に挿入する皮弁の筒を作成し，血流確認後動静脈を切断して移植する．

## 外耳形成[4-6]

外耳の形成は，二期的手術が主流である．1回目は肋軟骨を耳介側頭部に移植埋入する(図1)．2回目の耳介を側頭部からひきおこす耳介挙上手術は，しっかりと移植した軟骨と皮膚がなじむように1回目の肋軟骨移植手術から3カ月以上あけて行う．小耳症では外耳道も欠損していることが多い．こういった場合に聴力を獲得する目的や，補聴器を取り付けられるようにする目的で外耳道鼓室形成を行う．この術式を耳介形成術の2回目の耳介挙上にあわせて行う．外耳道形成には側頭筋膜（血管付き側頭筋膜）を外耳道内に移行して，その上に植皮をする方法が一般的である．しかし，実際には行わない施設も多い．その理由は，耳介形成を行える形成外科医と鼓室形成を行える耳鼻科医がそろわないことや，さらに術後の合併症が30％以上あるといわれているためである．合併症には大きく3つあり，①外耳道狭窄，②鼓膜浅在化，③慢性的耳漏である．これはおもに植皮術の欠点に合致するものであり，この原因を解決すべく，血流のある皮弁ではあるが皮膚だけの最薄皮弁(pure skin perforator flap)を外耳道鼓室形成術の際に外耳道内の上皮として移植する方法を考案した(図2)．

## PSP皮弁移植

小耳症の手術の場合には，皮弁を二皮島として一皮弁は挙上した耳後部の被覆に用い，もう一皮弁で作成した筒を，新しく作成した外耳内に挿入し，周囲皮膚と縫合する(図2)．耳小骨としっかりと固着するように外耳道内に軟膏ガーゼを挿入し皮弁を骨に圧着させる．耳を戻した後，浅側頭動静脈を確認し，これに血管吻合を行う．皮弁がうまく生着しなかった場合に側頭筋膜弁を使用できるよう浅側頭動脈を温存する意味で，端側吻合する．もう1枚の皮弁を耳介の後ろに挿入して手術を終了する．二皮島に分ける際に1皮弁のみ確実でもう一皮弁が不安な場合には耳後部には厚めの皮弁として後日追加で二期的にPSP皮弁としてもよい．注意点としては，一部の耳介再建例において，耳後部を皮弁にて被覆したことにより植皮とは逆に継時的に皮膚が柔らかくなって尾側へ下がり，外耳道が狭小化することがあるため，介挙上時の支柱となる軟骨をしっかりと側頭部へ固定する必要がある．また移植した皮弁の質感や色は顔面に比べてやや黄褐色な印象がある．

## 考察

最近の新しい知見から超薄皮弁の挙上が可能となり，耳鼻科領域にも応用が可能となった．一般的な超薄皮弁は真皮下血管網を温存するためいっそう脂肪組織をつけた状態で皮弁を挙上しなければならないとされている．いまだPSP皮弁の血行に関しては不明なところがあるものの，この真皮下血管網は気にせず，真皮直下まで脂肪組織をすべて取り除くことができるため，植皮のように薄い皮弁が挙上できる[4,5]．口腔内や鼻腔再建などへの応用も期待され，植皮のように薄い皮弁を利用すれば，骨などの血流の乏しい部分にもそのまま被覆可能である．

この皮弁を挙上するには，形成外科のなかでもsuper-microsurgeryの技術を習得する必要がある．今後の課題もまだあるが，柔らかく動かせる耳で，聞こえも再建できるこの方法は，新しい耳介外耳道形成術式として今後発展するであろう．

### 文献

1) Bezold F and Siebenmann F. Textbook of Otology for Physicians and Students. Colegrove;1908. p.99-102.
2) El-Hoshy Z et al. Congenital aural atresia:Transmastoid approach;an old technique with good results. Int J Pediatr Otorhinolaryngol 2008;72(7):1047-52.
3) Lee Y and Hwang K. Skin thickness of Korean adults. Surg Radiol Anat 2002;24(3-4):183-9.
4) 成島三長・他．IVaS法(intravascular stenting method)を用いたsupermicrosurgery(特集 マイクロサージャリー技術の進歩とその応用)．整形・災害外科 2012；55(4)：343-50.
5) Narushima M et al. Pure skin perforator flap for microtia and congenital aural atresia using supermicrosurgical techniques. J Plast Reconstr Aesthet Surg 2011;64(12):1580-4.
6) Narushima M et al. Supermicrosurgical reconstruction for congenital aural atresia using a pure skin perforator flap: concept and long-term results. Plastic Reconstr Surg 2013; 131(6):1359-66.

聴覚・耳

# 14. 中耳粘膜の再生医療

**Keyword**
中耳粘膜
再生医療
真珠腫
癒着性中耳炎
細胞シート

山本和央　小島博己

◎中耳疾患の代表である癒着性中耳炎や真珠腫性中耳炎に対する治療は鼓室形成術であり，手術が成功するにあたっては術後の中耳粘膜の再生が不可欠な因子である．術後の粘膜再生が良好であれば良好な術後経過を期待できるが，障害された中耳粘膜を再生させる方法は確立されていない．著者らは術後の中耳粘膜の再生を目的として，自己の培養細胞シート移植を用いた新規治療を開発し，ヒト臨床応用に成功している．先行臨床研究として，真珠腫性中耳炎患者4例と癒着性中耳炎患者1人に対して細胞シート移植を施行したところ経過は良好であり，現在は新規臨床研究として多施設共同研究を実施しており，将来的な治験に向けた準備を進めている．

　中耳は，その内腔が骨膜を兼ねた中耳粘膜で覆われており，粘膜のガス換気能を有し良好な含気が保たれた状態で，それにより音を効率よく内耳に伝達する構造になっている（図1-A）．中耳においては粘膜の機能が重要な役割を担っているが，障害された中耳粘膜を再生させる方法はいまだ確立されていない．進歩の著しい再生医療は近年多くの注目を集め，さまざまな分野で研究が行われている．耳鼻咽喉科領域においても障害され失われた機能を回復させるために再生医療を応用し，多くの基礎研究での成果をさまざまなヒト臨床に実現化させていくことはわれわれ耳鼻咽喉科医としての責務でもある．中耳粘膜の再生を目的とした細胞シート工学を用いた新規治療において近年ヒト臨床実現化に成功しており，その治療法について概説する．

## ● 癒着性中耳炎と真珠腫性中耳炎

　難聴をきたす代表的な中耳疾患に，癒着性中耳炎と真珠腫性中耳炎がある．癒着性中耳炎とは，本来の正常な鼓膜の位置を保持できず，中耳腔内の骨壁に鼓膜が癒着し，中耳腔の含気が失われた疾患である（図1-B）．癒着した鼓膜は，振動が妨げられるため音の伝導が低下し難聴を呈し，また感染をしやすい状態となり耳漏を繰り返し，進行すると真珠腫性中耳炎にもなりうる．真珠腫性中耳炎とは，外耳道皮膚から連続した角化重層扁平上皮が中耳内に侵入し，内部に角化物や落屑物を含み周囲の骨組織を破壊することで種々の合併症をきたす（図1-C）．耳小骨の破壊により聴力低下をきたし，炎症や骨破壊が内耳にまで波及すると不可逆的な内耳性の難聴に至る．また，中耳のその解剖学的特徴から，他にめまいや顔面神経麻痺，髄膜炎や脳膿瘍等の頭蓋内合併症など，種々の重篤な合併症を引き起こす．

## ● 現行治療の限界

　癒着性中耳炎や真珠腫性中耳炎に対しての根本治療は鼓室形成術といわれる中耳手術であり，その目的のひとつは聴力の改善であるが，そのためには中耳腔に含気が存在し，鼓膜の振動がロスなく耳小骨を経由して内耳まで伝わることが必要である．術後に理想的な中耳腔を形成するためには，中耳粘膜の再生，それによる生理的なガス換気能の回復と鼓膜の癒着防止がなされることが重要である．しかし，癒着性中耳炎や真珠腫性中耳炎においては中耳粘膜機能が元来障害されているため術後の中耳粘膜上皮の再生は遅延し，有効な含気腔を作ることが困難なことが多い．とくに鼓

---
Kazuhisa YAMAMOTO and Hiromi KOJIMA
東京慈恵会医科大学耳鼻咽喉科学教室

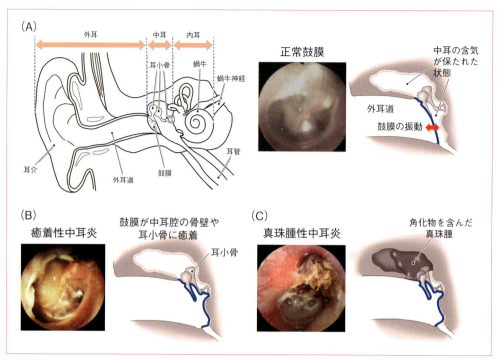

図1 耳の断面図と正常および癒着性中耳炎，真珠腫性中耳炎の鼓膜写真と模式図（右耳）
A：正常な中耳腔は含気が保たれ，鼓膜はよく振動し音を伝導する．
B：癒着性中耳炎は中耳腔の骨壁や耳小骨に鼓膜が癒着し中耳腔の含気は失われ，鼓膜の振動が妨げられる．
C：真珠腫性中耳炎は角化重層扁平上皮が中耳内に侵入し，周囲の骨を破壊し種々の合併症をきたす．

膜が陥凹し中耳腔の内側壁と癒着した癒着性中耳炎症例では，手術時に病変を剝離除去した際に中耳の骨面が露出してしまうため，中耳粘膜の温存が困難となる．このため癒着性中耳炎は他の中耳疾患と比較して術後の聴力改善が非常に悪い．

一方，真珠腫性中耳炎に対する術式には，外耳道後壁を保存する外耳道後壁保存型鼓室形成術と後壁を削除する外耳道後壁削除型鼓室形成術があり，外耳道の生理的形態を維持するという点で外耳道後壁保存型鼓室形成術が優れているが，この術式の欠点は術後再発が多いことである．術中の病変の取り残しによる遺残性再発については近年では内視鏡の併用などにより予防できつつあるが，術後の再癒着や再陥凹から引き起こされる再形成性再発を確実に抑えることは困難である．一方，外耳道後壁削除型鼓室形成術では再形成性再発は予防できるが，外耳道の生理的な形態は損なわれ，術後のcavity problemといわれる術後乳突腔障害などを生じる可能性がある．理想的な術式は，外耳道後壁保存型鼓室形成術により外耳道後壁を保存し，かつ術後の含気化が良好な中耳腔を形成することであるが，決め手となる手術法はいまだ存在せず，従来の鼓室形成術を行うだけでは限界があり，これまで以上の治療成績は望めないのが現状である．

このような経緯から，術後に障害された中耳粘膜を早期に再生させることが可能になれば，癒着性中耳炎では鼓膜の再癒着を防止することができ，また真珠腫性中耳炎においては外耳道後壁を保存したうえで再形成性再発を予防することが可能になり，これまで困難であった再発の防止が格段に期待できると考えられている．これまでもいかにして中耳粘膜を早期に再生させるかが大きな課題とされているが，いまだ確立された治療法はない．

## 癒着性中耳炎，真珠腫性中耳炎に対する再生医療的アプローチ

著者らは以前より中耳の粘膜再生の研究を行っており[1,2]，近年ではヒトでの臨床実現化を見据

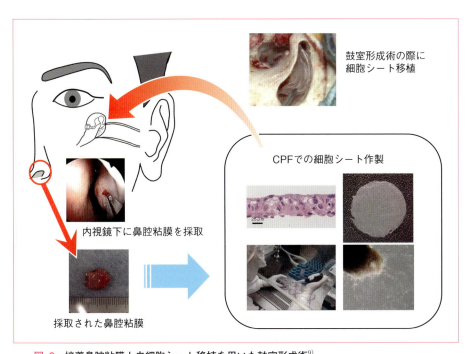

**図 2　培養鼻腔粘膜上皮細胞シート移植を用いた鼓室形成術[9]**
外来にて内視鏡下に鼻粘膜組織を採取後，CPF において温度応答性培養皿で自己の培養上皮細胞シートを作製し，鼓室形成術の際に粘膜が欠損した中耳腔へ移植する．

え，細胞シート工学に基づいた温度応答性培養皿[3]による体性幹細胞を用いた中耳粘膜の再生の研究に着手し進めてきた[4]．細胞シート工学を用いた再生医療は，角膜，食道などではすでにヒト臨床応用に成功しており，良好な治療効果が得られている[5,6]．細胞シート作製の細胞ソースとして，外来にて低侵襲で採取可能であり，中耳粘膜に解剖学的にも連続性があり組織学的にも近似した鼻腔粘膜に着目し，術後中耳粘膜の再生を目的として鼻腔粘膜を用いて温度応答性培養皿で自己の培養上皮細胞シートを作製し，術後の中耳腔へ移植するあらたな治療法を開発した．前臨床試験の良好な成果を踏まえ[7,8]，著者らはこの新規治療のヒト臨床応用のために，2006 年より施行されていた「ヒト幹細胞を用いる臨床研究に関する指針」に則り，厚生労働省の承認後，培養細胞をヒトの中耳へ移植する初の再生医療(First-in-human study)として，2014 年よりヒト幹細胞臨床研究を開始した[9]．

## ヒト臨床研究の実際

外来にて内視鏡下に約 10×10 mm 大のヒト鼻粘膜組織を採取し，自己血清含有 keratinocyte culture medium(KCM)培地を用いて，東京慈恵会医科大学の細胞加工施設(cell processing facility：CPF)での無菌操作によりヒト鼻腔粘膜上皮細胞シートの作製を行う．採取した鼻腔粘膜上皮を用いて explant culture 法により上皮細胞を培養後，増殖した上皮細胞を温度応答性培養皿で継代培養し細胞シートを作製する．移植日までに各種品質検査結果を確認し，基準を満たした細胞シートを，鼓室形成術の際に粘膜が欠損し露出した骨面上に移植する(図 2)．真珠腫性中耳炎の患者 4 例，癒着性中耳炎の患者 1 例に対して自己鼻腔粘膜上皮細胞シート移植を併用した鼓室形成術を施行し，いずれも安全に移植することに成功した．最長観察期間は 4 年経過しているが，移植後の経過は良好で細胞シート移植による有害事象や副作用も認められていない[9]．

## 今後の展開

前述の先行臨床研究の実施により，中耳手術におけるあらたな治療法の可能性が示唆された．現在は，「再生医療等の安全性の確保等に関する法律（再生医療新法）」に基づき承認取得後，将来的な治験に向けた新規臨床研究を開始しており，すでに新規の臨床研究で4例の細胞シート移植を実施した．また，先行臨床研究5例は東京慈恵会医科大学の単施設での臨床研究であったが，現在の新規臨床研究においては聖マリアンナ医科大学耳鼻咽喉科との多施設共同臨床研究も開始している．聖マリアンナ医科大学で癒着性中耳炎あるいは真珠腫性中耳炎の患者の鼻腔粘膜を採取し，東京慈恵会医科大学CPFへ輸送し細胞シートを作製する．CPFで作製した細胞シートを聖マリアンナ医科大学へ輸送し，鼓室形成術の際に細胞シートを移植するという臨床研究である．今後，多施設共同臨床研究での細胞シート移植を実施することで，どの施設でも同等な安全性・有効性が得られることが確認されれば，この細胞シートを用いた新規治療の展開普及が期待できる．

現在，独立行政法人医薬品医療機器総合機構（PMDA）とのレギュラトリーサイエンス戦略相談も行っており，将来的には治験を経て鼻腔粘膜上皮細胞シートの製品化をめざし，難治性中耳疾患の再発，遷延化に苦しむ患者に対するあらたな治療法となりうることを期待したい．

### 文献

1) Wada K et al. In vitro reconstruction of a three-dimensional middle ear mucosal organ and its in vivo transplantation. Acta Otolaryngol 2006;126(8):801-10.
2) Yaguchi Y et al. Middle ear mucosa regeneration by grafting of artificial mucosa. Acta Otolaryngol 2007;127(10):1038-44.
3) Yamato M et al. Thermo-responsive culture dishes allow the intact harvest of multilayered keratinocyte sheets without dispase by reducing temperature. Tissue Eng 2001;7(4):473-80.
4) Yaguchi Y et al. Middle ear mucosal regeneration with three-dimensionally tissue-engineered autologous middle ear cell sheets in rabbit model. J Tissue Eng Regen Med 2016;10(3):E188-94.
5) Nishida K et al. Corneal reconstruction with tissue-engineered cell sheets composed of autologous oral mucosal epithelium. N Eng J Med 2004;351(12):1187-96.
6) Ohki T et al. Prevention of esophageal stricture after endoscopic submucosal dissection using tissue-engineered cell sheets. Gastroenterology 2012;143(3):582-8.
7) Yamamoto K et al. The effect of transplantation of nasal mucosal epithelial cell sheets after middle ear surgery in a rabbit model. Biomaterials 2015;42:87-93.
8) Hama T et al. Autologous human nasal epithelial cell sheet using temperature-responsive culture insert for transplantation after middle ear surgery. J Tissue Eng Regen Med 2017;11(4):1089-96.
9) Yamamoto K et al. Middle ear mucosal regeneration by tissue-engineered cell sheet transplantation. NPJ Regen Med 2017;2:6.

\* \* \*

# 15. 耳鳴に対する新規治療：耳鳴の音響療法

新田清一

**Keyword**
耳鳴
補聴器
音響療法
カウンセリング

◎耳鳴を消失させる治療は確立されておらず，日常臨床で行われている治療は耳鳴による心理的苦痛や生活障害を軽減させることが目的となっている．近年注目されている治療は，音響療法と耳鳴の説明（カウンセリング）を組み合わせた治療である．まず耳鳴による心理的苦痛・生活障害を把握する必要があるが，そのために「耳鳴があることで一番困ることとは何ですか？」という問診を行うとよい．耳鳴患者の心理的苦痛・生活障害の内容に応じて，耳鳴の説明（カウンセリング）の内容と音響療法の方法（補聴器，人工内耳，家庭でできる音響療法）を選択する．患者が耳鳴の説明を正しく理解することは，治療において必要不可欠である．
◎難聴のある耳鳴患者に対しては，補聴器による音響療法の効果は高く，8～9割程度の患者において自覚的大きさや苦痛が改善する．ただし効果を上げるためには，患者が補聴器を常用することと補聴器の適切な調整（聴力レベルに応じた十分な利得など）が必要である．

耳鳴とは"外部の音がないのに音の知覚を生じる現象"であり，そのほとんどが患者自身のみ症状を自覚する自覚的耳鳴である．現状では自覚的耳鳴を消失させる治療は確立されていない．日常診療においては，耳鳴によりなんらかの心理的苦痛や生活障害を伴った場合に医療機関を受診することがほとんどのため，耳鳴による心理的苦痛や生活障害を軽減させる治療がメインとなっている．近年，その治療として注目されているのが音響療法である．著者らは，音響療法とカウンセリング（患者への説明）を組み合わせて治療を施行して効果を上げている[1,2]．本稿では著者らが行っている治療の実際について概説する．

## ● 耳鳴による心理的苦痛・生活障害とその評価

現在行われている耳鳴治療は，耳鳴による心理的苦痛・生活障害を改善させる目的のため，まず耳鳴患者の心理的苦痛・生活障害の内容を評価する．その内容を直接的かつ効率的に評価するためには，「耳鳴があることで一番困っていることは何ですか？」という問診を行うとよい．患者が最初に訴えた答えが，患者にとってもっとも重要な問題（障害）ということになる．また，患者はこれに答えることによって気づいていなかった自分の障害についても自覚することができ，医療者は耳鳴による障害（治療の対象）を直接明らかにすることができる．

その内容は多少の表現の違いがあるものの，"病気の心配""いらいら・怒り""不安""抑うつ""集中力低下""睡眠障害""社会活動不可""難聴（聞き取りづらさ）"に集約される[3]（図1）．

上記の方法によって耳鳴患者の障害を明らかにした後に，その障害を改善させる治療を行っていく．ほとんどの耳鳴患者は，"治療の対象は耳鳴による障害であること"や"治療目的は耳鳴による障害を改善させること"を初診時には理解していないので，まずはそれを理解してもらう．

## ● 耳鳴の説明（カウンセリング）

すべての耳鳴患者に対してかならず行う．説明の内容は，①器質的疾患の有無，②耳鳴発生のメカニズムと音響療法の意義，③耳鳴悪化のメカニズム，④治療とその意味，⑤経過・予後である．以下に具体的な内容を紹介する．患者に理解を深

Seiichi SHINDEN
済生会宇都宮病院耳鼻咽喉科

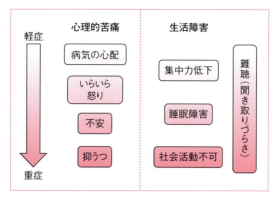

図1　耳鳴による心理的苦痛・生活障害

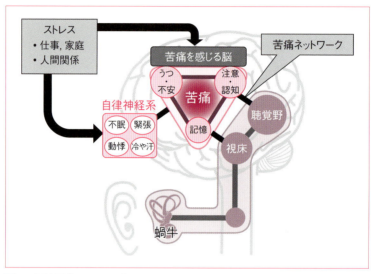

図2　耳鳴悪化のメカニズム

めてもらうためには，わかりにくい学術的な表現はなるべく使わないで説明するように心がける．

### 1. 器質的疾患の有無

純音聴力検査，MRIなどの検査を施行し，中枢疾患などの器質的疾患の有無を確認する．患者はとくに脳腫瘍，脳出血，脳梗塞などの脳の疾患を心配していることが多い．それがないことを説明して病気の心配を解消させて，不安を軽減させる．

### 2. 耳鳴発生のメカニズムと音響療法の意義

難聴と耳鳴の関係について説明する．ポイントは，難聴(多くは蝸牛障害)による末梢の入力低下→中枢の活性上昇→中枢で耳鳴の発生，である．実際の説明の例を以下に紹介する．

・難聴(蝸牛障害)が生じると末梢からの入力が低下して，それに応じた聴覚中枢の可塑性(活性上昇)が起こり，もともと気づかない程度だった小さな耳鳴が強くなり，耳鳴を自覚するようになる．

・難聴のある周波数(末梢の入力低下がある周波数)において不足している音を脳に届けることで，中枢の活性上昇が改善する，つまり耳鳴が改善する可能性がある．それを行うのにもっとも適しているツールは補聴器であり，補聴器は耳鳴とともに難聴による不自由も改善させる．

・また，音の豊富な環境にすることで，耳鳴そのものが相対的に小さく感じるようになる．その意味で，家庭でできる音響療法も効果がある．

### 3. 耳鳴悪化のメカニズム

耳鳴が発生しただけでは耳鳴による障害(心理的苦痛・生活障害)は生じない．中枢で発生した耳鳴と，"苦痛を感じる脳"や自律神経の間にネットワークが生じると耳鳴が悪化して，心理的苦痛・生活障害が生じる．このように耳鳴の発生と悪化を分けて説明する．イラスト(図2)などを用いると患者は理解しやすい．

### 4. 治療とその意味

上記2, 3の中枢の活性上昇を軽減させることが治療となる．まずは"耳鳴を正しく理解すること"で，不安などの苦痛を感じる脳の働きが改善する．聴覚路において，末梢の入力低下→中枢の活性上昇→耳鳴の発生となっているので，末梢の入力低下を改善させるために音響療法を行う．難聴がある場合は補聴器を，なければ家庭でできる音響療法を施行する．うつ病が疑われる場合には精神神経科医による専門的な評価・治療を勧める．

### 5. 経過・予後

説明を正しく理解すれば，徐々に耳鳴は軽快して，半年～1年ぐらいで気にならなくなる(消失するわけではないが)．ただし，抑うつや強い不安がある場合と，耳鳴の消失にこだわる場合は軽快しない．日常のストレスで耳鳴が強くなったりすることがあるが，それは一時的なことが多いので問題ない．

以上の1～5の説明を簡潔に行えば，5分以内で終了する．詳細に説明しても，慣れてくれば10～15分で説明することができる．

## ● 音響療法

### 1. 適応

音響療法には，治療器を用いて行う方法と特別な治療器を用いない方法(家庭でできる音響療法)がある．治療器には補聴器，人工内耳がある．どの患者にどの方法を用いるかについては，患者の聴力レベルと難聴による不自由，そして患者の希望を合わせて検討する．

純音聴力検査にて補聴器が対応できる周波数(250～6,000 Hz)に軽度以上(25 dBHL 以上)の難聴があり，かつ難聴による不自由を自覚している場合は，補聴器による音響療法のよい適応である．音響療法においては補聴器がもっとも治療効果が高いため[1,2]，まずは患者に補聴器をすすめる．とくに「耳鳴りのせいで聞きづらくて困っている」と訴える症例，つまり耳鳴による障害が難聴(聞き取りづらさ)の場合は補聴器のきわめてよい適応となる．重度難聴の場合でもまず補聴器を試してみるが，効果不十分の場合は人工内耳による音響療法も治療の選択肢となる．

純音聴力検査にて難聴はあるが，難聴による不自由がない，あるいは難聴を自覚しない症例に対しても補聴器による音響療法の効果は見込めるが，補聴器使用に抵抗を示す症例が少なくない．そこで，まず家庭でできる音響療法を指導する．効果が不十分でさらに治療を希望する場合は，補聴器による音響療法を提示して，患者の希望に応じて施行する．純音聴力検査にて，聴力正常(全周波数が 25 dBHL 未満)あるいは補聴器で対応が難しい周波数領域にのみ難聴がある症例(8 kHz のみ難聴の例など)は，家庭でできる音響療法を指導する．

### 2. 音響療法の実際

#### ① 家庭でできる音響療法の指導

"耳鳴がきわだつような静かな環境を避け，なるべく音の豊富な環境を作る"ことが基本のコンセプトである．静かな環境で耳鳴が気になる時にはかならず音を使用するように指導する．使用するツールはテレビ，ラジオ，音楽，FMラジオの雑音(ホワイトノイズ)や自然音が収録されているようなCDなど，患者が好むものでよい．音量は耳鳴が少し聞こえる程度の小さな音を指示する．

#### ② 補聴器による音響療法

補聴器のフィッティングについては，基本的に難聴患者に対して行う方法[4,5]と同じでよい．当科のフィッティング方法を紹介する．初期調整期間は3カ月間，その間なるべく頻回(最初の1カ月は週1回)に調整を行う．利得はハーフゲイン程度を目標に，最初はその70％程度から開始して，徐々に利得を上げていく．利得が不十分だと効果は上がらないため，基本的には利得を下げない．補聴器の装用は装用開始時から常用(起床時から就寝時まで)を基本とする．適宜，補聴器適合検査(ファンクショナルゲインと語音明瞭度曲線の測

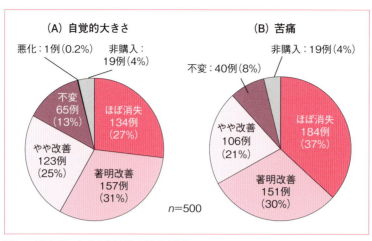

図3 補聴器による音響療法の治療効果

定)を施行して，補聴器調整が適正となっていることをかならず確認する．

### ③ 人工内耳による音響療法

補聴器による音響療法と考え方は同じである．通常のことばの聞き取りを目的としたマッピングでよい．耳鳴に対しての特別なプログラムを作成する必要はない．十分な装用閾値(30 dBHL以下)にすることが重要である．

## ● 耳鳴による障害に応じた治療

耳鳴による障害の内容に応じて，治療方法を選択する．

耳鳴による障害が"難聴(聞き取りづらさ)"の場合，耳鳴の説明(カウンセリング)の1～5を行った後に補聴器による音響療法を勧め，患者が希望すれば施行する．

障害が"病気の心配"の場合，耳鳴の説明1，2，5を行うことで経過観察となることが多い．

障害が"いらいら，怒り"や"軽度の不安"の場合，耳鳴の説明1～5を行い，やはり経過観察となることも多いが，さらに治療を希望する場合は音響療法を提示して，患者の希望があれば施行する．

障害が"集中力低下"や"不眠"(とくに入眠障害)の場合は，耳鳴の説明1～5を行った後に，家庭でできる音響療法を集中力が低下する場面や入眠時に行うように指導する．

障害が"うつ"や"強い不安"の場合は，耳鳴の説明1～5の施行後に，かならず精神神経科あるいは心療内科を紹介して抑うつや不安障害の治療を行う．患者がさらに治療を希望するようであれば音響療法を提示する．難聴があれば補聴器による音響療法を提示して希望があれば施行し，難聴がなければ家庭でできる音響療法を指導する．

## ● 補聴器による音響療法＋カウンセリングの治療効果

難聴のある耳鳴患者に対しては，補聴器による音響療法の効果は高い．当科にて補聴器による音響療法＋カウンセリングを施行した耳鳴患者500例の治療成績を示す(図3)．装用開始3カ月間は補聴器を貸出として，3カ月後に患者自身が購入判断を行った．治療効果は耳鳴の自覚的大きさ・苦痛の自覚的改善度〔5段階評価(悪化/不変/やや改善/著明改善/ほぼ消失)〕を用いて，3カ月後に評価した．481例(96％)が補聴器を購入した．治療3カ月後に"やや改善"以上の改善を自覚した症例の割合は，自覚的大きさで83％，苦痛で88％と8～9割程度が改善していた．これを"著明改善"以上に絞ると，自覚的大きさ58％，苦痛67％と約2/3程度の症例が著明に改善していた．悪化した例は1例のみであった．このように，補聴器による音響療法＋カウンセリングの治療効果は，過去の他の方法の治療効果と比較して明らかに高く，今後の耳鳴治療のスタンダードとなりうる．

### 文献

1) 小川 郁. 第6章 聴覚異常症の中枢性制御. Ⅳ. 音響療法. 聴覚異常感の病態とその中枢性制御. SPIO出版；2013. p.169-89.
2) 新田清一・他. 難聴のある耳鳴患者に対する補聴器を用いた音響療法. Audiology Japan 2009；52：247-8.
3) 新田清一・他. 耳鳴患者の心理状態・生活状況に関する検討. Audiology Japan 2005；48：617-22.
4) 新田清一. 補聴器フィッティングのABC. 最新の補聴器診療―補聴器による聴覚リハビリテーション. 耳喉頭頸 2015；87(4)：302-9.
5) 新田清一・他. 第5章 調整とその評価. ゼロから始める補聴器診療. 中外医学社；2016. p.57-152.

\* \* \*

めまい

# 16. 前庭誘発筋電位による めまい疾患診断の進歩

室伏利久

**Keyword**
前庭誘発筋電位（VEMP）
卵形嚢
球形嚢
前庭神経炎
耳石器性めまい
メニエール病
前庭性片頭痛

◎前庭誘発筋電位（VEMP）は，音刺激や電気刺激を用いて行う耳石器機能検査である．VEMPには，胸鎖乳突筋の筋電位を記録するcVEMPと外眼筋の筋電位を記録するoVEMPがある．前者は球形嚢の機能検査であり，後者は卵形嚢の機能検査である．cVEMPは，球形嚢の求心線維である下前庭神経の機能検査でもあり，oVEMPは，卵形嚢の求心線維である上前庭神経の機能検査でもある．このような特徴から，VEMPを用いてめまい疾患のさまざまな新規分類が可能になった．ひとつには，半規管障害を反映した回転感の強い半規管性めまいと，身体の上下動・前後動や傾斜感を示す耳石器障害によるめまい，すなわち耳石器性めまいの分離が可能となった．また，外側半規管-上前庭神経障害を伴わない前庭神経炎である下前庭神経炎の診断が可能となり，前庭神経炎は全前庭神経炎，上前庭神経炎，下前庭神経炎に分類された．このほか，内リンパ水腫の有無による分類にも用いることができる．これらの新規分類の発展がめまい疾患の理解を深め，より適切な診療につながることが期待される．

前庭誘発筋電位（vestibular evoked myogenic potential：VEMP）検査は，気導音刺激や骨導音刺激，あるいは電気刺激を用いて誘発される筋電位を平均加算し記録する臨床検査で，前庭迷路のなかの耳石器の機能検査である．1992年以来行われている胸鎖乳突筋の筋電位を記録するものは，cervical VEMP（cVEMP）とよばれ，耳石器のなかでも主として球形嚢の機能を反映し，一方，2005年ころから行われるようになった外眼筋の筋電位を記録するものはocular VEMP（oVEMP）とよばれ，主として卵形嚢の機能を反映する（図1）[1-3]．紙幅の関係で，本稿ではVEMPの基礎となる生理学的知見や測定法・判定法の詳細については触れる余裕がないので，これらについては総説や成書を適宜参照していただきたい[3-6]．

本稿では，臨床での利用可能な耳石器機能検査であるVEMPの出現によって可能となった，新しいめまい疾患の分類や疾患概念について解説する．

Toshihisa MUROFUSHI
帝京大学医学部附属溝口病院耳鼻咽喉科

## VEMPによる新規分類：総論

前庭迷路は，2つの耳石器（球形嚢，卵形嚢）と3つの半規管（外側半規管，前半規管，後半規管）からなる．前者は直線加速度のセンサーであり，後者は角加速度のセンサーである．これらの前庭迷路で得られた情報は，前庭神経によって中枢神経系に送られる．前庭神経は上前庭神経と下前庭神経からなる．前庭迷路のうち前半規管，外側半規管，卵形嚢と球形嚢の一部の求心線維は上前庭神経であり，後半規管と球形嚢の大半の部分の求心線維が下前庭神経である（図2）[7]．VEMPは全体としてみると耳石器機能検査であり，cVEMPは球形嚢機能検査，oVEMPは卵形嚢機能検査であるが，求心線維である前庭神経レベルでみるとcVEMPは下前庭神経の，oVEMPは上前庭神経の機能検査と位置づけることができる．したがって，cVEMPに異常がある場合には，末梢前庭系に関していえば，球形嚢-下前庭神経系に，oVEMPに異常がある場合には，卵形嚢-上前庭神経系にその病巣を求めることができる．

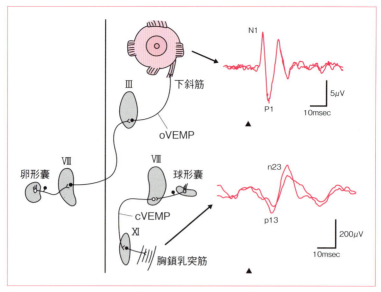

図1 cVEMPとoVEMPの神経経路と正常波形（文献[4]を改変）

## ● VEMPによる新規分類：各論

　上述のVEMPの特性から可能となっためまいの新規分類に関する臨床応用について，具体的に解説したい．

### 1．耳石器性めまいと半規管性めまい

　自己の身体の実際には生じていない運動感を感じる症状は，めまい（vertigo）とよばれる[8]．角加速度や直線加速度のセンサーである前庭迷路とその求心線維である前庭神経の誤作動は，めまいの原因となる．この場合，半規管障害に際しては回転感の強いめまいが，耳石器障害の場合には，上下動・前後動・傾斜感などの運動感を感じるめまいが生じるものと想定される．前者を半規管性めまい，後者を耳石器性めまいと分類できる[9]．半規管性めまいの原因となる半規管障害については，温度刺激検査やhead impulse test（HIT）によって評価し得る．HITについては本書の項目17で紹介されているので参照されたい．

　耳石器性めまいは，メニエール病や前庭性片頭痛のめまい発作としても生じうるが，既知の疾患として診断されない特発性の症例も少なくない[3,10,11]．特発性耳石器性めまいの場合には，cVEMP and/or oVEMPに異常を認める一方，半規管系の検査である温度刺激検査やHITには異

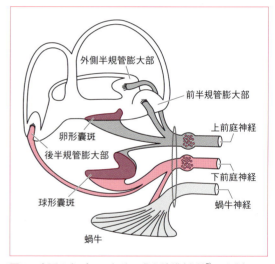

図2 内耳の各パーツとその求心線維（文献[7]を改変）

常を認めない（図3）．著者は，耳石器性のめまいを，運動感のうち優位な運動方向によって，側方への傾斜感（type 1），前後方向への移動感（type 2），上下動（type 3）の3タイプに分類している．VEMPの成績は，type 1ではoVEMP異常が主体であり，type 3ではcVEMP異常が主体である．Type 1は卵形嚢障害が，type 3は球形嚢障害が主体で，type 2は卵形嚢障害と球形嚢障害の混合型ではないかと考えられる．

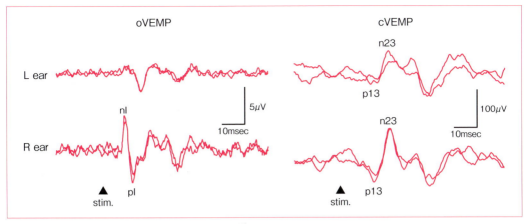

図3 特発性耳石器性めまい(type 1)症例のVEMP[10]
　この症例の主訴は側方への身体の傾斜感であった．左耳刺激（気導音）のoVEMPのみに異常を認め，左卵形嚢障害による症状と考えられた．

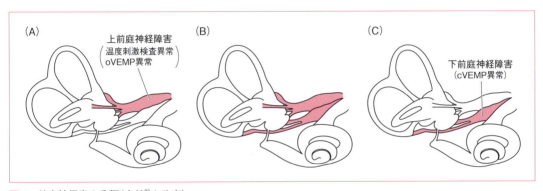

図4 前庭神経炎の分類（文献[3]を改変）
A：上前庭神経炎．
B：全（上・下）前庭神経炎．
C：下前庭神経炎．

## 2. 下前庭神経炎と上前庭神経炎

　前庭神経炎は，急性発症した末梢前庭機能障害による単発性めまいであり，他の神経症状を伴わないことが特徴である[8,12]．前庭神経炎の末梢前庭機能障害は，これまで，温度刺激検査で証明されることが多かった．温度刺激検査を用いて診断された前庭神経炎症例にcVEMP検査を行うと，正常と異常の両者が存在することが確認された[13]．cVEMPは，球形嚢–下前庭神経の機能怠惰であることから，この結果は，従来の前庭神経炎は上・下前庭神経の両者が障害された全（上・下）前庭神経炎と，上前庭神経に病変が限局した上前庭神経炎に分類されることを意味した（図4）．その延長線上には，温度刺激検査で異常が指摘されない前庭神経炎，すなわち下前庭神経炎という疾患の存在が示唆された（図4）[14,15]．下前庭神経炎の場合は，障害されるのは球形嚢機能と後半規管機能に限定されるので，従来の温度刺激検査による診断では前庭神経炎とは診断され得なかった．下前庭神経炎もcVEMP検査によって浮上してきた新しい疾患概念である．

## 3. 反復性めまいにおける内リンパ水腫と非内リンパ水腫

　反復性めまい発作を生じる代表的疾患としては，メニエール病と前庭性片頭痛がある．前者は，めまい発作に蝸牛症状を伴い，後者の場合には片

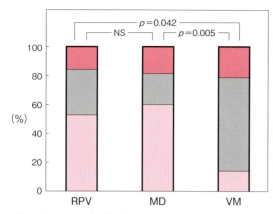

図5 cVEMPの周波数特性とめまい疾患[17]

メニエール病では，周波数特性の変化から内リンパ水腫陽性（EH-positive）と判定される症例が多く，前庭性片頭痛（VM）では少ない．蝸牛症状や片頭痛発作を伴わない反復性めまい症例（RPV）では，メニエール病と類似したパターンを認めた．

## おわりに

VEMPの出現により可能になっためまい疾患に関する新規分類について紹介した．これらの新規分類の発展が，めまい疾患の理解を深め，より適切な診療につながることが期待される．

### 文献

1) Colebatch JG and Halmagyi GM. Vestibular evoked potentials in human neck muscles before and after unilateral vestibular deafferentation. Neurology 1992;42(8):1635-6.
2) Rosengren SM et al. Vestibular-evoked extraocular potentials produced by stimulation with bone-conducted sound. Clin Neurophysiol 2005;116(8):1938-48.
3) Murofushi T Clinical application of vestibular evoked myogenic potential(VEMP). Auris Nasus Larynx 2016;43(4):367-76.
4) 室伏利久．oVEMP，cVEMPの意義．Clin Neurosci 2012；30：1068-9.
5) Rosengren SM et al. Vestibular evoked myogenic potentials:past, present and future. Clin Neurophysiol 2010;121(5):636-51.
6) Murofushi T and Kaga K. Vestibular Evoked Myogenic Potential:its basics and clinical applications. Springer Japan;2009.
7) Curthoys IS. A critical review of the neurophysiological evidence underlying clinical vestibular testing using sound, vibration and galvanic stimuli. Clin Neurophysiol 2010;121(2):132-44.
8) 室伏利久．めまいの診かた，治しかた．中外医学社；2016.
9) Brandt T. Otolithic vertigo. Adv Otorhinolaryngol 2001;58:34-47.
10) Murofushi T et al. Assessment of the otolith-ocular reflex using ocular vestibular evoked myogenic potentials in patients with episodic lateral tilt sensation. Neurosci Lett 2012;515(2):103-6.
11) Murofushi T et al. Do patients who experience episodic tilting or translational sensations in the pitch plane have abnormal sacculo-collic reflexes? Neurosci Lett 2013;553:95-98.
12) 室伏利久．めまい疾患の診断基準：前庭神経炎．Equilibrium Res 2017；76(4)：310-5.
13) Murofushi T et al. Absent vestibular evoked myogenic potentials in vestibular neurolabyrinthitis. An indicator of inferior vestibular nerve involvement? Arch Otolaryngol Head Neck Surg 1996;122(8):845-8.
14) Chihara Y et al. Clinical characteristics of inferior vestibular neuritis. Acta Otolaryngol 2012;132(12):1288-94.
15) Halmagyi GM et al. Inferior vestibular neuritis. Ann NY Acad Sci 2002;956:306-13.
16) Murofushi T et al. Detection of saccular endolymphatic hydrops in Ménière's disease using a modified glycerol cVEMP test in combination with the tuning property test. Otol Neurotol 2016;37(8):1131-6.
17) Murofushi T et al. Cervical vestibular evoked myogenic potential tuning properties of patients with recurrent peripheral vestibulopathy:Is it Meniere's disease without hearing loss? Clin Neurophysiol 2017;128(12):2491-2.

頭痛発作を伴う．メニエール病の場合は，内耳における内リンパ水腫が病変の主体であると考えられている[8]．最近，cVEMPを用いた比較的簡便な内リンパ水腫の判定がなされるようになってきた．これは，cVEMPの周波数特性が健常人では500 Hz周辺の音刺激で最大反応が得られるのに対し，メニエール病症例では1,000 Hz側にその最大反応が得られる周波数がシフトするという現象を利用したものである[3,16]．この周波数特性の指標としてMurofushiらは，cVEMP slopeを提唱している[16]．この指標により内リンパ水腫の有無について検討すると，メニエール病症例については高頻度に内リンパ水腫と判定できるのに対し，前庭性片頭痛症例では明らかに低頻度であった[17]．この方法は，メニエール病とも前庭性片頭痛とも確定診断できない症例の内リンパ水腫の推定にも応用できる．片頭痛発作とも蝸牛症状とも関連せずめまい発作を繰り返す症例のcVEMP slopeを検討すると，内リンパ水腫陽性と判定される症例が多く，これらの症例をメニエール病非典型例としての"前庭型メニエール病"と診断する根拠としても利用できる（図5）[17]．

＊　　＊　　＊

めまい

# 17. video Head Impulse Test による半規管機能検査の進歩

**Keyword**
video Head Impulse Test
半規管機能低下
Catch Up Saccade

新藤 晋

◎video Head Impulse Test（vHIT）は，2009年に登場した比較的新しい半規管機能検査である．国内におけるvHITの認知度はまだ低く，半規管機能検査といえば温度刺激検査（別名：カロリックテスト）しか知らない医師も多い．しかしvHITは生理的な半規管刺激法の検査であり，省スペースで低侵襲，短時間に検査ができるうえ，すべての半規管機能の評価ができるなど温度刺激検査にはない数多くの利点を有し，日頃から診断に困っている"めまい"の診療レベルを大幅に向上することが可能な優れた診療ツールである．
◎本稿ではvHITの優れた特徴について，同じ半規管機能検査である温度刺激検査との比較を行いながら解説する．

## ● video Head Impulse Test（vHIT）とは

vHITはHead Impulse[1]（column参照）中の眼位と頭位を高サンプリングレート（それぞれおおむね200〜250フレーム/秒）で記録・解析して行う検査のことである[2-5]．vHIT用の装置にはカメラ・頭位センサーが搭載されたゴーグルを頭部に取り付けるタイプと据え置きカメラひとつから眼位と頭位の両者の解析を行うタイプの2種類がある．図1はvHIT用システムのひとつであるICS Impulseの構成を示したものである．ICS Impulseは軽量ゴーグルに内蔵されたハイスピードカメラと頭位センサーを用いてHI中の眼位と頭位を記録し，PCで解析を行う．

## ● 生理的な半規管刺激法で検査ができる

温度刺激検査は一側の半規管だけを刺激できるため，半規管機能低下の検出感度が高い．ただし日常生活においてどの方向に頭部を回転させてもかならず両側の半規管が刺激を受け，一側のみの半規管が刺激される動作はない．また刺激に温度差を利用しているという点で温度刺激検査は非生

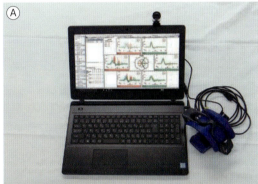

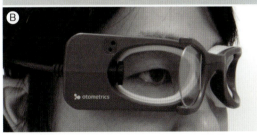

図1 vHIT（ICS impulse）の構成（A）とゴーグルを装着したところ（B）
ICS Impulseは軽量ゴーグルに内蔵されたハイスピードカメラと頭位センサーを用いてhead impulse中の眼位と頭位を記録し，PCで解析を行う．

理的な刺激の検査である[6-9]．一方でvHITの最大の特徴は，生理的な回転刺激で半規管機能低下を診断できる点にある．回転検査といえば振子様回転検査が有名であるが，振子様回転検査は，眼振

Susumu SHINDO
埼玉医科大学耳鼻咽喉科・神経耳科

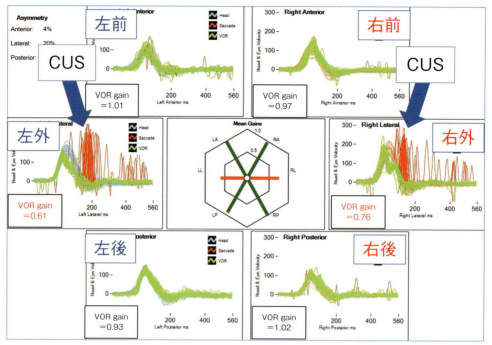

**図 2 両側外側半規管奇形患者の vHIT 例**
両側とも外側半規管のみに VOR 異常の際に出現する，VOR gain の低下（正常 0.8 以上）と catch up saccade（CUS）が認められる．
前・外・後はそれぞれ前半規管・外側半規管・後半規管の略．

方向優位性を検出するものであり，半規管機能低下の患側決定には適さない．それは刺激周波数が低いために左右それぞれの半規管から得られる興奮と抑制の求心性入力がほぼ等しいためである．vHIT は高角加速度で頭部を回転させることで，回転側と非回転側の間に求心性入力の差が生じる．その結果，患側の VOR gain がより大きく低下するので，半規管機能低下の患側がわかる．

### すべての半規管機能が評価できる

温度刺激検査はおもに外側半規管の機能しかわからないが，vHIT は頭部回転の方向を変えることで，外側半規管だけでなく垂直半規管（前半規管・後半規管）の評価も可能である[10]（図 2）．vHIT を用いて前庭神経炎患者の障害部位を調べてみると，従来考えられている上前庭神経障害（前半規管＋外側半規管障害）だけでなく，障害パターンに多様性があることが明らかになりつつある[11]．さらに vHIT と前庭誘発筋電位検査（vestibular evoked myogenic potential：VEMP）を組み合わせることで，理論的にはすべての末梢性前庭器（3 つの半規管に加え，球形嚢，卵形嚢の 2 耳

---

**column　Head Impulse Test（HIT）**

HIT は vHIT が登場するおよそ 20 年前，Halmagyi と Curthoys が 1988 年に発表した，ベッドサイドでも施行可能な簡便な半規管機能検査である[1]．HIT の手技は，まず検者は被験者と正対するように座り，被験者に検者の鼻先を見続けるよう指示する．次に検者は被験者の側頭部を両手でしっかり把持し，速く・小さく回転させる．健常人に HIT を行うと，前庭動眼反射の働きにより視標（鼻先）を見続けることができるが，半規管機能低下例の患側方向に HIT を行うと，視標を見続けることができず，代償性眼球運動（catch up saccade：CUS）が出現する．HIT は検者の目視により CUS を確認することで診断するが，①一部の CUS は速すぎて肉眼では捉えることができない，②垂直半規管の評価ができない，③定性的な検査であり定量評価ができない，④客観性に乏しい，などの問題点がある．

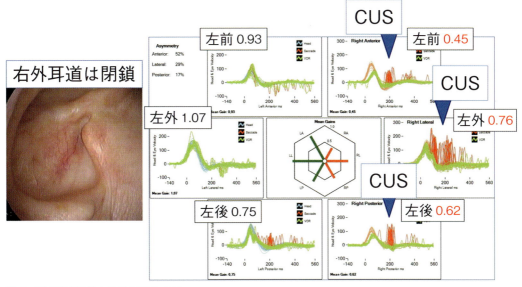

**図3　耳の形態異常を伴う症例のvHIT**

患者は右外耳道癌の術後で外耳道は閉鎖している．局所再発に対し内耳を照射野に含めた放射線治療を行い，その後ふらつきが出現した．

vHITでは右側のすべての半規管でVOR異常（VOR gain低下とCUS）を認め，放射線治療による右内耳障害と診断した．

石器）の障害部位を診断することが可能である．

### 省スペースで低侵襲，さらに短時間に検査ができる

温度刺激検査を行う際に用いる電気眼振図（electronystagmography：ENG）用の装置は大きく，検査を行うには専用の検査室を用いることが一般的である．また検査時間は最低でも15分以上を要する．

さらに温度刺激によって生じるめまいの強さには個人差があり，吐き気がひどいために検査を完遂できない患者や，二度と検査を受けたくないと感じる患者をしばしば経験する．

vHITは必要な装置がノートパソコンと軽量ゴーグルだけであり，検査時間も約3分と短い．このためクリニックの診察中に気になった患者がいれば，その場で検査をすることが可能である．また検査は首をわずかに動かすだけででき，侵襲が小さいことから，再検査を嫌がる患者はほとんどいない．

### 耳の形態の影響を受けない

温度刺激検査は文字通り外耳道から温（または冷）刺激を与えて行う検査であることから，耳の形態の影響を大きく受けることが知られている．たとえば外耳道が閉塞している患者では，温度刺激検査を行うことができない．

vHITは耳の形態の影響を受けないので，外耳道閉塞（図3）や中耳根本術後など，視診上明らかな形態異常を有する患者だけでなく，中耳手術，人工内耳手術など，術前後で中耳の形態が変化する患者の半規管機能を比較する際にも検査・評価を行うことができる．

### 評価項目が2つある

温度刺激検査の評価項目は眼振のひとつしかないので，アーチファクトの判別が難しい．たとえば注水ミスにより眼振が出なかった場合，第三者は人為的アーチファクトなのか半規管機能低下かを判別することはできない．一方，vHITにはVOR gainとCUSの2つの評価項目があり，2つの項目には関連があるのでアーチファクトを見つけやすい．通常，VOR gainが1に近い場合は指標を正しく捕捉できているのでCUSが出現せず，VOR gainの低下に伴いCUSが出現する．このため，たとえばVOR gainが正常なのにCUSがでて

いたり，逆に VOR gain が低下しているのに CUS がない場合，検査を行っていない第三者でもアーチファクトの影響だとわかるのである．

### 文献

1) Halmagyi GM and Curthoys IS. A clinical sign of canal paresis. Arch Neurol 1988;45(7):737-9.
2) Weber KP et al. Impulsive testing of semicircular-canal function using video-oculography. Ann NY Acad Sci 2009;1164:486-91.
3) Strupp M et al. Methylprednisolone, valacyclovir, or the combination for vestibular neuritis. N Engl J Med 2004;351(4):354-61.
4) 新藤 晋・他. 新しい半規管機能検査法 video Head Impulse Test. Equilibrium Res 2014；73(1)：22-31.
5) 新藤 晋・他. 両側前庭機能高度低下例の検討 温度刺激検査と vHIT の比較検討から両側前庭機能低下症の診断基準を考える. Equilibrium Res 2015；74(6)：527-33.
6) 新藤 晋・他. video Head Impulse Test と温度刺激検査の相互評価. Equilibrium Res 2015；74(6)：541-51.
7) Beynon GJ et al. A clinical evaluation of head impulse testing. Clin Otolaryngol Allied Sci 1998;23(2):117-22.
8) Harvey SA et al. Relationship of the head impulse test and head-shake nystagmus in reference to caloric testing. Am J Otol 1997;18(2):207-13.
9) Bartolomeo M et al. Value of the video head impulse test in assessing vestibular deficits following vestibular neuritis. Eur Arch Otorhinolaryngol 2014;271(4):681-8.
10) Macdougall HG et al. The video Head Impulse Test (vHIT) detects vertical semicircular canal dysfunction. PloS One 2013;8(4):e61488.
11) MacDougall HG et al. Application of the video head impulse test to detect vertical semicircular canal dysfunction. Otol Neurotol 2013;34(6):974-9.

\* \* \*

めまい

## 18. メニエール病：画像診断と水療法

**Keyword**
メニエール病
内リンパ水腫
MRI
水分摂取療法

寺西正明　曽根三千彦

◎メニエール病の病態の本質は，内リンパ水腫と考えられている．画像診断の進歩により，Gd造影剤を鼓室内，静脈内に注入し，内耳のMRI(3T)を撮影することにより，内リンパ水腫を確認できるようになった．MRIで，メニエール病確実例ではほとんどの症例で，前庭，蝸牛両方に内リンパ水腫は認められた．非定型メニエール病である前庭型メニエール病では蝸牛に比べ前庭に有意に多くの内リンパ水腫を認めた．蝸牛型メニエール病では蝸牛のみならず前庭にも内リンパ水腫は同様に確認された．MRI所見は，VEMPや蝸電図のような生理機能検査との関連を認めたが，罹病期間による違いも認められる．メニエール病は，以前より発症や再発にストレスの関与が指摘されてきた．アルギニンバソプレシン（AVP）は，ストレスで分泌が亢進し，内リンパ水腫形成に関与することがわかってきたため，ストレスの管理とともに，水分摂取が奨励されるようになった．

メニエール病は，回転性めまいを反復し，難聴や耳鳴などの蝸牛症状をともなう内耳性疾患である．1938年に，メニエール病の病態を示す側頭骨病理が山川[1]，Hallpikeら[2]により報告され，内リンパ水腫が病態の本質と考えられるようになった．近年の画像診断の進歩により，鼓室内にガドリニウム（Gd）造影剤を鼓室内または静脈内に注入し，内耳のMRI(3T)を撮影することにより，内リンパ水腫を確認できるようになった[3]．従来より，メニエール病の発症や再発にはストレスが深くかかわっていることが指摘されてきた．ストレスホルモンの一種であるアルギニンバソプレシン（Arginine vasopressin：AVP）は，ストレスで分泌が亢進するが，AVPを投与した動物では内リンパ水腫が形成される．かつてはメニエール病の生活指導では水を制限するよう指導されていたが，現在では水を十分摂取することが推奨されるようになった．抗利尿ホルモンであるAVPの分泌を抑制し，水チャネルであるアクアポリン（Aquaporin：AQP）2の活性を抑制し，内リンパ水腫の軽減を期待するものである[4]．本稿では，メニエール病診療の新知見として画像診断と水療法を取りあげ概説する．

### ● 内リンパ水腫の画像診断：Gd鼓室内投与法とGd静脈内投与法

2017年の日本めまい平衡医学会基準では，メニエール病確定診断例（Certain Ménière's disease）では聴覚症状のある耳に造影MRIで内リンパ水腫を認めることが必須項目となっている[5]．内リンパ水腫の確認のためには，Gd造影剤の投与が必要である．Gdは内リンパにはほとんど入らず外リンパに入るのでそのコントラストを3T MRIを用い捉える．Gd投与法には鼓室内投与と静脈内投与がある．鼓室内投与法では，生理食塩水で8倍希釈したGdを鼓室内に投与する．鼓膜麻酔施行後に鼓室を満たすように0.3〜0.6 mL注入し，1時間，注入側を上にして仰臥位を保つ．造影剤は鼓室内投与では静脈内投与より外リンパに高濃度に移行する．鼓室内に注入されたGdは，24時間経過すると蝸牛は頂回転まで造影され，前庭，半規管も含め，造影剤の濃度はピークになる．6日経過するとGdはほぼ消失する[3]．MRIは，3D-FLAIR法で捉えるが，FLAIR法では外リンパは白く，内リンパと骨は黒く区別が難しい．内リン

Masaaki TERANISHI and Michihiko SONE
名古屋大学耳鼻咽喉科学教室

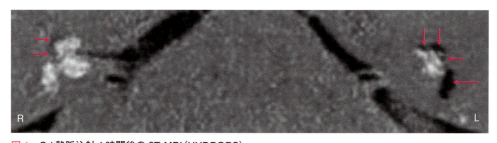

図1 Gd静脈注射4時間後の3T MRI(HYDROPS)
　左前庭,蝸牛に著明な内リンパ水腫(前庭:長い矢印,蝸牛:短い矢印)を認め,右蝸牛には軽度の内リンパ水腫(短い矢印)を認め,右前庭には内リンパ水腫は認めない.

パと外側の骨との区別ができるようにするためreal IR法が用いられるようになった.ただし,薄い造影剤の描出にはFLAIR法の方が優れており,鼓室内にGd投与24時間後に3D-FLAIRおよび3D-real IRを3TのMRIで撮影し,内リンパ腔の画像評価を行っている.正円窓の薬物の透過性は個人差があり,鼓室内Gd注入後MRIを撮影した症例のうち,13%ではGdの内耳への移行が不良であった[6].当教室では,当初は鼓室内投与により評価を行ったが,現在は静脈内投与を基本としている.造影剤静脈内投与では外リンパに入る濃度が薄いので,より薄い造影剤の検出に鋭敏なHeavily T2-weighted 3D-FLAIR法を用いることにより,通常量のGd静注4時間後に内リンパ水腫の描出が可能になった.さらにHYbriD of Reversed image Of Positive endolymph Signal and native image of positive perilymph signal (HYDROPS)では通常量のGd静注にて造影剤の濃度が薄い条件でも内リンパと外リンパと周囲の骨の3つを1枚の画像で分離して観察できるようになった[7].図1に37歳,男性,左メニエール病の通常量Gd静脈注射後4時間でのMRI (HYDROPS)を示す.左耳は蝸牛,前庭とも著明な内リンパ水腫を認め,右耳は蝸牛には軽度の内リンパ水腫を認め,前庭には内リンパ水腫は認めなかった.通常量Gd静注法は,正円窓の透過性に依存することなく,両耳の内耳を一度の造影剤静注で評価可能である.MRIによる内リンパ水腫の程度評価は三段階に分類し評価している.左右別々に前庭と蝸牛についてそれぞれ評価し,前庭は外側半規管が240度以上観察できるもっとも下方のスライスを用い判定し,蝸牛は蝸牛軸中心を通るスライスを用いて判定する.前庭では面積の1/3,1/2を正常,軽度水腫,著明水腫の境とした.蝸牛ではライスネル膜の伸展がないもの,ライスネル膜の伸展があり蝸牛管の面積が前庭階を超えないもの,蝸牛管の面積が前庭階より大きいものを,それぞれ水腫なし,軽度水腫,著明水腫とした[8].

## 内リンパ水腫とMRI

MRIと生理機能検査を比較検討したところ,前庭誘発筋電位検査(vestibular evoked myogenic potential:VEMP)とMRIによる内リンパ水腫との比較検討では,VEMPの消失は前庭水腫と関連があった[9].温度眼振検査とMRIによる内リンパ水腫との比較検討では,外側半規管膨大部における内外リンパ腔に対する内リンパ腔の径の比率とCP(%)との関連は認めなかったが[10],外側半規管へのヘルニア所見の有無とCP(%)との間で関連があるとの報告がある[11].蝸電図とMRIによる内リンパ水腫との比較では,SP/AP比は蝸牛水腫と関連があるが,蝸牛内リンパ水腫の罹患期間にも影響を受ける[12].

メニエール病症例について,MRIでの内リンパ水腫の評価は,definite Ménière's disease (MD)では内リンパ水腫の出現率は高く,68例中67例(98.5%)に前庭内リンパ水腫,64例(94.1%)に蝸牛内リンパ水腫を認めた[13].一側性メニエール病では,反対側の耳に症状がなくても内リンパ水腫が存在することが多く,一側性メニエール病の健側耳で前庭内リンパ水腫を認める症例は両側性に進行することも危惧される[14].非定型メニエール病として,回転性めまいを反復し蝸牛症状のない

前庭型メニエール病とめまいを伴わず蝸牛症状のみ反復する蝸牛型メニエール病があり，前庭型メニエール病では蝸牛に比べ前庭に有意に多く内リンパ水腫を認めた．一方，蝸牛型メニエール病では蝸牛のみならず前庭にも内リンパ水腫は同様に確認された．メニエール病確実例ではほとんどの症例で前庭，蝸牛両方に内リンパ水腫は認められる[15]．蝸牛型メニエール病の方が前庭型メニエール病よりメニエール病への移行率は高いが[16]，蝸牛型メニエール病では症状がなくても MRI 上内リンパ水腫が前庭にも存在していることからも理解できる．MRI 撮影は治療効果判定にも有効であり，メニエール病に対し保存的治療を1年以上行い，内リンパ水腫の変化をみた報告[17]もある．

## 水分摂取療法

メニエール病の発症や再発には心理的，肉体的ストレスの関与が指摘されてきた．またメニエール病の患者には特有の性格(行動特性)があり，熱中しやすく徹底的にやる，周囲の期待に沿うように努める，嫌なことでも我慢するなどの特徴がある[18]．視床下部から下垂体，副腎皮質への経路はストレスに対して反応する系として知られている．抗利尿ホルモンである AVP は，ストレスに反応し下垂体後葉から分泌される．血漿 AVP の異常高値はメニエール病のみならず，内リンパ水腫関連疾患全体で認められるとの報告がある[19]．AVP の受容体には1型受容体(V1R)と2型受容体(V2R)があり，V1R は血管収縮に関係し，V2R は腎臓では尿細管で水の再吸収に働くとともに，内耳での水代謝を担っている．内リンパの産生部位である血管条や内リンパの吸収部位である内リンパ嚢に V2R は存在し，内耳液の恒常性の維持に寄与している．水チャネルである AQP はヒトでは13種類(AQP0〜12)知られているが，そのうち AQP2 は内リンパ水腫の形成に重要な役割を果たしている．血管条では V2R や AQP2 は基底細胞にあるが，AVP は V2R に結合した後，Gs 蛋白質を介し，アデニル酸シクラーゼを活性化させ，ATP が cAMP に変換され，A キナーゼを活性化する．A キナーゼは細胞内小胞にある AQP2 を細胞膜に移行させ，水の透過性が増し内リンパ水腫の形成が促進される可能性がある[20]．内リンパ嚢については，内リンパ嚢手術の際に切除したメニエール病内リンパ嚢では，経迷路的聴神経腫瘍摘出の際に切除したコントロールの内リンパ嚢と比較し，V2R や AQP2 の発現が亢進していた[21,22]．また内リンパ嚢組織培養実験から，AVP の刺激で AQP2 は内リンパ側から細胞内のエンドソームに移動し，水の再吸収が阻害されることにより内リンパ水腫が形成されることが推測される[22]．メニエール病のモデル動物としては，モルモットに内リンパ嚢閉塞術を行った4週間後に V2R 作動薬であるデスモプレシンを皮下注したところ，内リンパ腔の容積増大とともに自発眼振が誘発されたとの報告がある[23]．

メニエール病患者への生活指導としては，発症にストレスが関係することから，発作の誘因となる患者の生活環境上の問題点を評価し，その状況を説明する．疲労・睡眠不足などの発作誘因を緩和することをすすめる．ストレス緩和策として適度な運動も推奨される．水分摂取に関しては，従来は水分制限により内リンパ水腫を予防することを考えたが，高浸透圧脱水の状態は下垂体後葉からの AVP の分泌を増加させ内リンパ水腫を誘導することが考えられる．近年では血中 AVP の低下や循環血漿量の増加にともなう血管条の循環の改善を目的として水分負荷が推奨されるようになった．水分摂取療法として長沼は，1日に体重1kgあたり35mLの水分摂取を行い，2年以上経過観察が行えた症例では回転性めまいは93%で消失し，聴力の長期予後はコントロールと比べすべての周波数で良好であったと報告している[4]．

## おわりに

メニエール病の診断では，通常量 Gd 静注4時間後 MRI により内リンパ水腫の画像での評価が可能となった．ストレスホルモンの一種である，AVP が内リンパ水腫形成に強く関連していることが示唆され，ストレスの管理が重要であり，生活指導においては脱水を避けるべく，十分な水分摂取が推奨される．

## 文献

1) Yamakawa K. Über die pathologisch Veranderung bei einem Meniere-Kranken. J Otorhinolaryngol Soc Jpn 4:2310-2, 1938
2) Hallpike CS and Cairns H et al. Observations on the pathology of Ménière's syndrome. J Laryngol Otol 1938;53(10):625-55.
3) Nakashima T et al. Visualization of endolymphatic hydrops in patients with Meniere's disease. Laryngoscope 2007;117(3):415-20.
4) 長沼英明. メニエール病に対する水分摂取療法と抗めまい薬update. MB ENT 2014；(162)：11-7.
5) 日本めまい平衡医学会診断基準化委員会：めまいの診断基準化のための資料　診断基準2017年改定. Equilibrium Res 2017；76(3)：233-41.
6) Yoshioka M et al. Indivisual differences in the permeability of the round window:evaluating the movement of intratympanic gadolinium into the inner ear. Otol Neurotol 2009;30(5):645-8.
7) 長縄慎二. 内耳の造影MRIによる内リンパ水腫画像. 画像診断 2015；35(2)：278-89.
8) Nakashima T et al. Grading of endolympahtic hydrops using magnetic resonance imaging. Acta Otolaryngol Suppl 2009;(560):5-8.
9) Katayama N et al. Relationship between endolymphatic hydrops and vestibular-evoked myogenic potential. Acta Otolaryngol 2010;130(8):917-23.
10) Kato M et al. Association between endolymphatic hydrops as revealed by magnetic resonance imaging and caloric response. Otol Neurotol 2011;32(9):1480-5.
11) Gürkov R et al. Herniation of the membranous labyrinth into the horizontal semicircular canal is correlated with impaired caloric response in Ménière's disease. Otol Neurotol 2012;33(8):1375-9.
12) Yamamoto M et al. Relationship between the degree of endolymphatic hydrops and electrocochleography. Audiol Neurootol 2010;15(4):254-60.
13) Pyykkö I et al. Ménière's disease:a reappraisal supported by a variable latency of symptoms and the MRI visualization of endolymphatic hydrops. BMJ Open 2013;3:e001555.
14) Morimoto K et al. Endolymphatic hydrops in patients with unilateral and bilateral Meniere's disease. Acta Otolaryngol 2017;137(1):23-8.
15) Kato M et al. Endolymphatic hydrops revealed by magnetic resonance imaging in patients with atypical Meniere's disease. Acta Otolaryngol 2013;133(2):123-9.
16) Kitahara M et al. Pathophysiology of Meniere's disease and its subvarieties. Acta Otolaryngol 1983;96(Suppl 406):52-5.
17) Suga K et al. Changes in endolymphatic hydrops in patients with Meniere's disease treated conservatively for more than 1 year. Acta Otolaryngol 2015;135(9):866-70.
18) Takahashi M et al. Analysis of lifestyle and behavioral characteristics in Meniere's disease patients and control population. Acta Otolaryngol 2001;121(2):254-6.
19) Takeda T et al. Antidiuretic hormone(ADH) and endolymphatic hydrops. Acta Otolaryngol Suppl 1995;519:219-22.
20) 柿木章伸. 内リンパ水腫形成における抗利尿ホルモンと水チャネルの役割. Equilibrium Res 2013；72(4)：274-9.
21) Kitahara T et al. Meniere's attacks occur in the inner ear with excessive vasopressin type-2 receptors. J Neuroendocrinol 2008;20(12):1295-300.
22) Maekawa C et al. Expression and translocation of aquaporin-2 in the endolymphatic sac in patients with Meniere's disease. J Neuroendocrinol 2010;22(11):1157-64.
23) Egami N et al. Morphological and functional changes in a new animal model of Ménière's disease. Lab Invest 2013;93(9):1001-11.

\*　　\*　　\*

めまい

# 19. 良性発作性頭位めまい症：新分類と治療

今井貴夫

**Keyword**
半規管結石症
クプラ結石症
頭位治療
日本めまい平衡医学会

◎良性発作性頭位めまい症（BPPV）の病態は半規管結石症，およびクプラ結石症である．半規管結石症とは耳石器から脱落した耳石が半規管内に迷入した後に浮遊し，頭位変換時にそれが半規管内を移動することにより内リンパ流動が起こり，めまいと頭位変換眼振が生じる病態である．クプラ結石症とは脱落した耳石が半規管のクプラに付着することによりクプラの比重が増し，頭位に応じて重力方向へクプラが偏倚する結果，半規管が刺激，あるいは抑制されめまいと頭位眼振が生じる病態である．国際めまい平衡医学会であるBárány学会，および日本めまい平衡医学会のBPPVの新診断基準においてBPPVは後半規管型BPPV（半規管結石症），外側半規管型BPPV（半規管結石症），外側半規管型BPPV（クプラ結石症）の3つに分類されることになった．BPPVに対する治療法は，Epley法，Lempert法，Gufoni法などのような，半規管結石やクプラ結石を耳石器の存在する前庭へと戻す頭位治療である．

## ● 良性発作性頭位めまい症の新分類

良性発作性頭位めまい症（benign paroxysmal positional vertigo：BPPV）の病態は，半規管結石症[1]あるいはクプラ結石症[2]である．半規管結石症とは耳石器から脱落した耳石が半規管内に迷入し，頭を動かした時にそれが半規管内を移動することにより内リンパ流動が起こり，めまいと頭位変換眼振が生じる病態である．一方，クプラ結石症とは脱落した耳石がクプラに付着することによりクプラの比重が増加し，重力方向へクプラが偏倚するようになり，頭位によって半規管が刺激または抑制される結果，めまいと頭位眼振が生じる病態である．

2009年に日本めまい平衡医学会診断基準化委員会により「良性発作性頭位めまい症診療ガイドライン（医師用）」が発行された[3]．このなかで，BPPVは後半規管型BPPV，外側半規管型BPPV，典型的眼振を示さないタイプの3つに分類されている．2006年にBárány学会がめまいの国際診断基準（International Classification of Vestibular Disorders：ICVD）の作成に着手し[4]，BPPVに関するワーキンググループが立ちあげられた．ベルリンのPark-Klinik WeissenseeのMichael von Brevern（神経内科）を班長とし，Pierre Bertholon（耳鼻科），Thomas Brandt（神経内科），Terry Fife（神経内科），今井貴夫（耳鼻科），Daniele Nuti（耳鼻科），David Newman-Toker（神経内科）が班員として選ばれ，"Benign paroxysmal positional vertigo：Diagnostic criteria Consensus document of the Committee for the Classification of Vestibular Disorders of the Bárány Society"を作成し，2015年に『*Journal of Vestibular Research*』誌に発表した[5]．このなかでは後半規管型BPPV（半規管結石症），外側半規管型BPPV（半規管結石症），外側半規管BPPV（クプラ結石症）の3つのタイプのみがBPPVとされ，前半規管型BPPVや後半規管型BPPV（クプラ結石症）など，その他のタイプは"Emerging and controversial syndromes"とされた（column参照）．2016年に，2009年の日本めまい平衡医学会診断基準化委員会作成のBPPV診療ガイドラインの英訳版が作成され[6]，そのなかに日本めまい平衡医学会のBPPVの新診断基準が記載された．その新診断基準は2017年の『*Equilibrium Research*』誌に「め

Takao IMAI
大阪大学大学院医学系研究科耳鼻咽喉科・頭頸部外科学

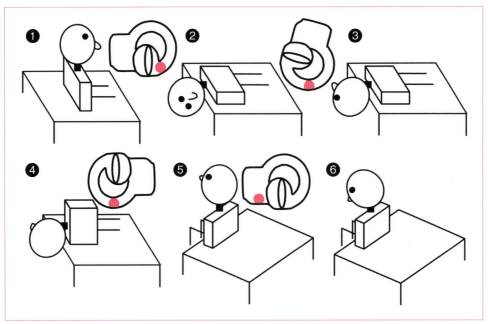

**図1 右患側の後半規管型 BPPV(半規管結石症)に対する Epley 法**[8]
頭位治療中の半規管内の耳石の動きを●で示す.

まいの診断基準化のための資料　新診断基準2017年改定」として日本語で掲載された[7]．この日本めまい平衡医学会の新診断基準では，BPPVは後半規管型 BPPV(半規管結石症)，外側半規管型 BPPV(半規管結石症)，外側半規管型 BPPV(クプラ結石症)の3つに分類され，良性発作性頭位めまい症が自然寛解したと考えられる症例は"良性発作性頭位めまい症自然寛解例"，症状は BPPV に典型的であるが，上記3つの BPPV のいずれにも該当しない頭位・頭位変換眼振を示す症例は"良性発作性頭位めまい症非定型例"と診断されることとなった(column 参照)．すなわち，最新の見解では BPPV は後半規管型 BPPV(半規管結石症)，外側半規管型 BPPV(半規管結石症)，外側半規管型 BPPV(クプラ結石症)の3つのタイプに分類され，その他のタイプは非定型例であり，今後さらなる検討が必要ということになる．頭位・頭位変換眼振検査時に，フレンツェル眼鏡または赤外線 CCD カメラ下に観察される眼振はそれぞれのタイプに特異的な性状を示す．

### 1. 後半規管型 BPPV(半規管結石症)[7]

後半規管に半規管結石が存在する BPPV である．①特定の頭位変換によって回転性あるいは動揺性のめまいが起こる，②めまいは数秒の潜時をおいて出現し，しだいに増強した後に減弱ないし消失する．めまいの持続時間は1分以内のことが多い，③繰り返して同じ頭位変換を行うと，めまいは軽減するか，起こらなくなる，④めまいに随伴する難聴，耳鳴，耳閉塞感などの聴覚症状を認めない，⑤第Ⅷ脳神経以外の神経症状がない，の5つの症状を示す．検査所見としては，①坐位での患側向き45度頸部捻転から患側向き45度懸垂位への頭位変換眼振検査にて眼球の上極が患側へ向かう回旋性眼振が発現する．眼振には強い回旋成分に上眼瞼向き垂直成分が混在していることが多い，②①の眼振の消失後に懸垂頭位から坐位に戻したときに，眼球の上極が健側へ向かう回旋性眼振が発現する．この眼振には下眼瞼向き垂直成分が混在していることが多い，③眼振は数秒の潜時をおいて発現し，しだいに増強した後に減弱，消失する．持続時間は1分以内のことが多い．眼振の出現に伴ってめまいを自覚する，④BPPV と類似しためまいを呈する内耳・後迷路性疾患，小脳，脳幹を中心とした中枢性疾患など，原因既知の疾患を除外できる，の4つを認める．上記の5つの症状と4つの検査所見のすべてを認めた場

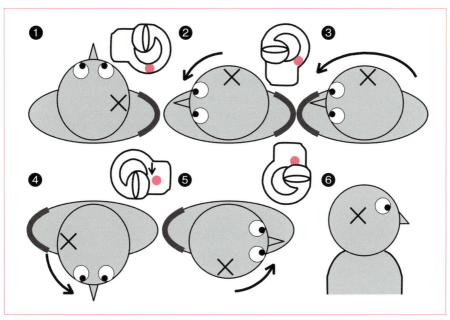

**図2　右患側の外側半規管型BPPV（半規管結石症）に対するLempert法[10]**
頭位治療中の半規管内の耳石の動きを●で示す．

合，後半規管型BPPV（半規管結石症）確実例と診断する．

### 2. 外側半規管型BPPV（半規管結石症）[7]

外側半規管に半規管結石が存在するBPPVである．①特定の頭位変換によって回転性あるいは動揺性のめまいが起こる，②めまいは数秒の潜時をおいて出現し，しだいに増強した後に減弱ないし消失する．めまいの持続時間は1分以内のことが多い，③繰り返して同じ頭位変換を行うと，めまいは軽減する，④めまいに随伴する難聴，耳鳴，耳閉塞感などの聴覚症状を認めない，⑤第Ⅷ脳神経以外の神経症状がない，の5つの症状を示す．検査所見としては，①臥位での頭位眼振検査にて右下頭位で右向き水平性眼振と左下頭位で左向き水平性眼振の方向交代性下向性（向地性）眼振が発現する．眼振には回旋成分が混在していることが多い，②眼振は数秒の潜時をおいて発現し，しだいに増強した後に減弱，消失する．持続時間は1分以内のことが多い．眼振の出現に伴ってめまいを自覚する，③BPPVと類似しためまいを呈する内耳・後迷路性疾患，小脳，脳幹を中心とした中枢性疾患など，原因既知の疾患を除外できる，の3つを認める．上記の5つの症状と3つの検査所見のすべてを認めた場合，外側半規管型BPPV（半規管結石症）確実例と診断する．

> **column　"Emerging and controversial syndromes"に分類されるBPPV非定型例**
>
> これらに分類されるものとして前半規管型BPPV，後半規管型BPPV（クプラ結石症），多半規管型BPPV，Canalith jam，ライトクプラがあげられる．前半規管型BPPVとは半規管結石やクプラ結石が前半規管に存在するBPPVである．頭位治療によって半規管結石が前半規管に迷入した症例は多数報告されている．後半規管型BPPV（クプラ結石症）とは後半規管のクプラに耳石が付着した病態である．外側半規管型BPPVとは異なり，後半規管型BPPVでは半規管結石症とクプラ結石症における頭位変換眼振の向きは同一であるので，それらの鑑別は困難である．多半規管型BPPVとは複数の半規管に半規管結石やクプラ結石が存在するBPPVである．Canalith jamとは浮遊耳石が半規管の一部を閉塞し，膨大部側が陰圧になることによりクプラが偏倚し，自発眼振，めまいを生じる病態である．ライトクプラとはクプラの比重が軽くなり，頭位に応じてクプラが反重力方向に偏倚することにより，頭位眼振，めまいが生じる病態である．

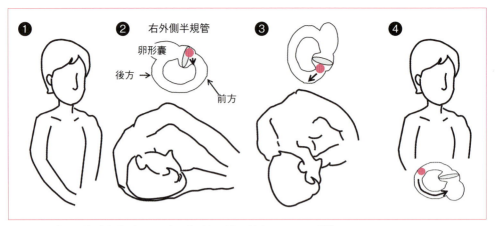

図3 右患側の外側半規管型BPPV（クプラ結石症）に対するGufoni法[12]
頭位治療中の半規管内の耳石の動きを●で示す．

### 3. 外側半規管型BPPV（クプラ結石症）[7]

外側半規管にクプラ結石が存在するBPPVである．①特定の頭位により，回転性あるいは動揺性のめまいが起こる，②めまいは潜時なく出現し，特定の頭位を維持するかぎり1分以上持続する，③めまいに随伴する難聴，耳鳴，耳閉塞感などの聴覚症状を認めない，④第Ⅷ脳神経以外の神経症状がない，の4つの症状を示す．検査所見として，①臥位での頭位眼振検査にて右下頭位で左向き水平性眼振と左下頭位で右向き水平性眼振の方向交代性上向性（背地性）眼振が発現する．眼振には回旋成分が混在していることが多い，②眼振は潜時なく出現し，めまい頭位を維持するかぎり1分以上持続する．眼振の出現に伴ってめまいを自覚する，③BPPVと類似しためまいを呈する内耳・後迷路性疾患，小脳，脳幹を中心とした中枢性疾患など，原因既知の疾患を除外できる，の3つを認める．上記の4つの症状と3つの検査所見のすべてを認めた場合，外側半規管型BPPV（クプラ結石症）確実例と診断する．

### 4. BPPV寛解例，非定型例[7]

上記1〜3に記した症状を示していたが，診察時に頭位・頭位変換眼振を認めず，BPPVが自然寛解したと考えられるものはBPPV寛解例と診断する．上記1〜3に記した症状を示しているが，これら3つのタイプのいずれにも当てはまらない頭位・頭位変換眼振を示し，BPPVと類似しためまいを呈する内耳・後迷路性疾患，小脳，脳幹を中心とした中枢性疾患など，原因既知の疾患を除外できれば，BPPV非定型例と診断する．BPPV非定型例には，前半規管に半規管結石が存在する前半規管型BPPV（半規管結石症），後半規管にクプラ結石が存在する後半規管型BPPV（クプラ結石症），複数の半規管に半規管結石やクプラ結石が存在する多半規管型BPPVなどが含まれる．

## BPPVに対する治療

BPPVに対する治療は，半規管結石やクプラ結石を前庭に戻すように患者の頭を動かす頭位治療である[3]．3つのタイプのBPPVに対しそれぞれに特異的な頭位治療が存在する．なお，頭位治療の実施にあたっては，内耳前庭器の解剖，生理，とくに前庭動眼反射について耳鼻咽喉科専門医と同レベルの知識と理解が必要である．

### 1. 後半規管型BPPV（半規管結石症）に対するEpley法

後半規管型BPPV（半規管結石症）に対してはEpley法を行い[1]，右患側の症例に対するEpley法を図1に示す[8]．坐位（❶）から右（患側）45度頸部捻転位とし，右（患側）下懸垂頭位（❷）へ移行する．その後，左（健側）45度懸垂頭位（❸）とし，懸垂頭位を維持したまま，体全体を左（健側）に回転させ，頭部を❸よりさらに90度左下（頭位は左下135度）に捻転させる（❹）．坐位（❺）に戻し，速やかに坐位で頭部を45度前屈させる（❻）．

## 2. 外側半規管型BPPV（半規管結石症）に対するLempert法

外側半規管型BPPV（半規管結石症）に対してはLempert法を行い[9]，右患側の症例に対するLempert法を図2に示す[10]．臥位（❶）から左（健側）下頭位（❷）とし，左下頭位を維持したまま，体を180度回転させる（❸）．仰向けになり（❹），その後，頭位を右（患側）耳が下になるように回転させ（❺），坐位（❻）に戻す．

## 3. 外側半規管型BPPV（クプラ結石症）に対するGufoni法

外側半規管型BPPV（クプラ結石症）に対してはGufoni法を行い[11]，右患側の症例に対するGufoni法を図3に示す[12]．坐位（❶）から右方（患側）（❷）へすばやく倒し，床方向に顔が向くように頭部をすばやく回転させ（❸），坐位（❹）に戻す．

### 文献

1) Epley JM. The canalithi repositioning procedure:for treatment of benign paroxysmal positional vertigo. Otolaryngol Head Neck Surg 1992;107(3):399-404.
2) Schuknecht H and Ruby R. Cupulolithiasis. Adv Otorhinolaryngol 1973;20:434-43.
3) 日本めまい平衡医学会診断基準化委員会編．良性発作性頭位めまい症診療ガイドライン（医師用）．Equilibrium Res 2009；68(4)：218-25.
4) Bisdorff A et al. Classification of vestibular symptoms: towards an international classification of vestibular disorders. J Vestib Res 2009;19(1-2):1-13.
5) von Brevern M et al. Benign paroxysmal positional vertigo: Diagnostic criteria. J Vestib Res 2015;25(3-4):105-17.
6) Imai T et al. Classification, diagnostic criteria and management of benign paroxysmal positional vertigo. Auris Nasus Larynx 2017;44(1):1-6.
7) 池園哲郎・他．めまいの診断基準化のための資料　診断基準2017年改定．Equilibrium Res 2017；76(3)：233-41.
8) 今井貴夫．BPPVに対する耳石置換法のエビデンスは？　池田勝久・他．EBM耳鼻咽喉科・頭頸部外科の治療2015-2016．中外医学社；2015. p.124-9.
9) Lempert T and Tiel-Wilck K. A positional maneuver for treatment of horizontal-canal benign positional vertigo. Laryngoscope 1996;106(4):476-8.
10) 今井貴夫．シンポジウム「難治性めまい平衡障害に対するアプローチ」―良性発作性頭位めまい症．Equilibrium Res 2016；75(4)：211-8.
11) Casani AP et al. Horizontal semicircular canal benign paroxysmal positional vertigo:effectiveness of two different methods of treatment. Audiol Neurootol 2011;16(3):175-84.
12) 今井貴夫．シリーズ教育講座「難治性めまいへのアプローチ」4．外側半規管型BPPV. Equilibrium Res 2013；72(6)：451-8.

\*　　\*　　\*

めまい

# 20. ノイズ前庭電気刺激による体平衡機能障害の治療

藤本千里

**Keyword**
前庭障害
前庭電気刺激
体平衡

◎前庭障害を主要因とする体平衡機能障害は，重症例においてはエビデンスレベルの高い治療法がないのが現状であり，革新的な治療法の開発が喫緊の課題である．経皮的ノイズ前庭電気刺激(nGVS)は，耳後部に貼付した電極からノイズ電流を流す手法であり，近年，前庭障害患者が有する体平衡機能障害に対する改善効果が報告されている．nGVSの体平衡機能改善効果には，刺激中の効果と刺激終了後に持続する効果が存在することが明らかになってきている．今後，本刺激法の実臨床への展開，および，本刺激法によって示されたヒトに対する効果のメカニズムの解明が期待される．

## ● 前庭障害とノイズ前庭電気刺激(nGVS)の概要

末梢前庭障害は，平衡感覚の受容器である内耳に存在する前庭器官およびその支配神経である前庭神経が障害を受けることによって生じる疾患であり，おもな症状は著しいめまい，ふらつき，歩行困難などである．それ自体は生命予後に大きな影響は与えないものの，患者の日常生活動作に影響を与え，生活の質を著しく害する．また，前庭障害は高齢者の平衡障害の主要因のひとつであり[1]，骨折や転倒のリスクを高める可能性がある．前庭障害を主要因とする体平衡機能障害は，とくに高齢者や，両側前庭障害(**表1**)などの重症例においては，リハビリテーションの効果が乏しく，エビデンスレベルの高い治療法がないのが現状であり，アンメットメディカルニーズがきわめて高く，革新的な治療法の開発が喫緊の課題である．近年，欧米において，両側前庭障害に対するあらたな治療法の候補として，高度難聴に対する人工内耳(人工蝸牛)治療から着想を得た人工前庭の研究が進められているが[2-4]，手術が必要で難聴や顔面神経麻痺などの合併症のリスクが生じうる侵

表1　両側前庭障害のおもな原因

| ・薬剤性 |
| ・メニエール病 |
| ・髄膜炎・脳炎 |
| ・神経線維腫症2型 |
| ・両側前庭神経炎 |
| ・複数の原因の合併など |

約50%は原因不明(特発性両側性末梢前庭機能低下症など)

襲的な手法であることや，耳石器平衡斑の有毛細胞の配置の複雑性により耳石器系の電極の開発が困難である，という問題点があげられている．

前庭器官および前庭神経は，耳後部に電流を通電することにより活動し，この現象は前庭電気刺激(Galvanic Vestibular Stimulation：GVS)として知られている．GVSはこれまで，前庭系を介する眼球運動(前庭-動眼反射)や姿勢制御(前庭-脊髄反射)に関する研究目的，または実臨床においてgalvanic body sway testといった前庭機能の検査目的に用いられてきた[5]．著者らは，前庭障害を主要因とする難治性の体平衡機能障害に対する新規治療法候補として，耳後部に貼付した電極からノイズ電流を流す経皮的ノイズ前庭電気刺激(noisy galvanic vestibular stimulation：nGVS)に着目し，研究を進めている．nGVSの生理的効果としては，健常人の起立循環応答の改善や神経変性疾患患者の自律神経機能の改善という報告が近年なされている[6-8]．適度なノイズにより微弱な

Chisato FUJIMOTO
東京大学大学院医学系研究科耳鼻咽喉科・頭頸部外科学分野，東京逓信病院耳鼻咽喉科

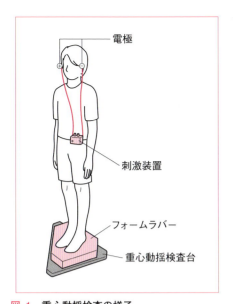

**図1　重心動揺検査の様子**
体平衡機能評価のため，nGVS装置を装着し，閉眼・ラバー負荷条件にて重心動揺検査を施行している．

入力信号の非線形系の応答が増強される現象は確率共振現象（column参照）とよばれ[9]，従来nGVSの作用は，この確率共振現象との関連が示唆されている（column参照）．本項では，前庭障害患者および高齢者におけるnGVSの体平衡機能改善効果に関する知見について解説し，今後の展望についても述べる．

## nGVSによる体平衡機能改善効果

Iwasakiらは，両側前庭障害患者，および，健常人に対し30秒間の痛みや不快感が生じない程度の微弱なnGVS刺激を行い，刺激中の体平衡の改善効果を調べた[10]．体平衡機能の評価は重心動揺検査を用い，両側前庭障害患者に対しては閉眼条件で評価を行い，健常人に対しては閉眼・ラバー負荷条件で評価を行った（図1）．パラメータは，速度（総軌跡長を30秒で除した値），外周面積，root mean square（RMS）を用いた．両側前庭障害患者の91％，健常人の76％に，上記3パラメータのすべてを改善する至適のノイズ電流刺激強度（最適刺激）が存在し，刺激が強すぎるとかえってパラメータの数値が悪化した．すなわち，nGVSの30秒刺激による姿勢制御は，確率共振的挙動を示すことを明らかにした．Wuehrらは，トレッドミルを用いて異なる速度で歩行する際の健常人，および両側前庭障害患者の歩行安定性に及ぼすnGVSの刺激中の影響を検討したところ，nGVSは，歩行のばらつきを時空間的に減少させ，より規則的で安定した歩行をもたらすことを明らかにした[11,12]．両側前庭障害患者の歩行においては，おもに低速から中程度の歩行速度において，歩行障害の改善にnGVSが効果的であることが見出された[12]．

一方で，nGVSによる体平衡機能改善効果は，刺激を停止してもその効果が持続するということが明らかとなった．Fujimotoらは，64～70歳の比較的高齢な健常人を対象とし，nGVSの長期刺激（30分間刺激と3時間刺激）による体平衡機能改善効果について，前向き自主臨床試験による検討を行った[13]．長期刺激には，最適刺激を用いた．重心動揺検査の閉眼・ラバー負荷条件で，速度，外周面積，RMSのパラメータを用いて評価を行った結果，30分刺激においても3時間刺激においても，刺激終了後数時間にわたり体平衡の改善効果が持続した（図2）．さらに，30分刺激を4時間の間隔をあけて反復することにより，刺激終了後の改善効果が強まる傾向がみられ，改善効果の持続時間においても1回目の刺激に比べ延長することを見出した．この刺激を停止してもその効果が数時間持続するという結果は，刺激中の効果の

---

**column　確率共振現象**

確率共振（確率共鳴）現象は，適度なノイズにより微弱な入力信号の非線形系の応答が増強される現象のことである．確率共振現象が提唱された始まりは，地球にみられる氷河期と間氷期の繰返し周期を説明するモデルであるとされ[16]，物理学や生命科学など多くの分野にこの概念が拡張された．脳科学分野の研究の進展とも関連し，さまざまな研究によって，神経細胞におけるノイズ印加が閾値下の入力信号の検出力を高めることが明らかになり，ノイズはある状況下ではむしろ有利に働くという概念が確立された．本項で述べるnGVSによる前庭障害患者の体平衡機能の改善をめざす研究をはじめ，脳神経系における確率共振現象を利用し，機能を活性化させることを志向する研究も近年増えてきている．

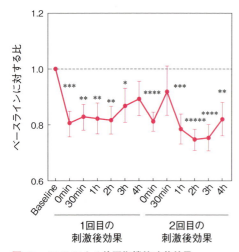

**図 2　nGVS による体平衡機能改善効果**
　健常高齢者に対し，nGVS の 30 分刺激を 4 時間間隔で 2 回行った際の立位体平衡機能の改善効果．縦軸は，重心動揺検査・外周面積における非刺激時（ベースライン）に対する比である．値が小さいほどバランスがよい．
　*：$p<0.05$，**：$p<0.01$，***：$p<0.001$，****：$p<0.0001$，*****：$p<0.00001$．

メカニズムとして想定されている確率共振現象では説明不能な新しい現象であり，つねに電流の刺激をしなくても体のバランスの改善が持続することを示しており，今後の実臨床への応用に向けて意義の高い成果と考えられる．

## 今後の展望

　これら一連の nGVS の研究は，これまで治療が困難であった体平衡障害に対する新しい治療法開発の礎となる研究として非常に重要であると考えられる．nGVS による治療を実臨床の場で新しい治療法として定着させるためには，治験を施行し治療効果のエビデンスを確立する必要がある．さらに，もっとも効果的な治療プロトコールの確立をめざした研究なども望まれる．

　これまでの知見により，nGVS の体平衡改善効果には，刺激中の効果と刺激終了後に持続する効果が存在することが示され，nGVS に対する姿勢制御系の応答は，刺激中は機能が亢進し停止すれば機能が消失するという単純な応答ではないことが明らかになりつつあるが，そのメカニズムはいまだ明らかになっていない．nGVS 刺激中の効果との関連が想定される確率共振現象については，前庭系の神経細胞において直接的に証明した報告はこれまでに存在しない．さらに，nGVS の刺激停止後の持続効果は，確率共振では説明不能なあらたな現象である．前庭系は可塑性が高いことが知られており[14,15]，nGVS の刺激後効果は，前庭系の神経可塑性との関連が推察されるものの，その詳細は不明である．今後は，ヒトを対象にした研究で示された効果のメカニズムに迫る基礎研究が必要となると思われる．

## おわりに

　以上，体平衡機能障害に対するノイズ前庭電気刺激による治療について概説した．本刺激法の実臨床への展開，および本刺激法によって示された効果のメカニズムの解明が期待される．

### 文献

1) Maarsingh OR et al. Ann Fam Med 2010;8(3):196-205.
2) Guinand N et al. Conf Proc IEEE Eng Med Biol Soc 2011;2011:2262-4.
3) Guyot JP et al. J Vestib Res 2012;22(1):3-9.
4) Merfeld DM and Lewis RF. Curr Opin Otolaryngol Head Neck Surg 2012;20(5):386-92.
5) Fitzpatrick RC and Day BL. J Appl Physiol (1985) 2004;96(6):2301-16.
6) Soma R et al. Phys Rev Lett 2003;91(7):078101.
7) Yamamoto Y et al. Ann Neurol 2005;58(2):175-81.
8) Pan W et al. J Neurol 2008;255(11):1657-61.
9) McDonnell MD and Ward LM. Nat Rev Neurosci 2011;12(7):415-26.
10) Iwasaki S et al. Neurology 2014;82(11):969-75.
11) Wuehr M et al. Brain Stimul 2016;9(1):109-16.
12) Wuehr M et al. Neurology 2016;86(23):2196-202.
13) Fujimoto C et al. Sci Rep 2016;6:37575.
14) Gittis AH and du Lac S. Curr Opin Neurobiol 2006;16(4):385-90.
15) Straka H et al. Prog Neurobiol 2005;76(6):349-92.
16) Benzi R et al. Tellus 1982;34(1):10-6.

\*　　\*　　\*

# 21. 前庭機能障害に対するリハビリテーション

**Keyword**
前庭リハビリテーション
一側前庭障害代償不全
Possible BPPV
加齢性平衡障害

新井基洋

◎近年，めまい患者に対する非薬物治療は良性発作性頭位めまい症(BPPV)への頭位治療の取組みが中心であり，それ以外のめまい疾患への前庭リハビリテーション(以下，前庭リハ)の対応は不十分といわざるをえない．医師は慢性期の遷延するめまい，ふらつきの治療に関し，薬物治療に限界を感じている．よって，めまい治療の満足度が医師のみならず患者も低いのが現状である．とくに一側前庭障害代償不全の代表である前庭神経炎後遺症やハント症候群後遺症，さらに高齢者社会がもたらした平衡障害のひとつである加齢性平衡障害に治療としての前庭リハの何を選択してよいか現場は悩んでいる．さらに，実際には多く病院，医院を訪れるBPPVのなかには，繰り返す頭位性めまいを訴えるが頭位，頭位変換眼振を観察されない，または非典型眼振を認める症例が認められる．これらをPossible BPPVという．これら臨床で遭遇するが，薬剤治療に抵抗を認める平衡障害への治療としての前庭リハを医師が指導しやすい実践形式で解説する．

## ● 一側前庭障害代償不全の治療としてのリハビリ

一側前庭障害時に，小脳は前庭の左右差改善のために代償機転を起こす[4]．前庭リハは平衡機能回復を目的とした訓練で，運動するときの体のズレを修正する機構(立ち直り障害)を回復させ，代償を促進させる．努力した練習の効果や習得された機能は，小脳に学習記憶される．前庭リハは，目(視刺激)，耳(頭部運動による前庭刺激)，首(頸部の運動)，足の裏(直立，歩行など深部感覚刺激)の反復刺激により，めまいの症状は時間とともに消失していく．慢性期では患側の速い動きに対する前庭動眼反射の利得低下により生活に支障が残ることがある．前庭代償の促進を前庭リハで獲得しないと，遷延するめまい，ふらつきと不安で外出不可能になる．ここで，安静を医師から推奨され，とり続けていくと確実に慢性めまいとなる．そこで，前庭リハが治療として必要である．慢性一側前庭障害代償不全治療には前庭リハが有効であるというエビデンスがある[5]．前庭リハの施行種類が多すぎてはいけないので，当院では8つに前庭リハを当初は絞り外来で指導している．座位施行する訓練が4つ(早い横，ゆっくり横，振り返る，上下)，立位訓練が3つ(立位での50歩足踏み訓練，片足立ち，爪先立ち)，仰臥位訓練が1つ(寝返り)を基本リハとして当初の指導内容としている．開始後，1日2回，とくにめまいを感じる朝と，疲れてくる夕に前庭リハを施行していただく．食前か食後2時間あけての訓練が望ましく，食直後は避けるように指導している．

そこで，坐位で行う代表的訓練から紹介する．

---

**column** 良性発作性頭位めまい症の新診断基準(2015年)

後半規管型結石症，外側半規管型結石症，外側半規管型クプラ結石症，初診時にすでにBPPVが自然寛解している症例であるprobable BPPVの4つの概念がBPPVの範疇と決められた[3]．それ以外の前半規管型結石症や後半規管型クプラ結石症，複数の半規管に耳石が迷入したタイプ，繰り返す頭位めまいを訴えるが，頭位，頭位変換眼振を観察されない，非典型眼振を認めるBPPVをPossible BPPVとし，これらをemerging(あらたに発生した)and controversial(議論の的になる，物議をかもす)syndromesに分類し，BPPVの定義には入れていない．

---

Motohiro ARAI
横浜市立みなと赤十字病院めまい平衡神経科

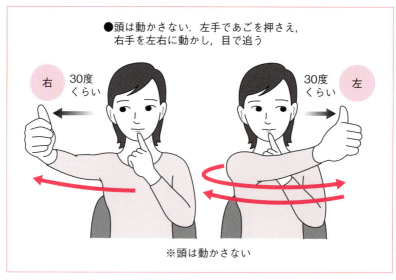

**図1 レッスン1 "ゆっくり横"**
ゆっくり横に目線を動かしたときにめまいがする方に推奨する．座位または立位で行うリハビリ．

これには，レッスン1と2があり，代表的訓練を2つ紹介する[4]．

○レッスン1：横に目線を変えたときにめまいを感じる患者は，"ゆっくり横"を実施する

図1のリハ活用方法は車窓の景色の変化でめまいを認める場合の訓練として施行する．つまり，めまい患者は視性眼球運動による補正も不十分であるため，目を動かす，物を見る，その代表的な状況である流れる景色を見るとめまいを感じるのである．そこでEye-tracking test (ETT)を用いた小脳の滑動性眼球運動を用いたトレーニングを施行してもらう．

○レッスン2：頭を動かしたときにめまいを感じる場合は以下の2つのリハ"ふりかえる"と"上下"という訓練を実施することがおすすめである

図2のリハ活用方法は「家族によばれて振り返るときにめまいがする」との訴えがある時に推奨する訓練である．前庭眼反射(VOR)を用いたトレーニングである．前庭眼反射利得の増加を目的に施行してもらう．開眼での頭部運動であり，前方の1点，今回は親指の爪を見ながらの頭部運動である．医師が患者の眼を観察すると患側の診断にもつながり，Head impulse test[6]と同じ原理であり，続けて行うと訓練にもなる．座位で施行し，慣れたら頭部回転を早めて施行していただきたい．さらに立ち仕事の方は是非，立位でも訓練を施行することが必要で，後述する立位リハも併用すべきある．

前庭リハはモチベーションをもたせるだけでなく，継続させて実施する必要がある．そのために"めまいを治す"という前向きな気持ち，声を出しながら訓練をすることも指導している[7]．とくに，慢性期めまい患者は「辛い，治らない」という言葉が口癖になっており，後ろ向きな自分の言葉は"治したい"という本来の欲求と反対で，治療に逆効果であることを指導する．加えて，めまいが改善した患者の成功体験をモチベーションが上がらない患者に聞かせることは重要と考えている．当院では，さらに4泊5日の入院をして医師の指導下で教育することでモチベーションを上げている．この入院で，前庭リハのみならず，患者どうしでめまいについて話し合いを頻回にもつこと，集団で前庭リハを施行することで認知行動療法的取組みにより不安を軽減させている．集団前庭リハの観察期間は退院後4週間(1カ月)を設定して，めまいとそれに伴う精神症状検査を施行して，改

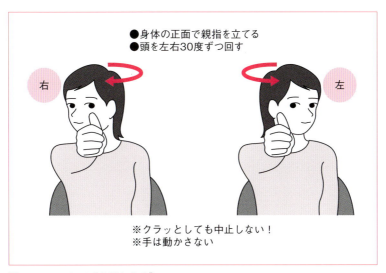

図2 レッスン2 "ふりかえる"
人によばれてふりかえるとき，車庫入れなど後方確認にめまいがあるときの推奨リハビリ．

善が不十分な訓練項目を退院後3カ月の宿題項目として提案する．その改善不十分な項目を訓練して，退院後6カ月に同様な検査を踏まえて観察して，助言を行っている．

## 加齢性平衡障害の治療としてのリハ

　高齢者が歩行や立位を維持するためには前庭リハだけでは改善しないことはいうまでもない．加齢性平衡障害は前庭小脳を含めた中枢神経加齢変化に加え，骨，関節，筋肉，神経の衰えなど全身の体平衡機能低下が関係するからである．症状としては，立つ，歩くなどの動作が困難な運動器症候群（ロコモティブシンドローム）の合併を認める．これを「年齢だからあきらめて」と医師からいわれると，結果的に要介護や寝たきりになる可能性があるので要注意である．最近，厚労省は高齢者を要介護の手前の生理的な活動性が著しく低下する前の状態で医師が患者を見極め，改善するように提唱している．この状態をフレイル[8]とよんでいる．語源は"虚弱フレイル（fraility）"から で，フレイルとは，要介護の手前の状態で，①活動性低下，②筋力低下，③歩行速度の低下，④体重減少，⑤疲れやすい，の5項目のうち3項目以上を満たしたものと定義（2001，Friedらが提唱[8]）されている．この状態に陥ると薬物治療のみでは

ふらつきの改善は難しくなる．加齢性平衡障害患者にはフレイルが併存し，加齢性の筋萎縮は筋力低下と歩行速度の低下を産む．人間は30～60歳の間は年に0.7％骨格筋の量が減少し，60歳以降は年2％減少するとの報告がある[9]．さらに，寝たきりになると，下腿三頭筋は毎日0.5％減少し，2日で1％の筋量が減少することになる．高齢者のめまいやふらつきを仕方がないという言葉で片づけているとサルコペニア[10]が悪化して，まさにフレイルへ移行してしまうことを日々の臨床で散見する．よって，高齢者のふらつきも症状の早期の段階から前庭リハを導入する価値は高いと考える．筋肉の2/3は臍部以下の下半身に存在するので，その訓練は立位の訓練が重要となる．しかし，高齢者が施行できなくては意味がないので，施行可能な訓練でかつ継続することができる訓練を推奨している．重力に負けない筋力と平衡機能を維持するためには，前庭リハに加えて，ロコモ体操やフレイル予防の筋力増強と骨量維持，転倒予防の概念を包括した訓練の提唱が必要である．しかし，それらはまだ確立していないので，立位前庭リハとロコモ体操を取り入れた当院での前庭リハを紹介する．

　まず，立位でのレッスン3を紹介する[5]．レッスン3のリハ施行の注意点は，①安定した固くて

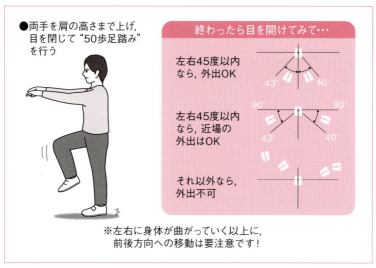

図3 レッスン3 "50歩足踏み"
　立位, 歩行時のふらつきに推奨するリハビリで, 閉眼で偏倚検査として行うだけでなく, リハビリとして有用で, 開始当初は開眼で行う.

平らなところで行う. ②立位の運動は, ペアで行って転倒を防止することが理想であるが, 独居老人も多いので, 一人で可能な訓練を選択する. また, 転倒が不安な場合には手を壁について開眼で訓練をすることとする.

○レッスン3：立った時のふらつきには"50歩足踏み"を実施する

　図3リハビリの活用方法は「歩いていると身体が左右にとられる, まっすぐ歩けない」との訴えがある時に施行する. 初めは開眼で開始することが望ましい. 慣れたら大腿を高く拳上させるように指導していく. 2週間で筋力がついたことを実感するはずである. 高齢でも訓練で筋肉は太くなることは確認されている. 理想は閉眼50歩足踏みを行うこともすすめるが, 転倒予防のための介助が必要であるので無理に推奨する必要はないと考える. さらに, 立った時のふらつきの追加リハ"片足立ち"を実施する.

　"階段など片足の時に身体が左右にとられる, ふらついて倒れそう"との訴えがある時に施行する. かならず転倒予防のため壁に手や指を付けて行うことが必要である. 慣れたら1回の片足あげ時間を10秒→20秒→30秒まで延ばして行う. 徐々に秒数を伸ばし, 回数は左右3回ずつ行う. 著者の経験では, 20秒以降になると大腿を高く拳上することが不得意な左右一側が明らかになる. よって訓練が進んできたら, 練習は左右同数行うのでなく, 不得手な側を大目に施行する. そのほか, ふらつきを軽減するために下腿三頭筋を鍛える左右爪先立ち15秒/回を5回, 1日2セット施行を推奨している. さらに, 前述した座位のリハビリも併用がさらに症状の改善を促進する.

## Possible BPPVの治療としてのリハ

　浮遊耳石が原因となる良性発作性頭位めまい症には, 一般的な前庭リハビリよりも, Epley法やLempert法などの浮遊耳石置換法の方が早期に症状が改善することは自明である. ところで, 2015年の良性発作性頭位めまい症の新診断基準では, 後半規管型結石症, 外側半規管型結石症, 外側半規管型クプラ結石症, 初診時にすでにBPPVが自然寛解している症例であるprobable BPPVの4つの概念がBPPVの範疇と決められた[3]. それ以外の前半規管型結石症や後半規管型クプラ結石症, 複数の半規管に耳石が迷入したタイプ, 繰り返す頭位性めまいを訴えるが, 頭位,

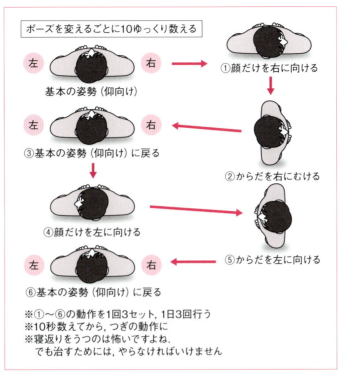

図4 レッスン4 "寝返り"
寝返りの際にめまいを認めるめまい患者に推奨するリハビリ．

頭位変換眼振を観察されない，非典型眼振を認めるBPPVをPossible BPPVとし，これらをemerging（あらたに発生した）and controversial（議論の的になる，物議をかもす）syndromesに分類し，BPPVの定義には入れていない[3]．当院では，このPossible BPPV症例にめまいのリハビリを外来と入院で施行している．その代表的な仰臥位でのリハビリを提示する．このリハ施行の注意点は，①安定した固くて平らなベッドなどで行う，②得意な左右方向でも施行することが必要である．

○レッスン4：寝る，起きる，寝返りがうてない場合は"寝返り"を実施する

図4リハの活用方法は"めまいで寝返りがうてず，左下でしか寝られない"との訴えがある時に頭位，体位の変化は上記時間を守らせて施行させる．首が悪い方は身体のみの体位変化でもかまわない．同様に腰が悪く，体位変化ができない患者は首の運動のみでも行わないよりはよいと考え

る．Possible BPPV症例を中心に前記の座位，立位の前庭リハビリを組み合わせて外来と入院で施行し，その治療結果をDHIスコアで評価した．結果は，外来，入院症例ともに1カ月後に有意に改善を認め，さらに入院群は外来群と比較して改善度が有意に高くなることも報告[11]している．

## 前庭リハ効果の根拠

前庭リハが治療として効果があることを医学的に説明したのが"バラニーの回転椅子"である．この椅子を用いた回転後眼振検査は，頭部・体幹を前屈した姿勢で目を開けたまま椅子に座り，椅子を回転させる．回転停止後に半規管の慣性による内リンパ流動が生じ，回転後眼振が出現する．しかし，何度も訓練を行い，回転後眼振をたびたび経験すると眼振が出にくくなる現象を認める．これを"RD（response decline）現象"といい，刺激を反復すると反応がしだいに減少する現象で，回転検査のなかでも回転後眼振では起こりやすいことが知られている．これは，小脳片葉を介する

前庭神経核抑制で起こるとされ，このことが，平衡障害におけるリハの基礎となっている．しかし，高齢者が歩行や立位を維持するためには前庭リハだけでは改善しないことは先に述べた．加齢性平衡障害は前庭小脳を含めた中枢神経加齢変化に加え，骨，関節，筋肉，神経の衰えなど全身の体平衡機能低下が関係するからで，立つ，歩くなどの動作が困難（運動器症候群の合併）になり，フレイルの可能性が高く，ひいては要介護や寝たきりになる可能性もある．そこで，前庭リハに加えた重力に負けない筋力と平衡機能の訓練が必要で，ロコモ体操やフレイル予防の筋力増強と骨量維持，転倒予防の概念を包括した訓練の提唱が必要である．

## おわりに：前庭リハのすすめ

当院では1996年から入院および外来での前庭リハを実施してきた．これは前庭リハの祖であるCawthorne-Cookseyの提唱するリハ[12-13]）をもとに北里大学神経耳科で体系化されたリハ[14]）をさらに集団で施行するように改変したものである．治療成績については，紙幅の関係上，参考文献を参照してほしい．本来リハビリテーションとは"元の状態に回復させる"という意味であるが，現在の超高齢者社会においては，リハビリに加えて"もっている機能を生かしてさらに発達させる"="リハビリテーション"という考えも含んだ取組みをしなくては太刀打ちできない．前庭リハを行う回数，強度，行う時間，期間など一般的に受け入れられたガイドラインや確立された方法は定まっていないが，前庭代償が遅延している症例や高齢めまい症例には介入する価値は高いと考え，代表的リハを抜粋して提示した．明日からのめまい診療に役立てれば幸いである．

## 文献

1) Epley JM. The canalith repositioning procedure:for treatment of benign paroxysmal positional vertigo. Otolarungol Head Neck Surg 1992;107(3):399-404.
2) 室伏利久．めまいの診かた，治しかた．中外医学；2016. p.132.
3) von Breverrn M et al. Benign paroxysmal positional vertigo:Diagnostic criteria. J Vestib Res 2015;25(3-4):105-17.
4) 新井基洋．めまいは寝てては治らない．第5版．中外医学；2016.
5) McDonnell MN and Hillier SL. Vestibular rehabilitation for unilateral peripheral vestibular dysfunction. Cochrane Database Syst Rev 2015;13:CD005397.
6) 角南貴司子．Head Impulse Testの実際．耳鼻臨床 2015；108：884-5.
7) 新井基洋．前庭リハビリ実践バイブル．第1版．中外医学；2014.
8) Fried LP et al. Frailty in older adults:evidence for a phenotype. J Gerontol A Biol Sci Med Sci 2001;56(3):M146-56.
9) 大島　博．長期臥床と宇宙飛行の骨量減少．JAXA宇宙医学研究技術グループ資料．
10) Rosenberg IH. Epidemiologic and methodologic problems in determining nutritional status of older persons. Am J Clin Nutr 1989;50(5 Suppl):1121-235.
11) 新井基洋・他．めまい集団リハビリテーションの治療成績（第2報）Equilibrium Res 2011；70(2)：57-66.
12) Cawthorne T. Vestibular injuries. Proc R Soc Med 1946;39(5):270-3.
13) Cooksey FS. Rehabilitation in vestibular injuries. Proc R Soc Med 1946;39(5):273-8.
14) 徳増厚二．めまいのリハビリテーション．JOHNS 2001；17：825-9.

\* \* \*

# 鼻科

鼻科

# 22. 好酸球性副鼻腔炎の病態生理と治療

藤枝重治

**Keyword**
好酸球性副鼻腔炎
Th2 サイトカイン
ヒト化抗体
鼻茸

◎好酸球性副鼻腔炎の病態は，IgE 依存性炎症と IgE 非依存性炎症を中心に説明されるようになってきた．IgE 依存性の根拠は抗 IgE 抗体が鼻茸を縮小させ好酸球性副鼻腔炎を改善させたからである．そのほか IL-4/IL-13，IL-5 に対する抗体治療も有効性が確認され，これらサイトカインが IgE 依存性炎症と IgE 非依存性炎症の両方に関与していることを示している．IgE 非依存性炎症の中心は上皮からのサイトカイン（TSLP，IL-33，IL-25）と ILC2 細胞であり，ILC2 細胞から放出される IL-5 が好酸球浸潤を誘導している．そのほかには，凝固系亢進と線溶系抑制によるフィブリン沈着も鼻茸形成に関与している．これらの機序は，ウイルスや細菌，あるいはそれらのもつ蛋白分解酵素，化学物質の曝露などによって鼻粘膜上皮を刺激することから始まり，最終的に好酸球浸潤と粘液産生，鼻茸形成につながる．どのようにして鼻茸形成が起こるのかは，いまだ不明である．

## ● 好酸球性副鼻腔炎の概略

好酸球性副鼻腔炎は，多数の好酸球が浸潤した鼻茸と嗅覚障害を特徴とする疾患である．患者は成人発症であり，気管支喘息，アスピリン不耐症，薬物アレルギーを合併していることが多い．内視鏡下副鼻腔手術と長期マクロライド療法に抵抗性であり，術後易再発性の難治性副鼻腔炎である．一方で経口ステロイドが著効を示すが，中止をすると内服前の状態に戻ることが多い．本疾患は，好中球浸潤主体の従来型慢性副鼻腔炎とは異なった副鼻腔炎である．

## ● 好酸球性副鼻腔炎の病態生理

### 1. IgE 依存性炎症

好酸球性副鼻腔炎は Th2 環境下で発症すると考えられている．アレルギー性鼻炎の場合には，アレルゲンが鼻粘膜に侵入し，樹状細胞がそれを捕捉してナイーブ CD4 陽性 T 細胞に伝え，IL-4 存在下で Th2 細胞へ分化させ，さらに IL-4，IL-5，IL-13 を産生させる．そのような Th2 環境下で B 細胞は，アレルゲン特異的 IgE 産生形質細胞に分化し，IgE を産生するとされる（図 1）．好酸球性副鼻腔炎においてもこれと同じメカニズムで抗原特異的 IgE が産生される．ベルギー・ゲント大学の Bachert グループは，黄色ブドウ球菌エンテロトキシンが好酸球性副鼻腔炎ではアレルゲンになると提唱している[1]．最初に鼻腔内に存在する黄色ブドウ球菌のエンテロトキシンに対する特異的 IgE が産生されるが，その後はポリクローナルな IgE 産生が起こり，黄色ブドウ球菌エンテロトキシンが鼻粘膜に侵入しなくともさまざまな刺激でポリクローナルな IgE 産生が起こり，その後の過程で，好酸球遊走・浸潤，炎症が惹起される．さらに同グループは High Resolution Mass Spectrometry を用いて副鼻腔炎粘膜から黄色ブドウ球菌エンテロトキシンやプロテアーゼの存在を証明し，それらの存在と IL-5 産生が一致することを証明した[2]．

著者はヒト鼻粘膜において IgE が産生されると最初に証明したが[3]，好酸球副鼻腔炎鼻茸組織中には異所性のリンパ組織が発達して，IgE のみならず IgG や IgA を産生すると報告された．そこでは BAFF，IL-7，CCR7，CCL21，IL-17，lymphotoxin，濾胞性 T 細胞などが関与している[4]．

Shigeharu FUJIEDA
福井大学学術研究院医学系部門耳鼻咽喉科・頭頸部外科学

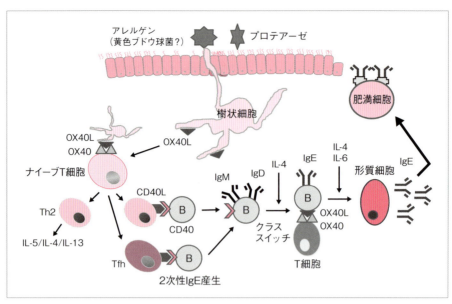

**図1 好酸球性副鼻腔炎病態におけるIgE依存性炎症機序**

そのなかで抗基底膜抗体が検出され，鼻茸の基底膜に抗体が沈着するとともに古典的補体系の活性化が起こり，炎症が持続するとの報告もなされている[5]．

日本においては，黄色ブドウ球菌エンテロトキシン特異的IgEはほとんど証明されていないが，黄色ブドウ球菌エンテロトキシンの in vitro 刺激でIL-5を代表とするTh2サイトカインの産生やケモカイン産生が起こることが，Okanoらによって報告されている[6]．また，日本人においても鼻茸中にIgEが存在することおよびIgEへのクラススイッチが行われていることは証明された[7]．

IgE産生においては，IL-4は主たる役割を担うが，鼻粘膜炎症の誘導相においては，IL-4の役割は小さいと考えられている．一方でIL-13は，鼻粘膜上皮のサイトカイン・ケモカインの産生，粘液産生，血管内皮細胞の接着分子発現に重要な役割を果たし，誘導相における主たるサイトカインとなっている．

鼻粘膜において，通常IgEは肥満細胞上で結合している．アレルギー性鼻炎においては，上皮層に存在する肥満細胞はトリプターゼのみをもっており，固有層に存在する肥満細胞ではトリプターゼ以外にキマーゼやカテプシンG様のプロテアーゼももっている．好酸球性副鼻腔炎においては，これら2つの肥満細胞以外に，トリプターゼ陽性，カルボキシペプダーゼA（CPA）陽性，キマーゼ陰性の肥満細胞も存在する．この肥満細胞の機能に関しては，まだ不明である[8]．

## 2. IgE非依存性炎症

一方で，アレルゲンではなく，化学物質やプロテアーゼ（蛋白分解酵素）を含む蛋白が鼻腔内に侵入し，鼻粘膜を刺激することがある．これには細菌やウイルス自身およびそれらのプロテアーゼも該当する．これらの刺激によって鼻粘膜上皮からThymic stromal lymphopoietin（TSLP），IL-25，IL-33の上皮系サイトカインが産生される．①TSLPは樹状細胞の活性化を介してTh2細胞を活

---

> **column1 アレルギー性鼻炎と好酸球性副鼻腔炎のメカニズムは同じ？**
>
> 文中に述べているIgE依存性炎症とIgE非依存性炎症による好酸球遊走に関しては，メカニズムはほぼ同じである．気管支喘息でも同じ機序と考えられている．ただ異なるのは，上皮の刺激である．アレルギー性鼻炎では明確なアレルゲンがトリガーになるが，好酸球性副鼻腔炎では明確なものがなく，粘膜の反応性も異なる．アレルギー性鼻炎では，ヒスタミン，ロイコトリエンの作用が大きいが，好酸球性副鼻腔炎ではそれらのケミカルメディエーターはあまり関与しない．

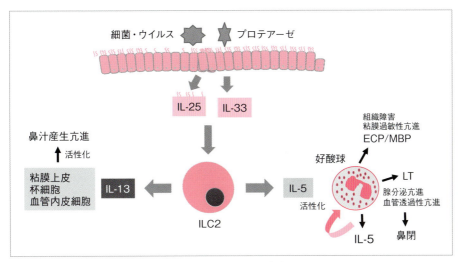

図2 好酸球性副鼻腔炎病態におけるIgE非依存性炎症機序

性化させる．②IL-25は，Th2細胞，Th9細胞に加え，ILC2細胞に作用し，IL-5とIL-13の産生を誘導する．③IL-33はTh2細胞，ILC2細胞，肥満細胞に作用してIL-5とIL-13の産生を誘導する．いずれもTh2細胞の活性化が起これば，IgE依存性炎症と同じように炎症反応が起こる．IL-5によって，好酸球浸潤と生存の延長，活性化が起こる．IL-13によって鼻粘膜上皮，杯細胞（粘液産生細胞），血管内皮細胞の活性化が誘導され炎症が形成される（図2）．これらとは別にCD69とそのリガンドであるミオシン軽鎖による構造が，IL-33の刺激とともにTh2細胞からpathogenic Th2(Tpath2)細胞への誘導と動員を促し，Tpath2細胞からIL-5が放出され，好酸球が遊走してくることも証明されている[9]．

これらはアレルギーマウスモデルによって証明されているが，同じ機序が好酸球性副鼻腔炎においても調べられている．好酸球性副鼻腔炎鼻茸においてTSLPのmRNA発現は有意に亢進している．しかし，TSLPの蛋白レベルは逆にコントロールに比べ低下している．これは鼻茸組織中の蛋白分解酵素（プロテアーゼ）によってすぐに分解されるためであるが，分解されても鼻茸組織中で活性を有し，肥満細胞からのIL-5産生を有意に亢進させる[10]．また，鼻茸組織中のIL-25は鉤状突起の粘膜に比べ有意に高いmRNA発現と蛋白レベルであった．鼻茸組織中IL-25が高い群では，CTスコア，鼻茸スコア，Th2サイトカイン濃度が高値であった[11]．同様に好酸球性副鼻腔炎鼻茸上皮ではIL-33およびIL-33受容体（ST2）の発現が高く，その発現はCTスコアと臨床症状と正の相関をしていた[12]．

IgE非依存性炎症では，Th2サイトカインを放出するILC2細胞の存在が重要である．鼻茸組織にILC2細胞が存在することは，ヒトの組織を使った実験ではきわめて早期に証明された[13]．鼻茸粘膜上皮から産生されたIL-25，IL-33によってILC2細胞から大量のIL-5とIL-13を産生され好酸球遊走・活性化を促す．

### 3．凝固系・線溶系の異常

好酸球性副鼻腔炎では，凝固系と線溶系に異常があると著者らは考えている．図3に線溶系と凝固系の関係を示す．好酸球性副鼻腔炎の鼻茸では，フィブリンの過形成と沈着が起こっている[14]．フィブリンは一般に凝固系で作られるが，好酸球から産生されるTissue factorによって，ProthrombinがThrombinになり，その後カスケードを進みながら最終的にフィブリンができ，フィブリン網が形成される．好酸球性副鼻腔炎鼻茸では，Tissue factor，XIII-A因子など凝固系因子の発現が亢進し，過剰なフィブリン形成に関与している[14,15]．一方，フィブリン網を溶解するのは線溶系であり，PlasminogenがPlasminになり，Plasminがフィブリン網を分解する．Plasmino-

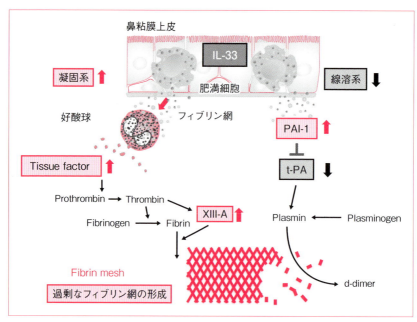

図3 好酸球性副鼻腔炎における凝固系亢進と線溶系抑制機序

genからPlasminへの移行には，Tissue plasminogen activator(TPA)とUrokinase-type plasminogen activatorの2種類が関与する．このうち鼻茸ではTPAが低下しているが，それはPlasminogen activator inhibitor-1の亢進による．そして最終的に線溶系が抑制され，フィブリンの溶解ができなくなっている[15]．

### 好酸球性副鼻腔炎における好酸球の機能

好酸球は，炎症の場において消防士的役割を担い，炎症を消退させるものとの認識がある．一方で，好酸球から放出されるECPなどの顆粒は神経や上皮に対して障害性を有することも報告されている．鼻茸に浸潤している好酸球はエトーシス(etosis)とよばれる特殊な細胞死を起こし，粘性の高い線維状のクロマチン(細胞核に存在するDNAと蛋白の複合体)を大量に放出し，粘稠な鼻汁を形成する一役を担う[16]．また，エトーシスは黄色ブドウ球菌のコロニーが証明されたIL-5陽性の鼻茸組織において有意に多く観察され，粘性の高い線維状のクロマチンが細菌を捕捉する．好酸球のエトーシスは，黄色ブドウ球菌の in vitro 刺激によって誘導できるが，表皮ブドウ球菌では誘導できなかった[17]．

### 治療

好酸球性副鼻腔炎患者は一般的に膿性鼻汁を認め，医療機関を受診することが多い．まずAMPCを処方し，7～10日で膿性鼻汁が消失したら，CAMに変更する．しかし粘稠な鼻汁，嗅覚障害，鼻茸に変化がないので，経口ステロイド(セレスタミン，プレドニン)を処方する．すると粘稠な鼻汁は著減，鼻閉と嗅覚障害も改善する．さらに鼻茸の縮小も認められる．これが典型的な好酸球性

---

**column2 エトーシス(etosis)**

細菌に感染した好中球は，細胞外トラップいわゆるNETs(neutrophil extracellular traps)というもので細菌を絡めて抗菌成分(ヒストンや細胞に含まれている抗菌ペプチド)により細菌を退治する作用がある．NETsは，好中球の自発的な死をもってつくりだす網状の構造物で，死んだ細胞に由来するヒストンやDNAから構成され，非常に粘稠でそれによって細菌を絡める．この現象をエトーシスといい，好酸球でも同様な自発的な死とextracellular eosinophilic trapsが報告され，好酸球性副鼻腔炎，好酸球性中耳炎，アレルギー性気管支肺アスペルギルス症の悪化機序の関与が報告されている．

副鼻腔炎の治療経過となる．その後，経口ステロイドを漸減し，最終的に隔日ないしは1週間に1日1回1錠の内服とし，中止する．軽快した症状は風邪などのウイルス感染，細菌感染によって，再度同じ状態に戻る．このような状態を繰り返すと鼻茸は増大し鼻腔を充満して，内視鏡下鼻副鼻腔手術を行うこととなる．

筆者は漢方薬の中で辛夷清肺湯を処方している．効果に関しては個人差が大きいが，著効することもある．抗ロイコトリエン薬はあまり効果がない．鼻噴霧用ステロイド薬は，内視鏡下鼻副鼻腔手術後に使用するが，術前での使用ではあまり効果がない．最近，吸入ステロイドを鼻から吐き出すこと（経鼻呼出法）で，後部篩骨洞にステロイドが到達し鼻茸の縮小とCT所見が改善すると報告されている[18]．

ヒト化抗体作成の進歩によって，好酸球性副鼻腔炎の病態に関連する分子に対する抗体治療も行われるようになってきた．抗IgE抗体（omalizumab）は，好酸球性副鼻腔炎を合併したアスピリン喘息患者（重症例）に投与すると，呼吸機能が改善したresponderにおいて，有意に鼻閉，嗅覚，鼻汁スコアの改善を認めた[19]．

ヒト化IL-5受容体抗体（benralizumab）は，現在わが国において好酸球性副鼻腔炎に対する後期第Ⅱ相試験が行われ終了した．現在詳細な解析を行っている．抗IL-5抗体（mepolizumab）は，鼻茸スコアが3〜4を示す大きな鼻茸を有する症例を対象に，プラセボ対照二重盲検試験が行われた．その結果，60％の実薬群症例で鼻茸縮小と副鼻腔CT改善を認めた[20]．さらに内視鏡下鼻副鼻腔手術を要するような鼻茸患者を対象として，4週間6クールのmepolizumab静脈投与によるプラセボ対照二重盲検試験を行い，手術の回避とポリープスコア，Visual analog scale（VAS）の有意な改善を報告した[21]．

またIL-4Rα鎖に対する抗体（dupilumab）は，鼻茸の大きさによる鼻茸スコア，Lund-MackayによるCTスコア，SNOT-22，嗅覚検査において有意な改善を認めた[22]．とくに半数以上の鼻茸症例で，鼻茸スコアが2以上改善を認めるとともに，鼻閉，鼻漏，嗅覚障害の自覚症状および鼻腔通気度の有意な改善も認めた．このようにいくつかの抗体製剤はかなりの期待がもて，今後さらに注目される臨床研究へと発展すると思う．

### 文献

1) Bachert C and Gevaert E. J Allergy Clin Immunol 2016;138(5):1277-83.
2) Bachert C et al. J Proteomics 2017 Dec 13. pii:S1874-3919(17)30426-8. doi:10.1016/j.jprot.2017.12.003. [Epub ahead of print]
3) Fujieda S et al. Am J Respir Cell Mol Biol. 1998;19(3):507-12.
4) Song J et al. J Allergy Clin Immunol 2017 Dec 5. pii:S0091-6749(17)31671-8. doi:10.1016/j.jaci.2017.10.014. [Epub ahead of print]
5) Van Roey GA et al. J Allergy Clin Immunol 2017;140(1):89-100.
6) Okano M et al. Allergol Int 2015;64(2):131-8.
7) Baba S et al. Clin Exp Allergy 2014;44(5):701-12.
8) Takabayashi T et al. J Allergy Clin Immunol 2012;130(2):410-20.
9) Endo Y et al. Immunity 2015;42(2):294-308.
10) Nagarkar DR et al. J Allergy Clin Immunol 2013;132(3):593-600.
11) Hong HY et al. Allergy 2018;73(2):459-69.
12) Liao B et al. Allergy 2015;70(9):1169-80.
13) Mjösberg JM et al. Nat Immunol 2011;12(11):1055-62.
14) Takabayashi T et al. Am J Respir Crit Care Med 2013;187(1):49-57.
15) Takabayashi T et al. J Allergy Clin Immunol 2013;132(3):584-92.
16) Ueki S et al. J Allergy Clin Immunol 2016;137(1):258-67.
17) Gevaert E et al. J Allergy Clin Immunol 2017;139(6):1849-60.
18) Kobayashi Y et al. Int J Clin Pharmacol Ther. 2017;55(1):89-94.
19) Hayashi H et al. J Allergy Clin Immunol 2016;137(5):1585-7.
20) Gevaert P et al. J Allergy Clin Immunol 2011;128(5):989-95.
21) Bachert C et al. J Allergy Clin Immunol 2017;140(4):1024-31.
22) Bachert C et al. JAMA 2016;315(5):469-79.

\* \* \*

鼻科

# 23. アレルゲン免疫療法の治療戦略

岡野光博　野口佳裕

**Keyword**
舌下免疫療法
Dual SLIT
小児適応
効果予測

◎アレルゲン免疫療法はアレルゲン（抗原）を投与して免疫寛容，すなわち過敏な反応性を弱める治療である．投与経路としては皮下あるいは舌下が一般的である．標準化された抗原を用いることが望ましい．症状に合致するアレルゲン特異的IgEを認めることが第一の適応である．絶対的禁忌は不安定な重症喘息を合併する患者である．メタ解析にて成人例および小児例ともに症状を改善し，併用する薬剤の量を軽減する効果が確認されているが，ドラッグエフェクトは不明な点が多く，舌下免疫療法に用いられる製剤それぞれについてのエビデンス構築が必要である．
◎多重感作例の増加を背景に2種類の抗原を用いた舌下免疫療法（Dual SLIT）の検討が進められ，すくなくとも安全性については単独抗原投与を上まわるリスクを認めないことが示されつつある．現在，小児アレルギー性鼻炎患者を対象とした舌下免疫療法の臨床試験が終了しており，ダニ舌下免疫療法については小児適応が得られた．

## ● アレルゲン免疫療法の種類と分類

アレルゲン免疫療法はアレルゲン（抗原）を投与して免疫寛容，すなわち過敏な反応性を弱める治療といえる．多様な治療法が考案されている．対象となる患者の状態やニーズにより治療法は選択されるが，投与経路，投与抗原および投与スケジュールによって分類できる（表1）．

### 1．投与経路による分類

アレルギー性鼻炎に対しては，わが国では治療抗原を皮下注射する皮下免疫療法（Subcutaneous immunotherapy：SCIT）および口腔底に投与する舌下免疫療法（Sublingual immunotherapy：SLIT）が施行されている．また新しい投与経路として，リンパ節内免疫療法（Intralymphatic immunotherapy：ILIT），経皮免疫療法（Epicutaneous immunotherapy），皮内免疫療法（Intradermal immunotherapy）などが試みられている（表1）．新しい経路による免疫療法は興味深いが，最近の報告では花粉症患者に対する皮内免疫療法は花粉曝露による鼻症状を悪化させることが示されており，引き続き検討が必要である[1]．

### 2．投与抗原による分類

標準化抗原，すなわちアレルゲン濃度が調整され力価が安定している抗原を用いることが望ましい．わが国ではダニおよびスギ抗原が標準化されている．一方，ハウスダストやブタクサなど，標準化されていない抗原（非標準化抗原）もいまだ用いられている．また新しい治療抗原として，T細胞エピトープのみを抽出したものや，IgE結合部位を除去したペプチド抗原，アレルゲン活性の低いガラクトマンナン結合抗原など修飾抗原の開発が進められている[2]．

### 3．投与スケジュールによる分類

閾値検査をもとに初回投与抗原量を決定し増量を進める導入療法と，増量した抗原投与を継続する維持療法に分けられる．

導入療法，すなわち増量の方法としては，1日（1回の診療）あたり1回投与し増量する通常法（Conventional immunotherapy）のほかに，1日の診療で複数回投与し増量するクラスター法（Cluster immunotherapy）や，入院下に施行し数日で維持量に到達せしめる急速法（Rush immunother-

Mitsuhiro OKANO and Yoshihiro NOGUCHI
国際医療福祉大学医学部耳鼻咽喉科

**表 1** アレルゲン免疫療法の種類

**投与ルートの種類**
- 皮下免疫療法：Subcutaneous immunotherapy（SCIT）
- 舌下免疫療法：Sublingual immunotherapy（SLIT）
- 経口免疫療法：Oral immunotherapy（OIT）
- リンパ節内免疫療法：Intralymphatic immunotherapy（ILIT）
- 経皮免疫療法，皮内免疫療法など

**投与スケジュールの種類**
- 導入療法（Induction therapy）
  - 通常法（Conventional）
  - 急速法（Rush）
  - クラスター法（Cluster）など
- 維持療法（Maintenance therapy）

**投与抗原の種類**
- 標準化抗原（アレルゲン濃度が調整されている抗原）
  例：300 IR＝57,000 JAU＝Der 1 12.7〜38.0 μg
- 非標準化抗原
- ペプチド抗原
- 修飾抗原（低アレルゲン抗原）：ガラクトマンナン結合抗原など

apy）などがある．皮下免疫療法はすべてのスケジュールで行いうる．舌下免疫療法は通常法で行われ，わが国では初回投与量および増量のスケジュールは各薬剤で定められている．

皮下免疫療法の維持療法は，月に1回程度の頻度で行われることが多い．一方，現在開発が進められているペプチド免疫療法では，花粉症ではその飛散前に数回の皮下投与が行われるのみで，効果と安全性が示されている[3]．舌下免疫療法の維持療法は，わが国では1日1回行うこととなっている．最近の報告では，2年間の免疫療法では治療終了後に再燃する例を認めるため，寛解（臨床的治癒）をめざすのであれば3年以上の継続が推奨される[4]．

### アレルゲン免疫療法の適応と禁忌

アレルゲン免疫療法は，スギやダニといった個々のアレルゲンに特異的な免疫寛容の誘導を目的とする治療法である．したがって，症状に合致する特異的IgEを認める，すなわちアレルゲン検査に陽性であることが第一に適応となる．「鼻アレルギー診療ガイドライン―通年性鼻炎と花粉症―2016年度版」では，原則として5歳以上で全身的に重篤な疾患をもたず，全身ステロイド薬や抗がん薬などで免疫調整されていない患者を適応としている．舌下免疫療法については，小児適応の取得に向けた臨床試験が終了し，ダニ舌下免疫療法については12歳未満の小児でも施行が可能になった．以上より，現時点でわが国の保険診療で行うことができるアレルギー性鼻炎に対するアレルゲン免疫療法の現時点での適応は，①ダニまたはスギ花粉が原因となる患者，②一般的な薬物療法で症状またはQOLを十分にコントロールできない患者，③臨床的寛解を希望する患者，④皮下免疫療法であれば5歳以上，スギ舌下免疫療法であれば12歳以上，ダニ舌下免疫療法であれば年齢の下限なし，となる．

一方，絶対的禁忌（適応外）は，不安定な重症喘息を合併する患者（一秒率70％未満など）である．相対的禁忌は，①治療開始時に妊娠している患者，②治療に影響を与えうる胃薬剤（非選択的β阻害薬など）を使用する患者，③悪性腫瘍，あるいは免疫系に影響を及ぼす全身性疾患を伴う患者，④急性感染症に罹患している患者，⑤転居の予定がある，あるいは継続的な通院が困難である患者，があげられ，投与は慎重に考慮する．舌下免疫療法では，⑥抗原投与の場である口腔内に創傷や炎症がある場合は一時的な治療の中止を考慮する[5]．

### アレルゲン免疫療法の効果

舌下免疫療法については，メタ解析にて成人例および小児例ともに症状を改善し，併用する薬剤の量を軽減する効果が確認されている．一方，メタ解析の問題点も指摘されている．選択バイアスや出版バイアスなどのほかに，メタ解析に用いられた臨床試験では使用した抗原の組成，用量設定

---

**column　クラスエフェクトとドラッグエフェクト**

クラスエフェクトは，そのカテゴリーに共通する作用である．一方，ドラッグエフェクトは，個々の薬剤の作用を示す．

複数の臨床試験を統合解析するメタ解析によって得られた結果は，クラスエフェクトを示すことになる．結果にばらつきが大きな場合はクラスエフェクトとドラッグエフェクトが一致しない事例も生じる．舌下免疫療法のメタ解析がこれにあたるため，ドラッグエフェクトの探索が望ましいとされる．

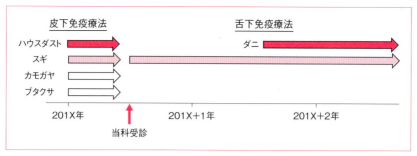

図1 皮下免疫療法から舌下免疫療法への切り替えスケジュール

あるいは投与期間がさまざまであり，またサンプルサイズも異なることから，メタ解析の結果をもって個々の舌下免疫療法製剤の効果や安全性を説明することは難しい．クラスエフェクトは確認できるもののドラッグエフェクトは不明といえ，個々の患者に最適な舌下免疫療法製剤や治療プロトコールを現状の上記のメタ解析で想定することは困難である．WHOでは舌下免疫療法に用いられる製剤それぞれについてのエビデンス構築の必要性を提言している．近年の第Ⅲ相臨床試験では1アーム100名以上のサンプルサイズで最低1年間の治療期間が行われており，今後はこれがスタンダードになると思われる．たとえばわが国で施行されたダニ舌下免疫療法の第Ⅱ/Ⅲ相臨床試験では，1アーム約300例の3群間（プラセボ，300 IR，500 IR）並行試験が1年間施行され，プラセボに比較し300 IR投与群では主要評価項目である症状スコアが有意かつ18.2％の改善を認めた[7]．さらに長期的な効果や疾患の修飾作用を検討するのであれば，3年間以上の治療と2年間のフォローアップが推奨されている[8]．

一方，皮下免疫療法については，エビデンスレベルの高い情報に乏しいのが現状である．最近，290例のダニアレルギー性鼻炎患者を対照とした5群間（プラセボ，6,667，20,000，50,000，100,000 AUeq/mL）並行試験が施行され，20,000 AUeq/mL以上の投与群でプラセボと比べ有意な鼻粘膜誘発反応の抑制がみられた．一方100,000 AUeq/mL群では重篤な全身副反応がみられたことから，実地診療では20,000または50,000 AUeq/mLでの投与が望まれる結果となった[9]．

## 多重感作例への対応：2種舌下免疫療法（Dual SLIT）について

世界的にも多重感作例は増加しており，アレルギー性鼻炎では単独感作例よりも遭遇する頻度が高くなっている．アレルゲン免疫療法は，アレルゲンに特異的な治療法であり，発症アレルゲンが単独または少数である患者に有効性が高いとされている[10]．

イネ科花粉症患者に対するプラセボ対照二重盲検比較試験では，イネ科アレルゲンを一錠あたり300 IR（アレルゲン換算で25μg）を含む舌下錠での免疫療法は，イネ科花粉単独感作例，ハンノキやブタクサなどとの多重感作例ともにプラセボと比較して有意な症状スコアの低下がみられた[11]．最近の報告でも同様の結果が示され，イネ科花粉症に対する舌下免疫療法の効果は単独感作（プラセボと比べ症状薬物スコアを28％改善）でも多重感作（プラセボと比べ26％改善）でも同等であった．また多重感作を示すアレルギー性鼻炎患児を対象に，オープン試験にて舌下免疫療法を行った多施設臨床試験がある．2/3の症例では単一アレルゲンで，残り1/3の症例では2種類の抗原で舌下免疫療法を行ったところいずれも症状およびQOLの有意な改善が認められた．以上の結果は，多重感作例であっても舌下免疫療法は適応となりうることを示唆しており，すくなくとも禁忌（不適応）とはならないことを示している．

皮下免疫療法については多種の抗原投与を同時に行うことは古くから行われてきた．一方，舌下免疫療法については2種類の抗原を用いた免疫療法（Dual SLIT）の安全性と有効性が検討されつつ

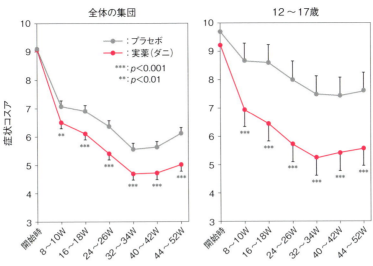

図2 ダニ舌下免疫療法の効果：年齢層での比較

ある．海外ではイネ科花粉とブタクサ花粉によるDual SLITの安全性が検討されている．イネ科花粉による舌下免疫療法を2週間施行した後に，朝にブタクサ花粉＋夕にイネ科花粉による舌下免疫療法を2週間施行し，その後2種の抗原を同時(5分以内)投与している．その結果，重篤な局所副反応，全身副反応，喘息誘発およびエピネフリン使用はみられなかったこと，また半数以上の患者では軽度の局所反応はあったものの徐々に消退したことが示された[12]．すなわち，Dual SLITは単独での投与を上まわるリスクを認めないことを報告している．

わが国でも，ダニおよびスギ花粉のDual SLITが試みられつつある．たとえば著者らは，ハウスダスト，スギおよびカモガヤによる皮下免疫療法からダニおよびスギ花粉のDual SLITに切り替えた例を経験した．まず推奨されたスケジュール通りにスギ花粉(シダトレン™)による舌下免疫療法を行い，約一年後からダニ(ミティキュア™)による舌下免疫療法を併用した．問題となるような局所および全身性副反応を生じることなく維持量に達し，現在までDual SLITを継続している(図1)[13]．今後，新鮮例でのDual SLITの有効性および安全性に関する検討が望まれる．

## 🔴 小児に対する舌下免疫療法

5歳未満の幼児に関しては重篤な全身副反応の発見と対応が困難であること，注射法であれば心的外傷(トラウマ)を与えるリスクなどを考慮し，投与ルートを問わず一般的には5歳以上を適応と考える[14]．

最近のメタ解析(15件：$n=1,392$)では，小児アレルギー性鼻炎に対する舌下免疫療法は症状を有意に改善し，薬物の使用量を有意に減少したことが示されている[6]．そのほか，小児ハウスダストアレルギー性鼻炎に対する舌下免疫療法のオープンランダム化比較試験において，舌下免疫療法群は対照である薬物療法群と比較して有意に鼻炎と喘息症状スコア，薬物スコア，VASスコア，皮膚反応を抑制した．また舌下免疫療法はハウスダスト特異的IgE抗体価を有意に低下させると同時に，鼻誘発試験の閾値を有意に上昇させた．さらに，舌下免疫療法はDer p 1によるIL-10産生を有意に上昇させた．そして，舌下免疫療法群では重篤な副作用を認めなかったことから，作用機序も含めた有効性と安全性が示された[15]．

ただし，わが国でのスギおよびダニに対する舌下免疫療法に関しては，製造承認取得のための最初の第Ⅲ相臨床試験が12歳以上の患者を対象として行われた．したがって，現状ではわが国での舌下免疫療法については12歳以上を対象としていた．しかし現在，5歳以上の小児アレルギー性鼻炎患者を対象とした舌下免疫療法の第Ⅲ相臨床試験が終了し，ダニ舌下免疫療法では12歳未満の小児でも施行が可能になった．近い将来には小児

でもスギ花粉症に対して舌下免疫療法の適応を得る可能性が高い．たとえば，5〜16歳のダニアレルギー性鼻炎患児を対象とした二重盲検プラセボ対照比較試験（$n=438$）が最近行われた．実薬（ダニ300 IR）群での開始約1年後の症状スコアは，プラセボと比較して有意（$p=0.0005$）かつ意味のある（スコア差0.95）低下を示した．一方副反応としては，実薬の一例で仮性クループ様の症状を認めたのみで，全身副反応の発生はなく，局所副反応の頻度は成人と同様であった．

## アレルゲン免疫療法の効果予測

アレルゲン免疫療法は，臨床的寛解が期待できる根治的治療法である．一方，最近の報告では2年間の免疫療法では治療1年後の鼻粘膜誘発反応はプラセボと有意な差を示さない，すなわち長期寛解が誘導されなかった[4]．このように臨床的寛解を得るには長期間の治療を要する．さらにアレルゲン免疫療法はすべての患者に有効ではない．これらを背景に，開始時に有効例あるいは無効例を予測する検討が進められている．

これまでに，治療前の①アレルゲン刺激による好塩基球活性化が高い例，②血中IL-12p70濃度が高い例，③結膜誘発反応陽性例[16]，④血清シアル化Fetuin-A濃度が高い例[17]，では舌下免疫療法が有効であることが示されている．①や③は抗原特異性が高いことを反映しているとも考えられる．さらに最近では，治療前のBMIが低値の例，すなわち肥満でない例でスギ花粉症の舌下免疫療法が有効であることが示された[18]．わが国で施行したダニ舌下免疫療法の第Ⅱ/Ⅲ相臨床試験のサブ解析では，①ダニ特異的IgE抗体価が高い例（クラス4〜6），②血中好酸球比率が高い例（7%以上），③青年例（12〜17歳），で効果がより顕著であった（**図2**）．

舌下免疫療法については，著者らはアレルゲンエキスが最初に接触する宿主因子が唾液であることから，唾液を用いた効果予測法を探索した．その結果，舌下免疫療法による無症状となった，すなわち寛解が誘導された患者では，発症者と比べ治療前の唾液で誘発されるTHP-1細胞（単球系細胞株）からのIL-10産生量が有意に高かった．すなわち，治療前の唾液を用いて寛解例を予測しうる可能性が示唆された．

### 文献

1) Slovick A et al. Intradermal grass pollen immunotherapy increases TH2 and IgE responses and worsens respiratory allergic symptoms. J Allergy Clin Immunol 2017;139(6):1830-9.
2) 岡野光博．ペプチド免疫療法の現状と展望．アレルギー・免疫 2016；23(8)：1080-8.
3) Niederberger V et al. Safety and efficacy of immunotherapy with the recombinant B-cell epitope-based grass pollen vaccine BM32. J Allergy Clin Immunol (in press).
4) Scadding GW et al. Effect of 2 years of treatment with sublingual grass pollen immunotherapy on nasal response to allergen challenge at 3 years among patients with moderate to severe seasonal allergic rhinitis:The grass randomized clinical trial. JAMA 2017;317(6):615-25.
5) 岡野光博．アレルゲン免疫療法の適応と禁忌．一般社団法人免疫療法臨床研究会編 アレルギー性鼻炎に対する免疫療法の実際と対応 一般社団法人免疫療法臨床研究会 2017年 22-30頁．
6) Radulovic S et al. Systematic reviews of sublingual immunotherapy (SLIT). Allergy 2011;66(6):740-52.
7) Okamoto Y et al. House dust mite sublingual tablet is effective and safe in patients with allergic rhinitis. Allergy 2017;72(3):435-43.
8) Berings M et al. Advances and highlights in allergen immunotherapy:On the way to sustained clinical and immunologic tolerance. J Allergy Clin Immunol 2017;140(5):1250-67.
9) Pfaar O et al. A randomized, 5-arm dose finding study with a mite allergoid SCIT in allergic rhinoconjunctivitis patients. Allergy 2016;71(7):967-76.
10) Di Lorenzo G et al. Evaluation of serum s-IgE/total IgE ratio in predicting clinical response to allergen-specific immunotherapy. J Allergy Clin Immunol 2009;123(5):1103-10.
11) Nelson H et al. Efficacy and safety of the SQ-standardized grass allergy immunotherapy tablet in mono-and polysensitized subjects. Allergy 2013;68(2):252-5.
12) Maloney J et al. Sequential treatment initiation with timothy grass and ragweed sublingual immunotherapy tablets followed by simultaneous treatment is well tolerated. J Allergy Clin Immunol Pract 2016;4(2):301-9.
13) 品川 潤・他．皮下免疫療法から二種舌下免疫療法（Dual SLIT）に切り替えたアレルギー性鼻炎症例．日鼻誌 2017；56(3)：479.
14) Pitsios C et al. Clinical contraindications to allergen immunotherapy:an EAACI position paper. Allergy 2015;70(8):897-909.
15) Elfan AO et al. Clinical efficacy and immunological mechanisms of sublingual and subcutaneous immunotherapy in asthmatic/rhinitis children sensitized to house dust mite:an open randomized controlled trial. Clin Exp Allergy 2010;40(6):922-32.
16) Druse K et al. Conjunctivial provocation tests:a predictive factor for patients' seasonal allergic rhinoconjunctivitis symptoms. J Allergy Clin Immunol Pract 2015;3(3):381-6.
17) Caillot N et al. Sialylated Fetuin-A as a candidate predictive biomarker for successful grass pollen allergen immunotherapy. J Allergy Clin Immunol 2017;140(3):759-70.
18) Yonekura S et al. An analysis of factors related to the effect of sublingual immunotherapy on Japanese cedar pollen induced allergic rhinitis. Allergol Int 2017 (Epub ahead of print).

鼻科

## 24. 嗅覚障害の診断と治療
### ——診療ガイドラインの活用

三輪高喜

**Keyword**
嗅覚障害
ガイドライン
リスクファクター
神経変性疾患
嗅覚刺激療法

◎嗅覚障害診療ガイドラインがあらたに発行された．ガイドラインでは疾患の概要として，嗅覚障害の定義，疫学，分類から，画像や検査などの診断手順が詳細に記載されている．なかでも加齢と嗅覚障害とそのリスクファクターについて詳説されている．クリニカルクエスチョンとして，原因ごとの治療法に関する推奨が示され，慢性副鼻腔炎ならびにアレルギー性鼻炎による嗅覚障害ではステロイドの内服，点鼻，噴霧が有効であるのに対して，感冒後嗅覚障害，外傷性嗅覚障害など神経性の嗅覚障害ではステロイドの有効性が示されなかったことが記載されている．また，神経変性疾患と嗅覚障害との関連から，嗅覚検査が神経変性疾患の早期診断に有用であることが高いエビデンスをもって証明されたことが記載されている．

## 嗅覚障害診療ガイドラインの登場

さまざまな診療ガイドラインが登場するなかで，嗅覚障害に関するガイドラインは国内外を問わず存在しなかった．そのため，嗅覚障害の診断と治療に関して標準的な手技，手段がなく，苦慮される医師が少なくなかった．そのようななか，2017年5月に国際的なポジションペーパー[1]が『Rhinology』誌から発表され，同年12月に日本鼻科学会誌から嗅覚障害診療ガイドライン[2]（以下ガイドライン）が発行された．ガイドラインでは，わが国における嗅覚障害診療に役立つよう，疾患の概要として，嗅覚障害の定義，分類，疫学に加えて，診断に関しては問診，耳鼻咽喉科的診察，画像診断，嗅覚検査について，豊富な図表を用いてわかりやすく解説されており，さらに主たる原因疾患による嗅覚障害の病態についても詳細に記載されている．また，治療法に関しては，近年の国内外の論文からエビデンスに基づいての推奨が記載されている．本稿では，ガイドラインの内容から，アップデートな知見について解説する．

表 1 嗅覚障害の病態別分類

| 分類 | 障害部位 | 原因疾患 |
| --- | --- | --- |
| 気導性嗅覚障害 | 鼻副鼻腔 | 慢性副鼻腔炎<br>アレルギー性鼻炎<br>鼻中隔彎曲症など |
| 嗅神経性嗅覚障害 | 嗅神経 | 感冒<br>薬物<br>外傷（軸索断裂） |
| 中枢性嗅覚障害 | 嗅球～大脳 | 頭部外傷<br>脳腫瘍<br>頭蓋内手術<br>神経変性疾患<br>　アルツハイマー病<br>　パーキンソン病など<br>脳血管障害 |

## 嗅覚障害の病態に基づく分類

嗅覚障害は，その病態により，気導性嗅覚障害，嗅神経性嗅覚障害，中枢性嗅覚障害の3つに分類される（表1）．気導性嗅覚障害とはにおい分子が嗅粘膜まで到達しないために起こる嗅覚障害であり，慢性副鼻腔炎，アレルギー性鼻炎，鼻中隔彎曲症など，鼻副鼻腔疾患が主たる原因となる．前述のポジションペーパーを含め，欧米ではconductive olfactory dysfunctionに相当し，わが国では呼吸性嗅覚障害とよばれていたものが，欧米の用語により適合するように名称が変更された（column 1参照）．嗅神経性嗅覚障害とは嗅神経の傷

Takaki MIWA
金沢医科大学医学部耳鼻咽喉科学

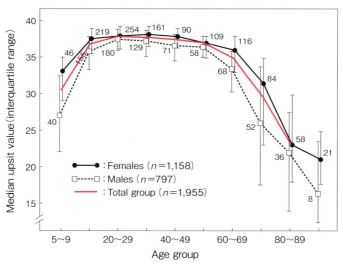

図1 嗅覚同定能の年代別変化[3]

害による嗅覚障害である．嗅神経は嗅粘膜内に位置する嗅細胞体から粘膜固有層内を通過し頭蓋内の嗅球に到達する軸索まで含まれるため，ここには嗅粘膜から嗅球侵入直前の軸索までの障害が含まれている．主たる原因としては感冒による嗅神経の変性と顔面，頭部外傷による軸索の断裂などが含まれる．中枢性嗅覚障害は嗅球から嗅索，嗅覚野など，頭蓋内の嗅覚路の障害により生じるものである．原因としては頭部外傷のほか，脳腫瘍，脳血管障害などがあげられるが，近年の話題として，アルツハイマー病やパーキンソン病などの神経変性疾患に嗅覚障害が現れることが知られるようになった．

### 嗅覚の加齢変化と嗅覚障害の危険因子

嗅覚も視覚や聴覚と同様，加齢とともに低下する．Dotyら[3]によると，嗅覚同定能は加齢に伴い向上し，10歳代で最大となる．その後，ほぼ一定のレベルを維持した後，男性では60歳代から，女性では70歳代から低下する(図1)．男性と女性とでは，全年代を通して男性の方が嗅覚同定能力は低い．また，1998年に行われたアメリカ National Institute of Deafness and Other Communication Disorders(NIDCD)の成人を対象とした調査によると，アメリカ成人全体の約1.4％が嗅覚障害を自覚していたが，その比率は65～74歳では約2.7％，75歳以上では4.6％と，加齢とともに上昇した[4]．大規模調査による嗅覚障害のリスクファクターを表2に示すが，すべての調査に共通するのは加齢と男性である．また，鼻副鼻腔疾患の既往も，多くの報告でリスクファクターのひとつとされている．

嗅覚低下による日常生活における支障とQOLへの影響も少なくない．著者らの調査によると，嗅覚障害患者が抱える一番の問題は食品の腐敗に

---

**column1 気導性嗅覚障害**

ガイドライン作成にあたり，委員会でもっとも悩んだのがこの名称である．わが国で1970年代から用いられていた呼吸性嗅覚障害という用語が欧米でのconductive olfactory disorderと適合しないことは以前から指摘されており，ガイドライン作成を機に適切な用語に変更することとなった．直訳すると伝導性嗅覚障害となるのであろうが，伝導は鼻腔内に限らず，嗅神経軸索さらには中枢嗅覚路での伝導も含まれるためやはり相応しくない．意味合いとしてair-borneであるため，聴力検査で用いられる気導を採用したが，広辞苑をはじめとする分厚い辞典には気導は掲載されておらず，一般用語としては存在しないものと思われる．しかし，weblio和英辞典で"気導"で検索するとJST科学技術用語日英対訳辞書での英訳としてaerial conductionと記されており，ここで欧米でのconductiveとの適合が得られた．しかし，違和感を覚える向きもあるようなので，3年後の改訂までに妙案をいただければありがたい．

表2 大規模調査による嗅覚障害の発生率とリスクファクター

| 調査名 | 調査年 | 国 | 対象数 | 評価法 | 発生率 | リスクファクター |
|---|---|---|---|---|---|---|
| NHIS | 1993 | 米国 | 約8万人 | 問診 | 1.4% | |
| SPBS | 2001 | スウェーデン | 1,387 | SOIT | 19.1% | 加齢　男性<br>鼻茸<br>糖尿病 |
| OLFACAT | 2003 | スペイン | 9,348 | 4臭テスト | 検知障害 19.4%<br>認知障害 48.8% | 加齢　男性<br>低学歴<br>嗅覚障害の既往 |
| BDOS | 2005-2008 | 米国 | 2,838 | SDOIT | 3.8%<br>男性 5.6%<br>女性 2.4%<br><35歳 0.6%<br>>65歳 13.9% | 加齢　男性<br>鼻茸<br>鼻中隔弯曲症<br>動脈硬化<br>喫煙(女性) |
| KNHANES | 2009 | 韓国 | 7,306 | 問診 | 4.5%<br>男性 4.7%<br>女性 4.2% | 加齢　男性<br>鼻副鼻腔炎<br>B型肝炎<br>低収入<br>空気汚染 |

NHIS: National Health Interview Survey, SPBS: the Skövde population-based study, SOIT: Scandinavian Odor Identification Test, OLFACAT: Olfaction in Catalonia survey, BDOS: Beaver Dam Offspring Study, SDOIT: San Diego Olfactory Identification Test, KNHANES: Korean National Health & Nutrition Examination Survey.

気づかないことである．ついで，ガス漏れに気づかない，食事がおいしくない，調理の味付けができない，煙に気づかないと続く[5]．食品の腐敗，ガス漏れ，煙に気づかないことは独居高齢者にとっては深刻な問題である．また，食物がおいしく食べられないと栄養状態にも影響を及ぼし，調理の味付けができないと，塩分，糖分の摂取に影響を及ぼし，高血圧，糖尿病などの持病の治療に支障をきたすことを認識しなければならない．

また，著者らが地域在住高齢者に対して行った調査によると，嗅覚，味覚機能と虚弱との因果関係について，共分散構造解析により嗅覚，味覚低下が味わい力の低下と関連し，さらに食に関する関心，活動度と関連し，最終的にサルコペニアにつながることが判明した．また，嗅覚と味覚では，嗅覚低下が味覚低下よりもサルコペニアに強く関連することが証明された．この調査では，対象となる60歳以上の高齢者の約6割の嗅覚同定能が低下しており，さらにその大多数が自分自身の嗅覚低下に気づいていないことも判明した．したがって，高齢者は知らず知らずのうちに嗅覚低下に陥り，身の危険や身体機能の低下に至っていることがわかった．

## 神経変性疾患と嗅覚障害

嗅覚障害のさらなる問題として，アルツハイマー病やパーキンソン病など，神経変性疾患に嗅覚障害が合併し，これらの疾患の初期症状として嗅覚障害が存在することが知られるようになった．ガイドラインでも，"嗅覚検査は神経変性疾患の早期診断に有用か？"というCQが設けられており，エビデンスレベルの高い論文が数多く存在することから，強い推奨となっている．

アルツハイマー病では，一次嗅覚野である嗅内野皮質から神経原線維変化が起こるため，早期から嗅覚障害が発生することが報告されている[6]．また，軽度認知障害(Mild Cognitive Impairment：MCI)はアルツハイマー病の前病変であるが，MCI症例すべてがアルツハイマー病に移行するとは限らない．Wilsonら[7]は認知機能低下のない高齢者を対象として前向きコホート研究を行い，嗅覚同定能力が低下している高齢者では，平均値以上の高齢者と比較するとMCIの発症率が50%増加したと報告した．また，Devanandら[8]は，MCI患者を対象とした前向きコホート研究を行い，①嗅覚同定能，②言語性記憶能力，③髄液アミロイドβ42，そしてMRIによる④海馬および⑤嗅内野皮質の体積を指標として，それらの組合

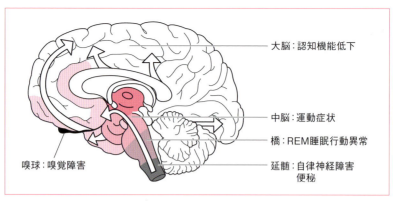

図2 Braakの進展仮説(文献10)を改変)

せによりMCIからアルツハイマー病への移行が予測できると報告した．この研究では，正常対象者ならびにアルツハイマー病へ移行しなかったMCI患者では事前の嗅覚同定能が正常であったのに対して，アルツハイマー病に移行したMCI患者では嗅覚同定能が低下していたと報告されている．

一方，パーキンソン病は運動障害を主症状とする疾患であるが，非運動症状のなかでは嗅覚障害がもっとも多く，孤立性パーキンソン病では，90％の症例で嗅覚障害を合併することが知られている[9]．パーキンソン病の進展を示すBraakの進展仮説によると，運動障害を起こす経路は，延髄(自律神経症状)，橋(睡眠障害)，中脳(運動障害)，大脳皮質(認知機能低下)と進行するおもな経路とともに，嗅球から病変が進行する経路も示されており，そのため，嗅覚障害が早期から合併するとされている[10]（図2）．Ponsenらのコホート調査によると，血縁者にパーキンソン病患者をもつ者のうち，嗅覚低下者は嗅覚健常者よりも将来的にパーキンソン病の発症危険率が有意に高くなることが判明した[11]．また，Rossら[12]のコホート研究により，パーキンソン病患者は発症の平均4年前に嗅覚低下が現れることが報告されている．

したがって，嗅覚同定能を指標として，将来的にアルツハイマー病やパーキンソン病を発症する危険性を予知できる可能性がある．ただし，前述のように，高齢者の6割に嗅覚低下がみられることを考慮すると，嗅覚低下からどのようにして効率的に認知症への移行者を見出すかが今後の課題である．その手段のひとつとして，わが国において，MRI画像から早期アルツハイマー型認知症に特徴的にみられる内側側頭部(海馬・扁桃・嗅内野の大部分)の萎縮の程度を計測するための画像処理・統計解析ソフトウェアVSRADが開発された[13]．嗅覚同定能を検診などで簡便に測定し，嗅覚低下が疑われる例では耳鼻咽喉科医によりその原因となる疾患がないか診察し，主たる原因がない場合にはつぎなる手段としてMRIを撮影してVSRADによる脳萎縮の判定を行うことにより，早期にアルツハイマー病を発見することができるようになるかもしれない．

## 副腎皮質ステロイドの功罪

ガイドラインでは，"嗅覚障害にステロイド治療は有用か？"というCQも設けられている．推奨としては，経口ステロイドの短期投与は，鼻茸を伴う慢性副鼻腔炎に対して有効であり，治療の選択肢のひとつとして推奨されている．ステロイド鼻噴霧薬は鼻茸を伴う慢性副鼻腔炎やアレルギー性鼻炎による嗅覚障害に対して有効であるとされている．さらに，わが国で古くから慣習的に行われているステロイド点鼻療法は，鼻茸を伴う慢性副鼻腔炎やアレルギー性鼻炎による嗅覚障害に対しては有効であった．ただし，点鼻といえども長期連用する場合は，下垂体・副腎皮質系の抑制をきたす危険性があり，休薬期間を設ける必要がある[14,15]．一方で，感冒後嗅覚障害，外傷性嗅覚障害ならびに原因不明の嗅覚障害に対しては，ステロイドの内服，点鼻，噴霧の有効性を示すエビデンスの高い研究はなかった(column 2参照)．

## 嗅覚刺激療法

Hummel ら[16]が Olfactory Training(OT)として2009年に最初に嗅覚障害に対する有効性を報告した治療法である．日本語名としては嗅覚トレーニングが語彙的に正確なのであろうが，今後，わが国で治療としてあるいはリハビリテーションとして行われるようになる場合，医療の場である程度の規格，水準をもって行う必要があり，ガイドラインでは嗅覚刺激療法とした．

Hummel らの原法では，バラ，レモン，ユーカリ，丁字のにおい液を染み込ませた綿をガラス瓶に入れ，1日に朝夕の2回，それぞれ10秒ずつ4種のにおいを嗅ぐというもので，1分たらずで治療は完了する．Damm ら[17]は感冒後嗅覚障害患者に対して高濃度のにおいから4カ月間行い，後に4カ月間，濃度を変えて行った群では，低濃度からはじめた群よりも自然改善率に対する効果が高く，4カ月，8カ月での改善率はそれぞれ25％，40％であったと報告した．また，Altundag ら[18]は，感冒後嗅覚障害患者に対して，12週ごとににおいのパターンを変えて36週間観察したところ，1種類のパターンで行った群でもOTを行わなかった群よりも高い改善率を示したが，パターンを変えた群では変えなかった群よりもさらに高い改善率を示したと報告した．嗅覚刺激療法は，感冒後嗅覚障害のみならず，外傷性嗅覚障害でも前向き研究で有効性を示す報告が発表されている[19]．

## おわりに

嗅覚は20世紀終盤に基礎研究がめざましく発展し，受容のメカニズムが解明された．一方で嗅覚障害の臨床面では格段の進歩を遂げたとはいえないものの，画像診断の発達など診断面での進歩が得られ，治療面でも嗅覚刺激療法などあらたな展開を迎えつつある．さらに，嗅覚障害診療ガイドラインも発行され，診療の際に卓上に備えておけば，患者診療のお役に立てていただけるであろう．

### column2 ステロイド点鼻神話

ステロイド点鼻療法は，昭和40年代に昭和大学を中心として耳鼻咽喉科医に広められた．当時の昭和大学の報告では，副鼻腔炎例に対して用いられていたが，いつの間にか感冒後嗅覚障害，外傷性嗅覚障害など嗅神経の傷害によるものにも使われるようになった．その背景としては，これら嗅神経性嗅覚障害あるいは中枢性嗅覚障害に対して他に有効な治療がなく，ステロイドといっても内服ほど副作用に注意する必要がないとの印象から普及したものと思われる．しかし，ステロイドが抗炎症作用を有することは証明されているものの，神経再生に対する賦活作用については証明されていない．さらに点鼻とはいえ，副腎機能抑制作用を有することは本文中で述べた．一方，好酸球性副鼻腔炎による嗅覚障害に対しては，内服のステロイドが非常に有効である．しかし，こちらは診療所の医師には受け入れられにくく，副作用に対する不安がそのようにさせているようである．この場合の使用量は突発性難聴などで使用する半量以下であり，期間を限定すればそれほど恐れる必要はない．ステロイドに対する考え方を改めて検討する必要があろう．

### 文献

1) Hummel T et al. Position paper on olfactory dysfunction. Rhinology 2017 Jun 17. doi:10.4193/Rhin16.248.[Epub ahead of print]
2) 日本鼻科学会嗅覚障害診療ガイドライン作成委員会．嗅覚障害診療ガイドライン．日鼻誌 2017；56(4)：487-556.
3) Doty RL et al. Science 1984;226(4681):1441-3.
4) Hoffman HJ et al. Ann N Y Acad Sci 1998;855:716-22.
5) Miwa T et al. Arch Otolaryngol Head Neck Surg 2001;127(5):497-503.
6) Braak H and Braak E. Acta Neuropathol 1991;82(4):239-59.
7) Wilson RS et al. Arch Gen Psychiatry 2007;64(7):802-8.
8) Devanand DP et al. Biol Psychiatry 2008;64(10):871-9.
9) Doty RL et al. New York:Wiley-Liss;2015. p.405-53.
10) Braak H et al. J Neurol 2002;249(Suppl 3):1-5.
11) Ponsen MM et al. Idiopathic hyposmia as a preclinical sign of Parkinson's disease. Ann Neurol 2004;56(2):173-81.
12) Ross GW et al. Ann Neurol 2008;63(2):167-73.
13) 松田博史．アルツハイマー病の画像診断．日老医誌 2012；49(4)：425-30.
14) 小林正佳・他．嗅覚障害に対するステロイド薬の長期点鼻療法の安全性と有用性の検討．日耳鼻 2005；108：986-95.
15) 牧野伸子・他．嗅覚障害に対するステロイド点鼻の血中ホルモン動態に及ぼす影響．日耳鼻 2005；108：528-32.
16) Hummel T et al. Laryngoscope 2009;119(3):496-9.
17) Damm M et al. Laryngoscope 2014;124(4):826-31.
18) Altundag A et al. Laryngoscope 2015;125(8):1763-6.
19) Konstantinidis I et al. Laryngoscope 2013;123(12):E85-90.

鼻科

# 25. 鼻内内視鏡手術の進歩と頭蓋底手術

児玉　悟

**Keyword**
経鼻内視鏡下頭蓋底手術
Draf Ⅲ型
前頭蓋底
カダバダイセクション

◎鼻内内視鏡手術は，手術支援機器の発達や手術手技の改良により発展を続けている．その適応範囲は鼻副鼻腔外へも広がっており，頭蓋底や眼窩，翼口蓋窩，側頭下窩といった到達困難な部位へのアプローチ方法のひとつとなっている．また適応疾患もほぼすべての良性腫瘍から一部の悪性腫瘍に対しても経鼻内視鏡手術が行われるようになり，わが国においてもエビデンスが構築されつつある．下垂体腫瘍などの病変の首座が硬膜内に存在する場合，脳神経外科医と副鼻腔操作に熟達した耳鼻咽喉科医が頭蓋底チームとして手術を行っている施設も増えている．前頭蓋底病変に対しては耳鼻咽喉科医が主となる領域であり，マージンフリーを達成する確実な切除操作だけでなく，髄液漏閉鎖を含めた再建手技が求められる．経鼻内視鏡下頭蓋底手術における解剖の理解と手術手技の習得，トレーニングにおいてはカダバダイセクションが有用である．

## ● 鼻内内視鏡手術の進歩

慢性副鼻腔炎に対する内視鏡下鼻副鼻腔手術(Endoscopic sinus surgery：ESS)は，約30年前に耳鼻咽喉科臨床に導入され，従来の鼻外手術に比べて低侵襲性と機能温存，機能再生という面からも優れており，世界的にも標準的な術式となっており，手術支援機器の発達や手術手技の改良によりさらに発展を続けている．現在，ESSはわが国の保険診療上も標準化され，ESS Ⅰ～Ⅴ型に分類されており[1]，ESSの適応は炎症性疾患から腫瘍性疾患へと拡大し，いまや鼻副鼻腔良性腫瘍に対しては第一選択となっている．ESSの適応範囲は鼻副鼻腔外へも広がっており，頭蓋底や眼窩，翼口蓋窩，側頭下窩といった解剖学的に鼻外からも到達困難な部位へのアプローチ方法として経鼻内視鏡手術が行われるようになり[2]，ESS Ⅴ型には前頭洞単洞化手術，頭蓋底手術，眼窩手術が含まれている[1]．経鼻内視鏡下頭蓋底手術は，脳神経外科領域では神経内視鏡手術ともよばれ，下垂体腫瘍に対する経鼻内視鏡手術は従来からの顕微鏡下手術(Hardy手術)とならんで保険適応もあり，国内でも多くの施設で施行されている標準化された術式となっている．頭蓋底腫瘍を含めた鼻副鼻腔腫瘍治療の世界的なエビデンスの構築により，内視鏡下鼻副鼻腔頭蓋底手術のガイドライン(European position paper)が2010年にヨーロッパで出版され[3]，わが国の耳鼻咽喉科臨床におい

---

**column　ESSの普及と教育**

副鼻腔炎に対するESSは世界的に広く普及し，わが国においても大学病院からサージセンターに至るまで数多くの施設において，ベテランから若手まで幅広い年代の耳鼻咽喉科医により年間15,000件以上施行されている．患者のQOL向上に寄与している一方で医療事故や紛争の多い手術であることが問題点であり，安全に手術を行うための手術教育やトレーニングが必要である．これまで日本国内では一部の限られた大学においてカダバダイセクションを主としたESSオープンコースが開催されてきたが，ご献体を用いた手術トレーニングには法的な問題点もあった．2012年，日本外科学会と日本解剖学会共同で臨床医学の教育及び研究における死体解剖のガイドライン(解剖誌87：21-23，2012)が発表され，ガイドラインに則り，体制の整った施設において経鼻内視鏡下頭蓋底手術のトレーニングコースが行われるようになり，今後の本分野のさらなる発展に寄与するものと期待される．

---

Satoru KODAMA
大分大学医学部耳鼻咽喉科

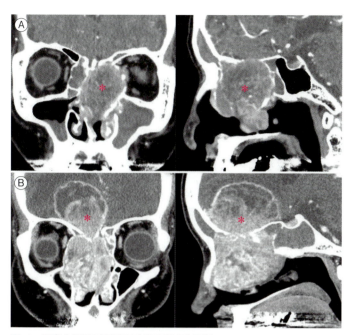

**図 1 経鼻内視鏡下頭蓋底手術の適応と限界**
A：経鼻内視鏡手術単独，B：経鼻内視鏡手術＋開頭術．
嗅神経芽細胞腫症例（＊）．硬膜浸潤があっても頭蓋内への進展が限局しているものは経鼻内視鏡手術単独にても対応可能であるが（A），後半に頭蓋内浸潤を伴うものは開頭術併用の経鼻内視鏡手術の適応である．この場合は顔面皮膚切開は不要である（B）．

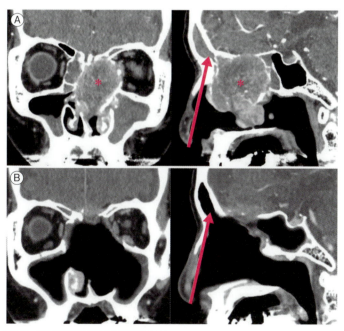

**図 2 前頭蓋底嗅神経芽細胞腫（＊）**
A：術前，B：術後．
図 1-A 症例と同一．悪性腫瘍であるが，頭蓋内浸潤はない．レベル Ⅲ-Ⅳ 相当．Outside-in approach による両側前頭洞単洞化後，medial maxillectomy を行い，鼻腔側の腫瘍を一塊切除した．さらに硬膜を切除し，頭蓋底は大腿筋膜と鼻中隔粘膜弁にて再建した．矢印は経鼻内視鏡下切除の前方（上方）限界を示す．

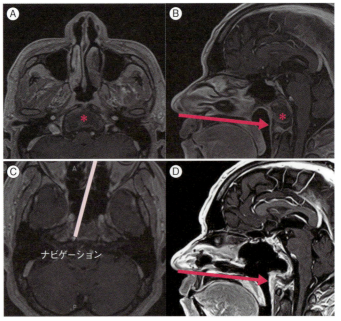

図 3　斜台部脊索腫(＊)，硬膜外病変　レベルⅢ
A，B：術前，C：術中，D：術後．
術中，ナビゲーションにて腫瘍外側後端まで到達できていること(全摘)を確認した．矢印は経鼻内視鏡下切除の下方限界を示す．

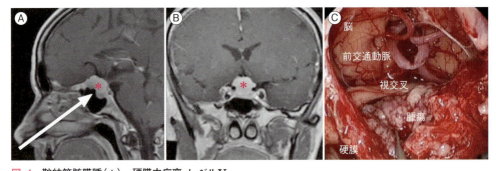

図 4　鞍結節髄膜腫(＊)，硬膜内病変　レベルⅣ
矢印は transplanum approach を示す．硬膜切開後に脳・血管に注意しながら，腫瘍を視交差や下垂体丙より剥離摘出した．頭蓋底は大腿筋膜と鼻中隔粘膜弁にて再建した．

ても経鼻内視鏡下頭蓋底手術が普及し，エビデンスが構築されつつある[4]．

## 経鼻内視鏡下頭蓋底手術の適応と限界

経鼻内視鏡下頭蓋底手術の適応は，頭蓋底病変のなかでも腫瘍性病変が主となることが多い．適応疾患を2つに大別すると，病変の首座が鼻副鼻腔にあり，頭蓋底や頭蓋内に進展したもの(図1～3)と病変の首座が頭蓋内(硬膜内)にあり，副鼻腔に接しているものに分けることができる(図4)．

前者は悪性腫瘍も含め頭頸部腫瘍が多く，ESSの延長・拡大として耳鼻咽喉科医が主たる術者になるものと思われるが，後者は下垂体腺腫や髄膜腫などの脳神経外科疾患が多く含まれ，脳神経外科医が主たる術者になるものと思われる．副鼻腔から頭蓋底，頭蓋内に進展した腫瘍を切除する場合は，ESSと同様に1人の術者(2ハンド)によってなされることが多いが，硬膜内での腫瘍の摘出操作を行う場合は，術者(おもに脳神経外科医)は両手操作を行うため，内視鏡を保持するために固定

表1 経鼻内視鏡下頭蓋底手術の手術手技と複雑性のレベル（文献2)より引用）

| レベル | 病変・手技 |
|---|---|
| Ⅰ | ESS（副鼻腔） |
| Ⅱ | 髄液漏閉鎖，下垂体（鞍内）<br>蝶形骨洞側窩 |
| Ⅲ | 硬膜外病変（篩板，蝶形骨洞天蓋，斜台）<br>下垂体（鞍外），視神経管 |
| Ⅳ | 硬膜内（頭蓋内）病変<br>（経篩板，経蝶形骨洞天蓋，経斜台） |
| Ⅴ | 脳血管病変，動脈瘤，動静脈奇形 |

表2 経鼻内視鏡下前頭蓋底手術の除外基準（文献4)より引用・改変）

> 前頭洞浸潤*
> 眼窩内容への浸潤*
> 広範な硬膜浸潤*
> 上顎洞外壁浸潤（内側壁以外）
> 涙嚢（涙道）浸潤
> 硬口蓋浸潤
> 鼻骨（骨膜）浸潤

*については，開頭術併用での内視鏡下手術の適応となる．

用のアームを用いたり，内視鏡操作に熟練した耳鼻咽喉科医がscopistとして内視鏡を保持し，3ハンドあるいは4ハンドで手術を行うことが多い．診療科の枠を超え，コメディカルも含めたいわゆる頭蓋底チームで治療を行うことが理想的であるが，施設によって対応は異なっている．

経鼻内視鏡下頭蓋底手術の適応範囲は広く，病変の部位と周辺解剖により，起こりうる重篤な合併症のリスクに基づいて，手術手技の複雑性のレベルが分類されている（表1）[2]．単に経鼻内視鏡下でどこまで届くか，どこまで到達できるかではなく，危険臓器をまたぐことなく，目的とする病変にもっとも到達しやすいと考えられる場合は経鼻内視鏡下手術の適応と考えてよい．経鼻内視鏡手術の限界としては，前頭蓋底では上限は前頭洞後壁であり（図2），眼窩内では眼球正中が外側限界と思われる．中頭蓋底では錐体部も含め内頸動脈よりも内側が適応であり，内頸動脈外側への進展例は切除困難と考えられる．後頭蓋底，斜台部での下限は，硬膜外では第2頸椎まで到達可能であるが（図3），後方の硬膜内での限界は術者や施設，チームの技量により異なっており，適応拡大のためにはトレーニングが不可欠である．鼻副鼻腔悪性腫瘍の鼻副鼻腔外側への浸潤や広範な硬膜浸潤を伴うものでは，内視鏡単独アプローチの適応外とされている一方で，内視鏡手術と開頭術の組合せにより，開頭術と従来の頭蓋顔面骨切除術の組合せよりも良好な成績が報告されており[3]，広範な硬膜浸潤や前頭洞や眼窩内に浸潤があっても，鼻副鼻腔外側への浸潤がなければ，開頭術併用の内視鏡下アプローチの適応とされている（表2）[4]．

## 内視鏡下前頭蓋底手術

耳鼻咽喉科医が主として執刀することが多い前頭蓋底手術について解説する．適応となる前頭蓋底病変のなかでも嗅神経芽細胞腫は内視鏡下経鼻前頭蓋底手術のよい適応と考えられており，もっともエビデンスが構築されつつある悪性腫瘍といえる[3,5-7]．内視鏡下前頭蓋底手術のファーストステップとしてはESS Ⅴ型，すなわち拡大前頭洞手術，Draf Ⅲ型が必要である．従来からのDraf Ⅲ型はinside-outアプローチとよばれ，前頭陥凹・前頭洞のなかから外に向かってドリリングを進めるものであるが，最近では前頭陥凹の外から前頭洞に向かってドリリングを進めるoutside-inアプローチが提唱され，後者のほうが良好な視野と広いワーキングスペースのもとで，病変に切り込むことなく前頭洞・前頭蓋底に到達できるため，頭蓋底手術においてはoutside-in Draf Ⅲ型が推奨されている[8,9]．前頭洞後壁・前頭蓋底を明視下におき，切除線を設定し，前篩骨動脈を処理してから直視鏡下に病変を上から下に向かって切除していく．頭蓋内から連続している嗅糸や硬膜は適宜，切除していく．病変が片側に限局していれば，片側のアプローチにより健側の嗅覚をはじめとした機能温存が可能である．

経鼻内視鏡下頭蓋底手術において，病変や病理型に応じて適切な切除を完遂した後，もっとも重要になるのは確実な髄液漏閉鎖と頭蓋底再建である．近年では安定した再建手技が確立され，術後合併症が減少したことが，経鼻内視鏡下頭蓋底手術の普及においては大きい[2,3]．現在，鼻腔側からの頭蓋底再建には蝶口蓋動脈を栄養血管とする有

茎鼻中隔粘膜弁による再建が一般的となっており，大きな硬膜欠損の再建には大腿筋膜が用いられることが多い[2,3]．

## 内視鏡手術の利点と今後の課題

　内視鏡手術の利点としては，頭蓋顔面骨切除術や開頭手術に比べると低侵襲であり，顔面副鼻腔深部においても良好な視野が得られ，斜視鏡の併用によりさらに死角は少なくなるため，病変全体の把握や明視下での切除ライン設定の助けとなる．広範な頭蓋内進展例においても経鼻内視鏡手術を併用することで開頭手術の成績も向上している．しかし副鼻腔頭蓋底は解剖が複雑であり，腫瘍の一塊切除が困難なことが少なくない．副鼻腔頭蓋底悪性腫瘍に対して，一塊切除か分割切除かの議論は続いており，Oncological な要素を失うことなく内視鏡下切除を達成するためには，さらなる術式の工夫と手術機器の改良が必要であるが，このことは今後も発展が期待されていることを示唆している．Oncological な要素を失うことなく，内視鏡下切除を達成する方法として，Multilayer centripetal technique が提唱されている[4]．すなわち，まず鼻腔の腫瘍の減量を行い，鼻腔篩骨洞病変の骨膜下切除を行った後に鼻中隔や頭蓋底，眼窩紙様板など腫瘍付着部の骨切除を行う．そして眼窩骨膜や嗅球を含めて硬膜切除を行い，頭蓋底や硬膜の再建を行う方法である．病変切除において，確実にマージンフリーを達成することがもっとも重要である．扁平上皮癌以外のある程度の分割切除が許容される悪性腫瘍およびほぼすべての頭蓋底良性腫瘍が適応であり，分割切除であっても経鼻内視鏡下手術の Open surgery よりも優れた成績が報告されている[4]．今後，経鼻内視鏡下頭蓋底ロボット手術の導入により，さらなる発展が期待される．経鼻内視鏡下頭蓋底手術は革新的なアプローチ方法であるが，頭蓋底病変に対して，どこまで攻め，どこまで取りにいくか（いけるか）は，術者自身のカデバダイセクションによる手術トレーニングに加えて，実際の手術経験を通して上昇する Learning curve であり，頭蓋底チームとしての手術経験も非常に重要であると思われる．Open surgery に比べると内視鏡手術は低侵襲かもしれないが，けっして低侵襲なことが手術のアウトカムではない．これまで耳鼻咽喉科頭頸部外科・頭蓋底外科のなかで培われてきた集学的治療の中のひとつの選択肢として考え，症例ごとに最良の方法を選択すべきであり，低侵襲性を追求して患者や疾患を治すチャンスを損ねてはならない．また疾患の種類や手術の目的にもよるが，頭蓋底手術といえども，術後の鼻腔の生理機能への配慮を忘れないことも耳鼻咽喉科医としては大切である．

### 文献

1) 日本鼻科学会副鼻腔炎手術技術機能評価委員会．慢性副鼻腔炎に対する内視鏡下副鼻腔手術—新たな手術分類とその評価—．日本鼻科学会誌 2013；52(2)：143-57.
2) Kassam AB et al. Endoscopic endonasal skull base surgery: analysis of complications in the authors' initial 800 patients. J Neurosurg 2011;114(6):1544-68.
3) Lund VJ et al. European position paper on endoscopic management of tumors of the nose, paranasal sinuses and skull base. Rhinol suppl 2010;22:1-143.
4) Castelnuovo P et al. Endonasal micro-endoscopic treatment of the malignant tumors of the paranasal sinuses and anterior skull base. Oper Tech Otolaryngol 2006;17:152-67.
5) Nakagawa T et al. Endoscopic endonasal management of esthesioneuroblastoma:A retrospective multicenter study. Auris Nasus Larunx 2017. pii:S0385-8146(17)30348-6. doi:10.1016/j.anl.2017.05.001.[Epub ahead of print]
6) Devaiah AK et al. Treatment of esthesioneuroblastoma:a 16-year meta-analysis of 361 patients. Laryngoscope 2009;119(7):1412-6.
7) Harvey RJ et al. Survival outcomes for stage-matched endoscopic and open resection of olfactory neuroblastoma. Head Neck 2017;39(12):2425-32.
8) Chin D et al. The outside-in approach to the modified endoscopic Lothrop procedure. Laryngoscope 2012;122(8):1661-9.
9) 児玉　悟・他．Outside-in アプローチの手術手技と症例の検討．日鼻誌 2016；55(1)：40-5.

\* \* \*

# 口腔・咽頭

口腔・咽頭

# 26. 小児の閉塞性睡眠時無呼吸：診断と治療

**Keyword**
小児
睡眠時無呼吸
診断
治療

安達美佳　鈴木雅明

◎小児の閉塞性睡眠時無呼吸は，睡眠および呼吸の障害が，健康な心身の成長発達を妨げる疾患である．臨床症状は年齢とともに変化し多彩であり，いびきや無呼吸は臨床症状のひとつでしかない．身体の成長障害だけでなく，高次脳機能への影響，代謝・心血管機能の異常などに関与していると考えられるようになってきた．
◎診断基準は成人と異なる．確定診断には臨床症状のほか，終夜睡眠ポリグラフィの施行が必要だが，全例の検査は困難である．小児では携帯型モニター検査の信頼性が低いため，問診票や動画撮影など多角的な評価が重要である．あわせて，閉塞部位診断を行う．扁桃肥大・アデノイドを認める場合は，扁桃摘出・アデノイド切除が治療の第一選択だが，軽・中等症はステロイド点鼻など保存的治療を先行する方向性にある．必要に応じ，歯科口腔外科的治療や持続気道陽圧呼吸療法を追加する．
◎無呼吸・低呼吸の改善だけでは，合併する臨床症状は改善しない可能性があり，術後の長期的な観察が必要な場合がある．

耳鼻咽喉科領域では，小児の閉塞性睡眠時無呼吸(obstructive sleep apnea：OSA)は，扁桃肥大・アデノイドと関連づけて論じられることが多く，その病態から診断・治療が考察されることは少なかった．その本態は，睡眠および呼吸の障害が，小児の健康な心身の成長発達を妨げる疾患であり，成人とは異なる診断，治療が必要である．本稿では，診断基準，長期的な全身症状，成因と，これをもとにした治療を述べる．

## ● 小児OSAの診断基準と臨床上の問題点

### 1. 診断基準

診断基準は睡眠障害国際分類第3版[1] (the International Classification of Sleep Disorders 3rd：ICSD-3)(表1)による．A項目の臨床症状に加え，B項目の終夜睡眠ポリグラフィ(polysomnogarphy：PSG)による閉塞性あるいは混合性の無呼吸低呼吸指数(apnea hypopnea index：AHI)が1以上あれば，小児OSAと診断できる．

診断には臨床症状の有無(ICSD-3 A項目)が重要になる．保護者の訴えが，いびき，閉塞性呼吸努力，睡眠障害に起因する症状と判断できれば，診断に結びつけやすくなった．

PSGによる診断(ICSD-3 B項目)は成人ではAHI 5以上がOSAの診断基準だが，小児ではAHI 1以上である．また，AHIを算出するためのPSG解析は，米国睡眠学会(ASSM)スコアリングマニュアルVer. 2.4(2017年12月現在)[2]に従う．成人では10秒以上持続する低呼吸・無呼吸を呼吸イベントとカウントするが，小児では直前の2呼吸分以上持続する場合をカウントする．成人の基準を，呼吸数の多い小児に使用した場合は過小評価される恐れがある．

AHI 1以上は診断基準であり，重症度や手術適応を示すものではない．しかし，小児では典型的な無呼吸を認めず，努力呼吸だけが持続する場合も睡眠障害の症状を引き起こすことがあり，AHI値によらず臨床症状が伴えば，全身に影響を与えている可能性を疑う．

重症度分類は確定されたものはないが，小児OSAではAHI 1以上5未満を軽症，5以上10未

Mika Adachi[1] and Masaaki Suzuki[2]
東北大学病院耳鼻咽喉・頭頸部外科[1]，
帝京大学ちば総合医療センター耳鼻咽喉科[2]

表1 閉塞性睡眠時無呼吸症小児診断基準

下記 A，B から各1つを満たす
A 少なくとも1つを認める
 1．いびき
 2．睡眠中の努力性，奇異性，または閉塞性呼吸
 3．日中の眠気，多動，行動の問題，学習の問題
B 終夜睡眠ポリグラフィ(PSG)の結果で少なくとも1つを認める
 1．睡眠1時間当たり，1回以上の閉塞性，あるいは混合性の無呼吸または低呼吸
 もしくは
 2．閉塞性低換気パターンの睡眠で，総睡眠時間の25％以上で高炭酸ガス血症(PaCO$_2$>50 mmHg)が認められるもののうち，以下の1つ以上を認めるもの
  a) いびき
  b) 呼吸性圧波形の平坦化
  c) 胸腹部の奇異性運動

睡眠障害国際分類第3版(ICSD-3)[1]より翻訳．

満を中等症，10以上を重症とすることが多い．

## 2．小児の実践的な診断

### ① 携帯型モニター・記録型パルスオキシメーターの小児への使用

臨床の現場では小児PSGの全例への施行は困難であり，検査が可能な施設も限られる．しかし，携帯型モニターによる診断は，成人ではICSD-3で認められているが，小児では認められていない．

携帯型モニターを小児に使用した場合，口鼻気流センサーのデータロスが非常に多く，有効な情報が得られないことが多い．自動解析を適応した場合，基線の揺れなどをイベントとカウントし過大なAHIが算出される，逆に成人解析が自動適応され過小評価されるなど，PSGの結果と大きく乖離する場合があり，信頼性も低く，使用には注意が必要である．算出された数値のみを用いた診断は危険であり，かならず生波形の確認をする．

記録型パルスオキシメーターとPSGの結果と比較した報告では，最低経皮的酸素飽和度が90％以下の時，感度は低いが特異度は非常に高い[3]．術後呼吸器合併症の予測因子であり，行うべき検査である．しかし，小児では低酸素を伴わない低換気に陥りやすく，PSGの結果と同等の信頼性をおいて治療適応決定や除外診断を行うべきではない[4]．

### ② 小児OSAの多角的な診断

実際の臨床では，動画撮影，問診票，記録型パルスオキシメーターを含む簡易モニター，多点感圧センサーシートなどを多角的に組み合わせたうえ，視診，内視鏡，X線検査などで閉塞部位を推測し，診断・治療・手術適応の判断を行う．

動画撮影は，無呼吸・低呼吸だけでなく，いびきや努力性呼吸，陥没呼吸，特異な睡眠姿勢，体動覚醒などの臨床症状も直接確認できる．呼吸努力を伴わない中枢性無呼吸を確認できることもあり，PSGの代用になりうる重要な検査である．30分間の動画記録をスコアリングしPSG結果と比較した報告では，96％の感度が得られている[5]．撮影にあたっては，上半身の連続撮影を依頼する．胸部を露出すると，小児OSAに特徴的な陥没呼吸が確認可能であり，診断に直結しやすい．

OSA-18日本語版[6]（表2）問診表は，もともとPSGが普及していない地域で開発された質問紙評価法である．手術適応のほか，保護者自身が気づいていなかった症状の確認や，治療前後の評価が可能である．60点以上で手術適応とすることが多い．

完全無拘束型の検査として開発された多点感圧センサーシートも，重要な診断機器になる可能性がある．寝具の下に多点感圧シートを敷き，努力呼吸，陥没呼吸の胸腹逆位相の差圧分布をモニター上で可視化する．2014年に保険収載された[7]．今後，データの蓄積が待たれる．

### ③ 閉塞部位診断

治療の方針決定のために，閉塞部位診断が必要になる．扁桃の大きさは，アメリカ耳鼻咽喉科学会の口蓋扁桃摘出術ガイドライン内で用いられているBrodsky分類[8]が評価法として推奨される．頭部側面X線検査は，可能であれば汎用性の高い顎顔面規格写真（セファロメトリー）を行う．顎顔

表 2 OSA-18 日本語版（OSA-18 日本語版作成委員会）[6]

1. なかった　2. ほとんどなかった　3. ときどきあった　4. よくあった　5. 結構あった　6. 大分あった　7. いつもあった
の 7 段階で評価してください．

あなたのお子さんは過去 4 週間にどのくらい・・・

（睡眠障害）

| | | |
|---|---|---|
| 大きないびきをかいていましたか？ | | 1 2 3 4 5 6 7 |
| 夜中に息をこらえたり，息がとまったりしていましたか？ | | 1 2 3 4 5 6 7 |
| 寝ている間に喉に物を詰まらせたような音をさせたり，あえいだりしていましたか？ | | 1 2 3 4 5 6 7 |
| 頻繁に寝返りを打ったり，たびたび夜中に目を覚ましたりしていましたか？ | | 1 2 3 4 5 6 7 |

（身体的障害）

| | | |
|---|---|---|
| 鼻が詰まるせいで口をあけて息をしていましたか？ | | 1 2 3 4 5 6 7 |
| たびたび風邪をひいたりしましたか？ | | 1 2 3 4 5 6 7 |
| 鼻水が出ていましたか？ | | 1 2 3 4 5 6 7 |
| 食べ物が飲み込みづらそうでしたか？ | | 1 2 3 4 5 6 7 |

（情緒）

| | | |
|---|---|---|
| 感情的に不安定でしたか？ | | 1 2 3 4 5 6 7 |
| 攻撃的であったり，はしゃぎすぎたりしていましたか？ | | 1 2 3 4 5 6 7 |
| 反抗的でしたか？ | | 1 2 3 4 5 6 7 |

（日中の問題）

| | | |
|---|---|---|
| 昼間にひどく眠たそうでしたか？ | | 1 2 3 4 5 6 7 |
| 集中力にかけたり，集中できる時間が短かったりしましたか？ | | 1 2 3 4 5 6 7 |
| 朝起きる時にぐずったりしましたか？ | | 1 2 3 4 5 6 7 |

過去 4 週間の間に，以上のようなお子様の症状により・・・

（保護者の視点）

| | | |
|---|---|---|
| お子様の健康状態に不安を抱きましたか？ | | 1 2 3 4 5 6 7 |
| お子様が十分に息をすえていないのではないかと思われましたか？ | | 1 2 3 4 5 6 7 |
| あなたの日常生活に支障をきたしましたか？ | | 1 2 3 4 5 6 7 |
| あなたをイライラさせましたか？ | | 1 2 3 4 5 6 7 |

表 3 小児 OSA の症状

| | |
|---|---|
| 呼吸障害 | いびき，睡眠時の無呼吸，陥没呼吸，努力呼吸，口呼吸，喘鳴，夜間覚醒 |
| 構音障害 | 鼻声，くぐもった声，不明瞭な発音 |
| 嚥下障害 | 食事時間が長い，硬く咀嚼しにくい食物を嫌う・嚥下できない，哺乳力低下，流涎，体重増加不良 |
| 耳鼻科疾患の合併 | 滲出性中耳炎，繰り返す上気道感染，アデノイド顔貌，鼻閉と口呼吸，流涎 |
| 睡眠障害 | 日中の倦怠感・昼寝（授業中寝てしまうなど），多動，うつ症状，学習障害，夜間覚醒，起床困難，朝の頭痛，続発性夜尿，体重増加不良 |
| その他 | 肥満，歯列不正，小下顎，下顎後退 |

面骨格に加えてアデノイド，扁桃の状態も確認できる．アデノイドは内視鏡による確認も行う．

## 小児 OSA の症状

いびき・無呼吸に加えて，さまざまな症状を呈する．いびきは臨床症状のひとつにすぎず，後述する診断基準上，必須のものではない．閉塞性呼吸障害による直接症状，扁桃やアデノイドによる機械的閉塞症状，睡眠障害に伴う症状など，多岐にわたり，年齢によって症状は変化する（表3）．以下に，長期的な合併症・症状をあげる．

### 1. 高次脳機能障害

後述する診断基準にもあげられているような，多動，注意欠陥，集中力の低下，学習能力の低下を伴うことが知られている．小児 OSA により海馬や前頭葉に障害が生じ，認知機能や学習能力が障害されている可能性が指摘されている[9]．逆に，先天的な高次脳機能障害である意欠陥多動性障害，自閉症スペクトラム障害の小児には睡眠障害を合併しやすいことが知られており，OSA の治療だけでは眠気，多動，行動や学習の問題は解決しない症例もある．また，呼吸障害の指標である AHI の変化だけでは予後評価は困難と予想される．治療後も経過を観察し，発達障害の合併が疑われる場合は専門機関へ紹介する．

### 2. 心血管系・代謝機能への影響

重症の小児 OSA，とくに乳児，低年齢児では短期間に右心不全，肺性心を発症することがある．

また，長期的には小児OSAでもAHI 5以上では高血圧との関連性が指摘されている[10]．さらに，心血管合併症のリスクや肥満，インスリン抵抗性との関連性が示唆されている[11]．とくに肥満を伴うことの多い学齢期以降のOSAは，成人同様に全身の炎症性疾患ととらえ，長期的にOSAの改善とともに全身の状態を観察する必要がある．

### 3．身体発育のアンバランス

乳児，幼児では体重増加不良を認めることがある．呼吸努力に伴うエネルギー消費の増大，直接的な摂食障害，哺乳力低下のほか，睡眠中の成長ホルモン分泌の抑制が影響していると考えられている．逆に学齢期から思春期にかけては肥満の合併が問題になる．睡眠障害に伴う摂食調整ホルモンの異常[12]が示唆されている．

### 4．顎顔面形態の異常

長期間の鼻呼吸の障害・口呼吸は，いわゆるアデノイド顔貌(つねに開口して，表情筋の緊張に乏しく，面長で締まりのない顔貌)のほかに，歯槽突起間の短縮(high arched palate)，歯列不整，上顎前突，下顎の劣成長，後退などの顎顔面骨格形態の異常を引き起こす可能性がある[13]．後述する解剖学的バランスモデルから考えると，将来の成人の閉塞性睡眠時無呼吸につながる病態と考えられる．OSA治療によって顎顔面の成長が期待できる可能性がある．

## ● 治療

治療を考えるうえで，小児OSAの成因と病態を明らかにしておく必要がある．OSAの成因については，成人と同様，喉頭より鼻口腔側の上気道は，上顎骨，下顎骨などの骨構造(容器)のなかに扁桃，アデノイド，舌などが存在しており，咽頭気道の開存性は骨構造と軟部組織の解剖学的なバランスにより決定されるという，Isonoの解剖学的バランスモデル[14]を用いて考えることができる．さらに，睡眠呼吸障害は解剖学的要因，呼吸中枢不安定性，上気道反応性，覚醒反応閾値の4つの要因が関与[15]していると考えられ，小児OSA児では上気道の筋活動が異なり，覚醒反応が弱いとされている．治療もこれらの成因・病態から適応を選び，手術の安全性を確保しながら，障害の解除を順序立てて行っていくこととなる．

### 1．口蓋扁桃摘出術・アデノイド切除術（T＆A）

口蓋扁桃摘出術・アデノイド切除術（T＆A）は顎顔面形態に異常がなく，扁桃肥大・アデノイドを認める小児では治療の第一選択であるが[16]，アレルギー性鼻炎，喘息，肥満，顎顔面形態の異常を伴うような症例ではT＆Aの効果は限定的であり，OSA残存・再発の可能性が高い[17]．また，扁桃肥大は小児OSAを予測する所見だが，扁桃の大きさで重症度や手術を含む治療の適応を決めることは難しい[18]が通常，Brodsky分類の＋3，＋4が手術の適応と考える．手術適応の基準に定まったものはない．臨床症状に加えて，重症OSAと考えられるAHI 10/h以上，あるいは中等症と考えられるAHI 5/h以上とする施設が多い．

軽症から中等症OSAに対するT＆Aの効果をみた大規模前向き研究[19]では，7カ月間の研究期間でT＆A群のAHI正常化率が79％であったのに対しT＆Aを行わなかったコントロール群のAHI正常化率は46％と，自然治癒する症例も多いことが報告された．また，日本では小児OSAには季節性がある．軽症から中等症のOSAや，アレルギー性鼻炎などで鼻呼吸障害が生じている例では，ステロイド点鼻を主に，ロイコトリエン受容体拮抗薬を併用し，鼻炎による鼻閉とアデノイド退縮をはかる保存的治療を先行させるという考え方が主流になってきた．

T＆Aは耳鼻咽喉科では，一般的な手技であるが，OSAを合併する全身麻酔手術はハイリスク症例と考えられる[20]．International Anesthesia Research Societyにおける小児OSA周術期管理ガイドライン[21]では気道合併症のリスク因子として表4のような項目があげられている．これらは重複することも多く，とくに，肥満や顎顔面形態の異常，口蓋裂修正後などの顎顔面形態異常を伴う鼻呼吸障害，筋緊張低下，精神発達遅滞や神経筋疾患，全身の合併症を持つ症例，3歳未満の乳幼児ではとくに注意が必要である．また，こうした症例では中枢性の睡眠時無呼吸の存在の可能性も高い．このような症例でも，アデノイド切除・口蓋扁桃摘出術を行う方向になっているが，小児の周術期管理が行える専門病院で，PSGを含む診

表 4 小児 OSA 周術期呼吸器合併症予測因子[21]

重症の閉塞性睡眠時無呼吸
未熟児で出生　未熟児肺合併症の既往
3歳未満
病的肥満
鼻疾患　鼻閉症状
マランパチ分類　3 もしくは 4
神経筋疾患
遺伝性疾患　染色体異常
顎顔面奇形
扁桃肥大
術前 4 週間以内の上気道感染
肺性心
高血圧症
麻酔導入時の明らかな上気道閉塞症状
麻酔覚醒後の呼吸障害
閉塞性睡眠時無呼吸に伴う成長障害

断，治療を考慮する．T＆A後もOSAが残存する症例や，T＆A手術適応とならなかった症例には，アレルギー性鼻炎や肥満症の治療のほかに，下記の治療を検討する．

### 2. 骨切りを伴う歯科口腔外科的治療

上顎下顎前方移動術（maxillo mandibular advancement：MMA）は，骨成長の止まる15歳以降に行われる．そのほか，頤舌筋挙上術（genioglossus advancement：GA）や小児期より応用可能な下顎骨切り仮骨延長法（distraction osteogenesis：DO）などの手技がある．国内では保険適応の問題もあり，顎顔面の変形を伴う先天疾患に行われることが多い．

### 3. 歯科矯正術

上顎歯列弓間に拡大装置を留置して3カ月程度の短期間で左右方向に拡大させる急速上顎拡大（rapid maxillary expansion：RME）は，歯科矯正の手技を睡眠時無呼吸に応用した治療である．上顎正中口蓋縫合が癒合前の12歳ごろまでが適応だが，可逆的な場合があり，施行に慎重な意見もある．

### 4. 口腔筋機能療法

口腔周囲筋の機能改善を目的とした口腔筋機能療法（myofunctional therapy：MFT）が，長期術後予後の改善に期待されている．舌位の矯正や口呼吸を改善目的に，歯科や言語リハビリ分野で一般的に行われている手法である．これを応用して，術後，鼻腔通気が得られているにもかかわらず，口呼吸が残存する症例に対して行う．

### 5. 持続気道陽圧呼吸療法

顎顔面形態の異常や，高度肥満症例では，小児にも持続気道陽圧呼吸療法（continuous positive airway pressure：CPAP）が適応になる．小児用マスクなど機器類の開発が進み，装用はしやすくなっているが，長期間の使用では顎顔面骨の低形成を引き起こす可能性がある．また，CPAP使用者に対する手術はハイリスクであり，CPAPの手術前後の装用が推奨されているが[20]，小児の気道手術では術後装用は困難なことが多い．ICU入室の上，ネーザルハイフローなどの使用を考慮しておく．CPAPの保険適応は成人と同様であるため，小児では，非常に重症でないかぎり，臨床症状が伴っていても使用することが難しい場合がある．

## おわりに

小児OSAは耳鼻咽喉科医にとって日常的な疾患である．しかし，保護者は疾患として認知していないことも多く，また，多くの合併症はOSAと結びつけて考えられていないこともある．OSAの診断と治療により，長期的な合併症を改善し，健康な成長発達を促すことができると考えられている．単純な扁桃肥大・アデノイド，いびきと考えず，長期的な視点を持って積極的に取り組む必要がある疾患と考えられる．

### 文献

1) American Academy of Sleep Medicine. International Classification of Sleep Disorders, 3rd ed. Darien, IL：American Academy of Sleep Medicine, 2014.
2) Berry RB et al. The AASM manual for the scoring of sleep and associated events：Rules, terminology and tehnicaal specifications, Version 2.4. Darien, IL：American Academy of Sleep Medicine, 2017.
3) Brouillette RT et al. Nocturnal pulse oximetry as an abbreviated testing modality for pediatric obstructive sleep apnea. Pediatrics 2000;105:405-42.
4) Suzuki M et al. Comparison of diagnostic reliability of out-of-center sleep test for obstructive sleep apnea between adults and children. Int J Pediatr Otorhinolaryngol 2017;94:54-8.
5) Sivan Y et al. Screening obstructive sleep apnea syndrome by home videotape recording in children. Eur Respir J 1996;9:2127-31.
6) 宮内裕爾・他．小児睡眠呼吸障害に対する手術療法の検討．口腔・咽頭科 2006；18：469-75.
7) 工　穣．小児睡眠呼吸努力の可視化の試み　口腔・咽頭科 2014；27：105-8.
8) Brodsky L. Modern assessment of tonsils and adenoids.

Pediatr Clin Noreth Am 1989;36:1551-69.
9) XJiook Cha et al. The Effects of obstructive sleep apnea syndrome on the dentate gyrus and learning and memory in children. J Neurosci 2017;37:4280-8.
10) Bixler E et al. Blood pressure associated with sleep-disordered breathing in a population sample of children. Hypertension 2008;52:841-6.
11) Tauman R et al. Adipokines in children with sleep disordered breathing. Sleep 2007;30:443-9.
12) Próspero-García O et al. The role of neuropeptides in sleep modulation. Drug News Perspect 2004;17:518-22.
13) Kikuchi M. Orthodontic treatment in children to prevent sleep-disordered breathing in adulthood. Sleep Breath 2005;9:146-58.
14) Isono S. Contribution of obesity and craniofacial abnormalities to pharyngeal collapsibility in patients with obstructive sleep apnea. Sleep Biol 2004;2:17-21.
15) White DP. Pathogenesis of obstructive and central sleep apnea. Am J Respir Crit Care Med 2005;172:1363-70.
16) Schechter MS. Technical report:diagnosis and management of childhood obstructive sleep apnea syndrome. Pediatrics 2002;109:704-12.
17) Tauman R et al. Persistence of obstructive sleep apnea syndrome in children after adenotonsillectomy. J Pediatr 2006;149:803-8.
18) Howard NS et al. Pediatric tonsil size:objective vs subjective measurements--correlated to overnight polysomnogram. Otolaryngol Head Neck Surg 2009;140:675-82.
19) Carole L Marcus et al. A Randomized Trial of Adenotonsillectomy for Childhood Sleep Apnea. N Engl J Med 2013;368:2366-76.
20) American Society of Anesthesiologists. Practice guidelines for the perioperative management of patients with obstructive sleep apnea. An updated report by American Society of Anesthesiologists task force on perioperative management of patients with obstructive sleep apnea. Anesthesiology 2014;120:268-86.
21) Schwengel DA et al. Perioperative management of children with obstructive sleep apnea. Anesth Analg 2009;109:60-75.

\* \* \*

口腔・咽頭

# 27. 唾液腺管内視鏡治療

松延 毅

**Keyword**
唾石
唾液腺管内視鏡
レーザー
ワルトン管
ステノン管

◎内視鏡を唾液腺に適用し，内視鏡観察下で唾液腺病変の診断や治療を行う試みは最近10年位の間に国外で増加してきており，わが国においても本手術法が行われつつある[4,5]．顎下腺唾石症例においてはsialendoscopeとレーザー破砕をあわせて用いることにより移行部唾石，引いては腺内唾石を摘出できる症例も多く，従来の頸部外切開による顎下腺摘出術を回避できる可能性が高まったといえる．顎下腺摘出術に合併する後遺症は重要であり，他臓器における低侵襲治療の流れ同様，sialendoscopeを用いた唾石治療は外切開を伴う手術から徐々にシフトすると考えられる．

◎本稿においては顎下腺唾石症例を供覧するが，もちろん，耳下腺管にも同様に応用可能である．唾石症を含む顎下穿疾患は他科との境界領域でもあり，耳鼻咽喉科医としてはsialendoscopyに関する知識を十分併せもつ必要があると考えられる．

唾石は唾液の産生される部位にできる石であるが，その9割以上は顎下腺にみられ，まれに耳下腺に，さらにまれには舌下腺にできるといわれている．最新の欧米の報告では耳下腺唾石の割合はもっと高く，30～40％にのぼるとされる．唾石は唾液の流出を妨げ，唾液疝痛とよばれる食事時の疼痛や腫脹などを引き起こし化膿性炎症に至ることもあり，これらの症状が反復する場合，治療の対象となる．

従来より，顎下腺唾石，とくに移行部唾石については頸部外切開による顎下腺摘出となるケースもみられるが，頸部に瘢痕を残しうることや顔面神経下顎縁枝の麻痺などの後遺症が問題となりうる．顔面神経の分枝である下顎縁枝は，下口唇の運動をつかさどる口角下制筋などを支配する．下顎骨下縁から2cm以内で浅頸筋膜のレベルを損傷すると，本神経を損傷する可能性がある．また，本神経を保存しても，不適切な鉤引きや術中の乾燥により神経の損傷が起こりうる．また，舌神経損傷による舌の感覚障害，舌下神経損傷による舌運動麻痺，顔面動・静脈損傷による出血・血腫形成などが起こりうる．また，耳下腺唾石においてはステノン管開口部付近の唾石以外は外切開による唾石摘出を余儀なく強いられるケースが多く，この場合，瘢痕のほかにやはり顔面神経損傷のリスクが問題となる．

近年，ヨーロッパを中心とした海外において大唾液腺の腺管の観察を目的とする専用内視鏡が開発され，臨床応用が拡大しつつある[1,2]．この専用内視鏡はsialendoscopeとよばれている（著者らは"唾液腺管内視鏡"と邦訳している）．頭頸部領域において低侵襲手術が拡大しているが，唾液腺疾患治療の分野においてもヨーロッパでは治療の主役は頸部外切開による顎下腺摘出からsialendoscopeを用いた低侵襲手術にシフトしつつある[3]．本稿では，sialendoscopeを用いた顎下腺唾石治療の概要を解説する．

## ● Sialendoscopeの開発の歴史（表1）

唾液腺管の観察のための内視鏡，"sialendoscope"の開発は1990年代に始まった．最初期はKonigbergerが1990年に，Katzが1991年に報告したが，これらの内視鏡は径が細くかつ軟性鏡であるため腺管損傷を起こしにくいが灌流チャネルもついていないため，光学的に画質が満足できるものでなかった．その後，硬性鏡が開発され画質が改善されたが腺管上皮の損傷が大きいという欠

Takeshi MATSUNOBU
日本医科大学附属病院耳鼻咽喉科・頭頸部外科

表1 Sialendoscope 開発の歴史

| | Endoscope | Diameter of endoscope | Diameter of working channel | Diameter of irrigation channel |
|---|---|---|---|---|
| Königsberger 1990 | Flexible | — | — | — |
| Katz 1991 | Flexible | 0.8 mm | — | — |
| Gundlach 1994 | Flexible | 2.0 mm | 0.6 mm | — |
| Nahlieli 1994 | Rigid | 2.7 mm | — | — |
| Iro 1995 | Flexible | 1.6 mm | 0.6 mm | — |
| Iro 1996 | Flexible | 1.5 mm | 0.2 mm | — |
| Arzoz 1996 | Rigid | 2.1 mm | 1.0 mm | — |
| Yuasa 1997 | Rigid/flexible<br>Rigid flexible | 0.8 mm<br>1.0 mm | —<br>— | —<br>— |
| Marchal 1997 | Flexible | 1.5 mm | 0.5 mm | — |
| Yusua 1997 | Rigid, flexible | 0.8 mm, 1.8 mm | — | — |
| Nahlieli 1997 | Rigid<br>Rigid | 2.0 mm<br>2.5 mm | —<br>1.0 mm | —<br>— |
| Marchal 1998 | Semiflexible<br>Semiflexible | 1.3 mm<br>2.67 mm$^2$ | 0.8 mm<br>0.8 mm | —<br>— |
| Nahlieli 1999 | Semiflexible<br>Semiflexible | 1.3 mm<br>2.3 mm×1.3 mm | 1.0 mm<br>1.0 mm | —<br>Yes |
| Iro 2000 | Semiflexible | 1.1 mm<br>1.2 mm | 0.4 mm<br>0.6 mm | —<br>Yes |
| Marchal 2001 and 2002 | Semiflexible<br>Semiflexible | 1.3 mm<br>2.29 mm$^2$ | 0.8 mm<br>0.8 mm | Yes<br>Yes |
| Zenk 2004 | Semiflexible | 1.1 mm | 0.4 mm | Yes |
| Erlangen Set 2004/2007 | Semiflexible<br>Semiflexible<br>Semiflexible | 0.8 mm<br>1.1 mm<br>1.6 mm | 0.25 mm<br>0.4 mm<br>0.8 mm | —<br>0.25 mm<br>0.25 mm |

点があった．今日では Marchal, Nahlieli, Iro らにより"semirigid","semiflexible"とよばれる適度に撓む程度の剛性をもつ内視鏡が標準となっている．これらの内視鏡では腺管への侵襲度がより低いとされる．最新の世代の内視鏡では，光源と生食灌流用チャネルと手術器具用のチャネルが一体となった，径が1.1 mm，1.3 mm，1.6 mm のものが主流である．

## 手術器具

### 1．Sialendoscope

前述のとおり，現在では"all-in-one"タイプの sialendoscope が主流である．このタイプは光源と生食灌流用チャネルと手術器具用のチャネルが一体となっており，径が1.1 mm，1.3 mm，1.6 mm のものが主流である．いずれも KARL STORZ 社製で，現在わが国において入手できる内視鏡は Marchal 式と Erlangen 式であるが，Mrachal 式のほうがやや主流のようであり，著者の施設でもこれを用いている（図1-A）．内視鏡の外径の選択は重要である．顎下腺管には径1.6 mm のものがよい．イリゲーション用のチャネルは径0.3 mm で，ワーキングチャネルは径0.8 mm である．ワーキングチャネルに把持鉗子，バスケット鉗子，レーザー照射破砕用のプローブを挿入することができる．この1.6 mm の内視鏡は使い勝手がよいが，耳下腺管にかならずしも挿入できるとは限らない．慢性炎症により腺管径が細くなっていることがしばしばあるので注意が必要である．Marchal 式の径1.3 mm の内視鏡は顎下腺管・耳下腺管のどちらにも適用可能であるが，ワーキングチャネルの径が0.6 mm のため，把持鉗子を挿入できないという欠点がある．

### 2．腺管プローブとダイレータ

従来わが国では顎下腺管，耳下腺管の開口部をブジーし拡張をはかるのに涙管ブジーを用いてき

た．しかし，この涙管ブジーを用いてもスムーズにsialendoscopeを挿入できないことが多い．専用のプローブは12のサイズがあり，これらと専用のダイレータを順次用いる．損傷させないように丁寧に拡張することが重要である．

### 3. 鉗子類

鉗子類には種々あるが，おもに使用するものは把持鉗子（図1-B, C）とstone extractorとよばれるバスケット鉗子（図1-D, E）である．わが国では最近になりようやく薬事承認され，使用可能となった．唾液腺管狭窄に対して唾液腺管を拡張する目的のバルーンに関しても専用のものがある．Marchalらは，把持鉗子やバスケット鉗子を用いて唾石を摘出する場合，唾石のサイズが重要であると述べている．それによるとサイズが3 mm以内の唾石や辺縁の形状が入り組んでいない唾石の場合上記で摘出することができると述べているが，サイズが3 mm以上の唾石や辺縁の形状が入り組んでいる唾石の場合には粉砕処置を行ってから摘出することが必要であるとしている．

### 4. Ho-YAGレーザー（図2）

粉砕は把持鉗子で可能なこともあるが，一定以上の力をかけると鉗子を破損する恐れがあるのでホルミウム（Ho）-YAGレーザーとの併用がよい．2,104 nmの吸収波長をもつHo-YAGレーザーは泌尿器科領域の結石治療で幅広く使用されている．Ho-YAGレーザーに対する生体の光吸収係数はNd-YAGレーザーよりも2桁大きく，切開用の$CO_2$レーザーと凝固用のNd-YAGレーザーの中間の生体作用をもっている．レーザーによって発生する熱エネルギーの周囲健常組織への障害は，$CO_2$レーザーやNd-YAGレーザーに比べて生じにくいことも利点である．

## ● 麻酔法

麻酔の方法であるが，診断目的に行う診断的唾液腺管内視鏡の場合には，径も細く侵襲もほとんどないため，術前の浸潤麻酔と少量のキシロカインの灌流で十分とされているが，唾石摘出や狭窄解除などの治療を行う際は全身麻酔が望ましいとされている．

## ● 手術適応

sialendoscopyの適応としては，原因不明の大唾液腺腫脹の反復，ワルトン管やステノン管内の唾石の摘出，唾液腺管の閉塞の解除，顎下腺炎や耳下腺炎の治療，小児唾液腺疾患も適応とされている．Sialendoscopyはとくに処置が伴わない場合には局所麻酔でも施行可能であるので，診断目的の利用のみならず薬剤投与における利用なども今後増していく可能性がある．禁忌は急性唾液腺炎とされており，このような炎症性の病態においては腺管の脆弱性が増しており，穿孔などの危険性が増すからである．

## ● 症例呈示（39歳女性）

主訴：左顎下部腫脹・圧痛

現症：2007年9月6日より摂食に伴う右顎下部痛を自覚し，近医受診．CT（図3-A）にて左顎下腺

---

**column　レーザーによる唾石破砕**

唾石の粉砕は把持鉗子で可能なこともあるが，一定以上の力をかけると鉗子を破損する恐れがあるので，ホルミウム（Ho）-YAGレーザーとの併用がよい．2,104 nmの吸収波長をもつHo-YAGレーザーは泌尿器科領域の結石治療で幅広く使用されている．Ho-YAGレーザーに対する生体の光吸収係数はNd-YAGレーザーよりも2桁大きく，切開用の$CO_2$レーザーと凝固用のNd-YAGレーザーの中間の生体作用をもっている．レーザーによって発生する熱エネルギーの周囲健常組織への障害は$CO_2$レーザーやNd-YAGレーザーに比べて生じにくいことも利点である．レーザーを用いた破砕を行う場合唾石の中央部付近にレーザーガイドファイバーを接触させ，腺管とは接線方向になる方向で照射し，腺管損傷や神経障害をきたさないように破砕を行う．内視鏡先端はレーザーによる熱変性を避けるためレーザーファイバー先端から5〜10 mm程度離した位置がよい．当科では2.5〜3.5 Wの出力，5 Hz/secの頻度のパルス照射を行っている．最初は小さい出力から開始し，破砕の程度に応じ徐々に出力を上昇させ，強力になりすぎない程度で操作を行うことが腺管損傷や内視鏡破損予防に重要である．ワルトン管は内径が3〜4 mm程度，ステノン管は2〜3 mm程度とされており，唾石をそれ以下の小片に破砕することが理想である．

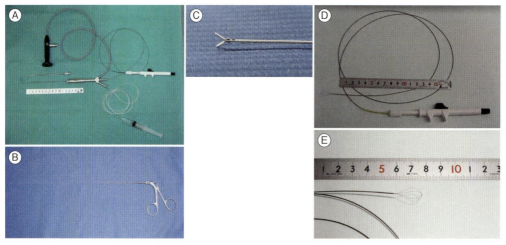

図1 手術器具
A:sialendoscope(Mrachal 式), B, C:把持鉗子, D, E:バスケット鉗子.

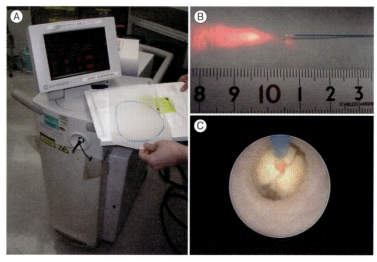

図2 Ho-YAG レーザー

移行部唾石を指摘され，9月18日当院紹介受診となった．

既往歴：特記すべきものなし．

経過：頸部 CT では右ワルトン管内の移行部に3 mm 大の結石がみとめられた．2007 年12月7日，内視鏡下顎下腺唾石摘出術を施行した．全身麻酔，経鼻挿管とし，左ワルトン管開口部より sialendoscope を挿入し結石を観察後，バスケット鉗子にて摘出した（図3-B, C）．手術直後より自覚症状は消失し，現在術後2年であるが唾液流出良好である．

## 合併症

唾液腺管内視鏡の合併症には，術中，術直後に起こりうる急性のものと，晩発性のものがある．急性の合併症は腺管損傷による口腔底浮腫などがあげられる．これは内視鏡挿入部の管周囲に灌流用の生理食塩水が入って生じる場合と，腺管壁の穿孔が生じて起こる場合が想定される．ある程度の口腔底浮腫が生じるが，明らかな腺管損傷が生じないかぎり術後数日で消退する．予防としては，腺管に穿孔を作らないようにすること，および内視鏡挿入部の開口部切開を最小限にとどめる

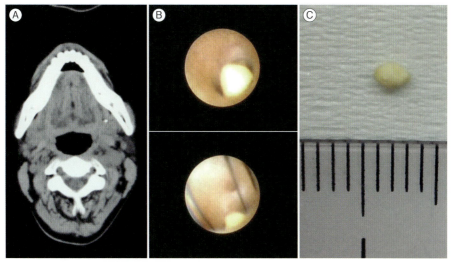

図3 左顎下腺移行部唾石の症例写真
A：CT画像，B, C：摘出した唾石．

ことが重要と考えられる．慢性期のトラブルであるが，術後腺管狭窄，ラヌラなどがあげられる．外傷性ラヌラも不適切な口腔底処置によるものと考えられる．術後腺管狭窄予防に関しては，術後経管栄養用のアトムチューブや輸液用のサーフローカテーテル，硬膜外カテーテルを一定期間留置することなどで予防するとされているが，著者らは16ゲージのサーフローカテーテルを1週間腺管内に留置することにより現在のところ腺管狭窄はみられていない．ただし腺管内腔の損傷がほとんどない場合にはカテーテル留置は不要である．万が一，急性炎症が反復する場合は顎下腺摘出にて対応することになる．また，顔面神経麻痺，口腔底出血，血腫もあげられているが，実際には海外の文献も含めて報告はみられない．また，解剖学的に腺管がもとより非常に彎曲している箇所を無理に進めることは腺管損傷の危険があり禁忌である．

## おわりに

内視鏡を唾液腺に適用し，内視鏡観察下で唾液腺病変の診断や治療を行う試みは最近10年位の間に国外で増加してきており，わが国においても本手術法が行われつつある[4,5]．唾液腺管内を観察する内視鏡は，欧米ではSialendoscopyという名称でよばれている．国外では唾液腺管内視鏡を診断のみではなく，治療的手技として利用する報告が増加している．それらは内視鏡観察下に唾石などの塞栓物をバスケット鉗子などで把持し摘出する方法である．顎下腺唾石症例においてはsialendoscopeとレーザー破砕をあわせて用いることにより，移行部唾石，ひいては腺内唾石を摘出できる症例も多く，従来の頚部外切開による顎下腺摘出術を回避できる可能性が高まったといえる．顎下腺摘出術に合併する後遺症は重要であり，他臓器における低侵襲治療の流れ同様，sialendoscopeを用いた唾石治療は外切開を伴う手術から徐々にシフトすると考えられる．唾石症を含む顎下穿疾患は他科との境界領域でもあり，耳鼻咽喉科医としてはsialendoscopyに関する知識を十分併せもつ必要があると考えられる．

### 文献

1) Marchal F et al. Interventional sialendoscopy. N Engl J Med 1999;341(16):1242-3.
2) Marchal F and Dulguerov P. Sialolithiasis management:the state of the art. Arch Otolaryngol Head Neck Surg 2003;129(9):951-6.
3) Nahlieli O and Baruchin AM. Endoscopic technique for the diagnosis and treatment of obstructive salivary gland diseases. J Oral Maxillofac Surg 1999;57(12):1394-401.
4) 松延 毅・他．唾液腺管内視鏡を用いた唾石の新しい治療法．口咽科 2009；22(2)：191-7.
5) 吉原俊雄．Sialendoscopyによる唾液腺管内治療．日本耳鼻咽喉科学会専門医通信 2010；(103)：8-9.

口腔・咽頭

## 28. IgG4関連疾患

高野賢一

**Keyword**
IgG4関連疾患
ミクリッツ病
唾液腺
サイトカイン
B細胞
T細胞

◎IgG4関連疾患は全身性の慢性炎症性疾患であり，診断に際しては2つの診断基準を用い，可能なかぎり組織診断を行い悪性疾患や類似疾患を鑑別する．他臓器病変にも留意する．発症・病態形成のメカニズムに関してはいまだ不明な点が多く残されるものの，Th2細胞や制御性T細胞（Treg），B細胞といった獲得免疫系と，マクロファージなどをはじめとする自然免疫系が相互に関連し病態形成に関与していることが明らかとなりつつある．とくに形質芽細胞，濾胞ヘルパーT細胞（Tfh），CD4⁺細胞傷害性T細胞（CTL）が注目されている．Th2サイトカイン（IL-4，IL-13，IL-21），Treg産生サイトカイン（IL-10，TGF-β），CTL産生サイトカイン（IFN-γ，TGF-β，IL-1β）などがクラススイッチ，線維化，胚中心形成，組織障害といった病態形成に関与する．活性化Tfh細胞は，唾液腺局所においてIL-10やCXCL13を介し，IgG4抗体の産生を強力に誘導する．本稿では，IgG4関連疾患の診断および病態形成についてあらたな知見を中心に概説する．

### ● IgG4関連疾患の新知見

IgG4関連疾患は，高IgG4血症と腫大罹患臓器へのIgG4陽性細胞形質浸潤と線維化を特徴とする，全身性の慢性炎症性疾患である[1]．その疾患概念が提唱されてから15年以上が経過し，本疾患はわれわれ耳鼻咽喉科医の間でも広く認知されている．これまでに診断，治療，予後に関しては多くの臨床的検討がなされ，おおむね一定の方向性が見出されてきた．さらに不明な点が多かった病態・病因に関しても，近年徐々に知見が得られてきている．

### ● IgG4関連疾患の診断

国内外のコホートなどから，IgG4関連疾患の好発部位として涙腺・唾液腺と膵・胆管病変であることが明らかとなっており，耳鼻咽喉科領域ではIgG4関連涙腺・唾液腺炎（いわゆるミクリッツ病）の診断に携わることが多い．性差は涙腺・唾液腺炎症例ではほぼ同じだが，自己免疫性膵炎症例では女性が多い．年齢は60歳代を中心に比較的高齢者に多い疾患であるが，若年発症例もある．診断に際して用いられる診断基準は，①IgG4関連ミクリッツ病診断基準（日本シェーグレン症候群学会，2008年），②IgG4関連疾患包括診断基準2011（厚生労働省研究班，2011年）の2つがあり，どちらを用いてもかまわない．現在，①に相当するIgG4関連涙腺・唾液腺炎の診断基準の改定作業が進んでいるところであり，アメリカを中心に各所見をスコア化するInclusion criteriaの公開も近いと思われる．

本疾患のおもな鑑別疾患として，唾液腺腫脹をきたす疾患や腫瘤形成を呈する疾患があるが，とくにIgG4関連疾患に類似する疾患として，悪性疾患をはじめ表1にあげるような疾患を除外することが大切である．したがって，確定診断および悪性疾患除外のためにも原則組織生検を行うべきである．生検部位としては腫脹した罹患臓器，すなわち大唾液腺から採取するのが望ましい．代替として口唇腺生検が行われることもあるが，約4割で診断に至らない[2]ことと，悪性疾患が否定できない点に留意したい．

超音波エコー検査[3]やPET/CT検査[4]で特徴的な所見が得られることがあるが，かならずしも本疾患に特異的でないため，あくまで参考所見と考

Kenichi TAKANO
札幌医科大学耳鼻咽喉科

表 1　頭頸部領域におけるおもな鑑別疾患

| A．除外すべき疾患 | |
|---|---|
| 悪性疾患 | 癌腫，悪性リンパ腫 |
| 類似疾患 | シェーグレン症候群，多中心性キャッスルマン病，ANCA関連血管炎，サルコイドーシス |
| B．血清IgG4値が上昇する非IgG4関連疾患 | |
| シェーグレン症候群，多中心性キャッスルマン病，好酸球増加症候群，ベーチェット病，喘息，ANCA関連血管炎，癌，健常人 | |
| C．IgG4陽性細胞浸潤が認められる非IgG4関連疾患 | |
| 炎症性・感染性疾患 | ANCA関連血管炎，慢性副鼻腔炎，乳様突起炎，EBV関連リンパ増殖性疾患，組織球症（Rosai-Dorfman病） |
| リンパ腫 | MALTリンパ腫，濾胞性リンパ腫 |
| 癌 | 癌組織および転移リンパ節 |

えるべきである．とくにPET/CT検査は罹患臓器や再燃時の全身検索，生検部位の選択にも有用である[1,4]が，現時点で保険適用外である．

IgG4関連疾患は全身性疾患であり，他臓器病変にも留意する．自験例をまとめたところ，IgG4関連涙腺・唾液腺炎からみた腺外病変の頻度は約6割であり，臓器病変の数としては1臓器病変が30％，2臓器が17％で，最大6臓器に病変を認めた症例もある．涙腺・唾液腺炎からみた腺外病変臓器は，膵臓（自己免疫性膵炎）がもっとも多く，次いで後腹膜腔（後腹膜線維症），腎臓と続く（表2）．IgG4関連涙腺・唾液腺炎を診断した際は，かならず他臓器病変を念頭におく必要がある．

## IgG4関連疾患の病態形成

IgG4関連疾患は慢性全身性疾患で，臓器選択性と罹患臓器における共通の病理所見（IgG4陽性形質細胞浸潤，線維化，リンパ濾胞形成など），そしてステロイドやリツキシマブが著効することなどから，自己免疫機序の関与が推測される．これまで唾液腺や膵臓における上皮細胞，腺房細胞に発現する蛋白などが自己抗原の候補として提唱されてきたが，直接的な自己抗原・自己抗体は今日まで証明に至っていない．近年，マイクロバイオームとヒト疾患との関連が注目されているが，自己免疫性膵炎のモデルマウスにおいて見出された大腸菌のフラジェリンに対する抗体価が，自己免疫性膵炎患者において高かったことが報告されている[6]．

疾患名の由来ともなっているIgG4抗体であるが，健常人の血清中におけるIgGサブクラスのなかではもっとも低く4％程度である．IgG4のFc

表 2　IgG4関連涙腺・唾液腺炎からみた腺外病変

| 腺外病変 | 頻度 |
|---|---|
| 膵臓（自己免疫性膵炎） | 22％ |
| 後腹膜腔（→水腎症） | 17％（→4％） |
| 腎臓（IgG4関連腎臓病） | 16％ |
| 肺 | 15％ |
| 大動脈 | 10％ |
| 前立腺 | 7％ |
| 甲状腺 | 4％ |
| その他（下垂体，胆管，気管・気管支，リンパ節） | |

領域は補体（C1q）やFcγ受容体への結合能が弱く，免疫活性化における役割は少ないと考えられている[7]．さらに他のIgGは2つが重鎖ペアからなり重鎖内ジスルフィド結合を形成するのだが，IgG4の場合ヒンジ領域の重鎖内ジスルフィド結合が弱くIgG4抗体の半分は解離しやすいため，二重特異性のIgG分子（bispecific molecule）を形成する．これがIgG4に特徴的であるFab-arm exchangeであり[7]，bispecific moleculeは抗原架橋能や免疫複合体形成能などのエフェクター機能をもたないことから，IgG4の直接的な病因性に関しては否定的であった．しかしShiokawaら[8]は，IgG4関連疾患患者由来のIgGをマウスに皮下投与したところ，膵臓と唾液腺に組織障害が認められ，健常人由来のIgGを投与した対照マウスではこれらの組織障害がみられなかったという興味深い結果を報告している．IgG1とIgG4が罹患組織に発現するなんらかの分子と結合し，組織障害をもたらしている可能性が示唆されているが，これまで考えられていたIgG4の非病因性概念に一石を投じるものであり，さらなる検証が期待される．

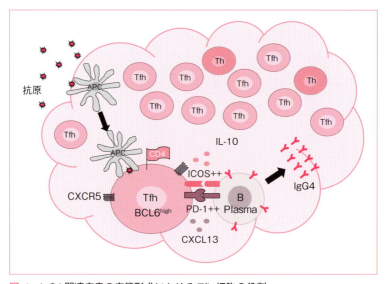

図1 IgG4関連疾患の病態形成におけるTfh細胞の役割
IgG4関連涙腺・唾液腺炎の唾液腺組織において，活性化Tfh細胞が増加し，強力なIgG4産生が誘導される．

## 注目される形質芽細胞と濾胞ヘルパーT細胞

罹患臓器への多数のIgG4陽性形質細胞浸潤，抗CD20モノクローナル抗体（リツキシマブ）が奏功することなどから，B細胞がIgG4関連疾患の病態形成に中心的役割を担っていることは明らかである．近年，$CD19^+CD20^-CD27^+CD38^+$形質芽細胞がIgG4関連疾患患者の血中において増加し，疾患活動度と相関し，バイオマーカーや治療反応性の指標にもなりうることを報告している[9]．こうした形質芽細胞は活性型B細胞と形質細胞の中間段階に位置し，oligoclonalで免疫グロブリン遺伝子に高度の体細胞超変異を認めることから，本疾患における共通抗原の存在が示唆される[9]．

患者血清中[10]および唾液腺局所[11]において濾胞ヘルパーT細胞（Tfh）の増加が報告され注目されている．患者末梢血中でTfh2細胞の増加が血清IgG4値と形質芽細胞数に相関が認められ，これらTfh2細胞はナイーブB細胞の形質芽細胞への分化やIgG4産生を誘導するとされる[10,12]．また，Tfhから産生されるIL-21が本疾患の唾液腺組織において高発現し，IL-4やIL-10と共同でIgG4のクラススイッチや胚中心形成に関与するとも考えられている[13]．最近著者らは，IgG4関連涙腺・唾液腺炎の顎下腺組織に多く存在する活性化Tfh細胞（$PD-1^{hi}ICOS^{hi}$）が，IL-10やCXCL13産生を介し，B細胞に対してIgG4抗体の産生を強力に誘導する機能をもっていることを見出した[11]（図1）．今後，Tfhが病態解明を進めるうえで，また治療標的として重要なキーとなる可能性がある．

罹患臓器におけるIL-4，IL-13などのTh2サイトカイン，IL-10，TGF-βといった制御性T細胞（Treg）産生サイトカインの関与が報告されている[14]．局所をTh2環境に導くものとしては，なんらかの刺激により上皮から産生されたTSLP，IL-33，IL-25の関与が推測されている[15]．IL-13やTGF-βは線維芽細胞を活性化させ線維化を誘導し，IL-4やIL-10はナイーブB細胞においてIgG4へのクラススイッチを誘導していると考えられる．さらに$CD4^+$細胞傷害性T細胞（CTLs）のクローン増殖と組織浸潤が認められ，これらの細胞から産生されるIFN-γ，TGF-β，IL-1βなどのサイトカインが病態形成に関与する可能性が示されている[16,17]．$CD4^+$CTLsは罹患臓器において形質芽細胞あるいは活性化された他のB細胞からの抗原提示を受けて再活性化し，マクロファージや線維芽細胞を介して線維化を促し，サイトカイン分泌や細胞アポトーシスを誘導することで局所炎症をもたらしていると推測されている[17]．

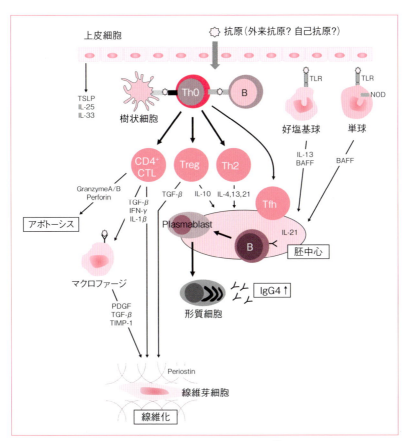

**図2 IgG4関連疾患において推測される病態モデル**(文献[1])より引用改変)

B細胞サブセットの解析も行われ，とくに制御性B細胞(Breg)が関与するとの報告もあるが，現時点では本疾患病態との関連は明らかとなっていない．

### 自然免疫系の関与

IgG4関連疾患の病態形成には，自然免疫系の関与も重要であることがわかってきている．活性化されたマクロファージから産生されたTGF-βや血小板由来増殖因子(PDGF)は線維化誘導に関与するが，実際にIgG4関連疾患の唾液腺組織において，特殊な形質をもつM2マクロファージの浸潤が多数認められ，浸潤程度と線維化に相関がある[18]．また，IgG4関連疾患患者の単球は，NOD様受容体(NLR)やToll様受容体(TLR)リガンド刺激により，T細胞非依存的なB細胞活性化因子(BAFF)の産生を介して，B細胞のIgG4特異的クラススイッチが誘導される[19]．また，自己免疫性膵炎の組織においてM2マクロファージがTLR7を高発現し[19]，IgG4関連涙腺・唾液腺炎の唾液腺炎組織においてCD163陽性M2マクロファージが

---

**column　IgG4関連疾患の重症度分類**

「難病の患者に対する医療等に関する法律」に基づき，IgG4関連疾患も指定難病対象疾患に指定され，医療費助成の対象となっている．指定難病では重症度分類に基づき，重症例に対して医療費助成を行っている．IgG4関連疾患の治療と重症度分類を図3に示すが，重症はステロイド治療抵抗性あるいは依存性で，臓器障害が残る症例と定義されている．さらに重症度は治療開始6カ月後に判定するため，診断がついてもすぐには申請できない．IgG4関連涙腺・唾液腺炎の場合，生命予後に直接影響のない唾液腺障害は臓器障害と認められず，他臓器障害あるいは治療抵抗性が重症として治療対象となるため，対象となる例は比較的少ないのが現状である．

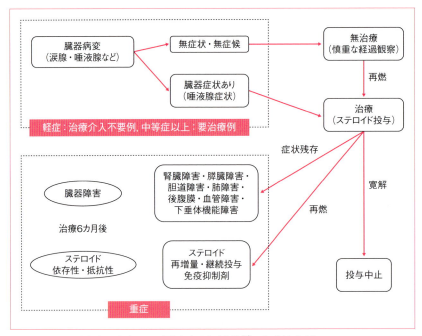

図3 IgG4関連疾患の治療および重症度分類（文献[21]より引用改変）

IL-10やCCL18の産生を介し，病態形成に関与している可能性などが示されている[20]．今後は獲得免疫系のみならず，マクロファージや樹状細胞など自然免疫系の解析を進めていく必要もあるだろう．

## おわりに

推測されるIgG4関連疾患の病態モデルを図2に示す．IgG4関連疾患の疾患概念が確立されて以来，わが国を中心に多くの知見が得られている．今後は無症状患者への治療介入の是非，再燃例や治療抵抗例への対処，あらたな診断基準などに関してエビデンスの構築と議論が進むものと思われる．的確な診断はもちろんのこと，病態病因解明においても免疫学を得意とする耳鼻咽喉科医の果たす役割はいぜん大きいと考える．

## 文献

1) Takano K et al. Auris Nasus Larynx 2017;44(1):7-17.
2) Takano K et al. Acta Otolaryngol 2016;136(7):717-21.
3) Shimizu M et al. Arthritis Res Ther 2015;17(1):223.
4) Takano K et al. Clinical utility of 18 F-fluorodeoxyglucose/positron emission tomography in diagnosis of immunoglobulin G4-related sclerosing sialadenitis. Laryngoscope 2017 Oct 8. doi:10.1002/lary.26945. [Epub ahead of print]
5) 山本元久，高橋裕樹．IgG4関連涙腺・唾液腺炎（ミクリッツ病）の診療とトピックス．臨床リウマチ 2017；29(2)：147-54.
6) Yanagisawa N et al. Pancreatology 2014;14(2):100-6.
7) Della-Torre E et al. Clin Exp Immunol 2015;181(2):191-206.
8) Shiokawa M et al. Gut 2016;65(8):1322-32.
9) Wallace ZS et al. Ann Rheum Dis 2015;74(1):190-5.
10) Akiyama M et al. Arthritis Rheumatol 2015;67(9):2476-81.
11) Kamekura R et al. J Immunol 2017;199(8):2624-9.
12) Akiyama M et al. Arthritis Res Ther 2016;18:167.
13) Maehara T et al. Ann Rheum Dis 2012;71(12):2011-9.
14) Mahajan VS et al. Annu Rev Pathol 2014;9:315-47.
15) 山本元久・他．治療からみたIgG4関連疾患の病因・病態．分子リウマチ治療 2016；9(1)：21-5.
16) Mattoo H et al. J Allergy Clin Immunol 2016;138(3):825-38.
17) Maehara T et al. Ann Rheum Dis 2017;76(2):377-85.
18) Yamamoto M et al. Mod Rheumatol 2015;25(3):484-6.
19) Watanabe T et al. Arthritis Rheum 2012;64(3):914-24.
20) Fukui Y et al. J Gastroenterol 2015;50(4):435-44.
21) 氷見徹夫・他．耳鼻咽喉科領域の指定難病 IgG4関連疾患．耳喉頭頸 2016；88(3)：218-23.

\* \* \*

# 気管食道・喉頭

気管食道・喉頭

# 29. 声帯瘢痕・加齢性発声障害の治療

平野　滋

**Keyword**
声帯瘢痕
加齢性発声障害
声帯萎縮
音声治療
再生医療

◎声帯瘢痕と声帯萎縮は病因・病態は異なるが，声帯が萎縮し硬化する点では共通である．いずれも声帯粘膜波動が減弱し声門閉鎖不全をきたすことで気息性，多くの場合努力性嗄声を呈する．声帯粘膜の物性が変化するので，従来これを治す方法は確立されていなかった．

◎声帯瘢痕は音声酷使や声帯の外傷・手術，放射線治療などで起こり，声帯粘膜固有層のヒアルロン酸が減少し不整で代謝不良のコラーゲン線維が密に沈着することで声帯が硬く変性する．音声治療は原則無効であり，声門閉鎖不全を是正するための声帯内方移動術や喉頭注入術での効果はほとんど得られない．瘢痕剥離術，脂肪移植術などが声帯粘膜を柔らかくするために試みられてきたが有効性は限定的であった．近年，再生医療の観点から，声帯の瘢痕を融解しヒアルロン酸を増加させる働きのある HGF や bFGF の有効性が動物実験で確認され，一部臨床応用に至っている．

◎一方，加齢による声帯萎縮では，声帯粘膜の萎縮と声帯筋の萎縮が起こる．声帯粘膜の萎縮はヒアルロン酸の減少とコラーゲン蓄積により，この点において瘢痕と類似するが，瘢痕よりは軽度のことが多い．粘膜の波動性が残っている症例においては，声帯筋を鍛える音声治療（VFE）が有効である．喉頭注入術は軽度萎縮には有効なことがある．bFGF は萎縮した声帯粘膜内のヒアルロン酸を増加させることで粘膜波動の改善に有効である．

声帯粘膜は左右一対の長さ 15〜20 mm 程度の粘膜であり，これが高速振動することで音声を生成する．話声位において男性で約 100 Hz，女性で 200 Hz，声楽歌手では 600〜800 Hz まで出すことのできるきわめて特異な粘膜である．この機能は声帯粘膜特有の組織構造によるとされ，ヒト声帯粘膜は土台である声帯筋の表層にあり，粘膜上皮と筋層の間の粘膜固有層が 3 層構造になっている[1]．この構造は他の粘膜には認められず，またヒト固有の構造である．粘膜固有層深層は膠原線維から，中間層は弾性線維からなり，これらの 2 層は声帯靱帯を形成し，声帯粘膜のテンションを保つのに役立つ．粘膜固有層浅層には線維成分は少なく，おもにこの層が粘膜上皮とともに振動する．粘膜固有層浅層にはヒアルロン酸が豊富に分布しており，ヒアルロン酸が声帯の適度な粘弾性を維持するのに必須とされている[2]．これらの層

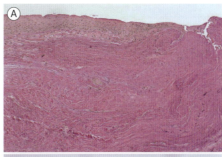

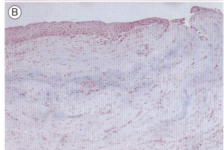

**図1　ヒト声帯瘢痕の組織像**（文献[3]より許諾を得て転載）
A：声帯粘膜固有層は不整コラーゲンにより占められている．
B：ヒアルロン酸は消失している．

Shigeru HIRANO
京都府立医科大学耳鼻咽喉科・頭頸部外科

構造を含む組織構造が破綻するのが声帯瘢痕であり加齢性声帯萎縮である．従来有効な治療法はなかったが，近年，再生医療を含めた新しいアプローチが試みられている．

## ● 声帯瘢痕の病態

声帯瘢痕は遷延する声帯粘膜の炎症や外傷によって生じる．炎症は声の酷使，誤用，喫煙，アレルギーや咽喉頭酸逆流症などで起こり，これが遷延するとしだいに声帯の瘢痕化が進む．声帯ポリープなどの声帯病変に対しては手術が行われるが，手術は声帯への直接外傷であり，術後に瘢痕化をきたすことがある．

声帯が瘢痕化をきたすと前述の層構造は破綻し，粘膜固有層全体が不整な膠原線維に置換され線維化をきたす(図1)[3]．声帯粘膜は硬く変性し振動しにくくなり，重度では振動が完全に消失する．喉頭ストロボスコピー検査において声帯の振動制限や消失，声門閉鎖不全，代償性声門上絞扼などが観察され，声は高度の気息性，努力性嗄声となる．

## ● 声帯瘢痕の治療

声帯瘢痕の治療は困難であるが，硬く変性した声帯粘膜を柔らかくするための試みがなされてきた．下記の治療は現在臨床的に可能であるが，効果は一定していない．細胞増殖因子治療がもっとも一定した効果を報告している(column 参照)．

### 1. 声帯瘢痕剝離術，切除術[4]

声帯粘膜固有層浅層内の瘢痕組織を剝離あるいは除去する方法．ラリンゴマイクロサージャリー下に行い，手技的には容易である．しかし，術後再度瘢痕化し，元の状態に戻るだけのことが多く，現在行われることは少ない．ただし，元の状態より悪化することは通常ないので安全な手術とはいえる．

### 2. 脂肪移植[5]，筋膜移植[6]

前述の瘢痕除去後の粘膜固有層浅層に相当する部分に脂肪塊や筋膜を移植する方法．脂肪の場合は脂肪の柔らかさを得ることを目的として行われた．声帯粘膜の柔軟性が脂肪組織に似ているという報告があり，これを根拠に行われたが，一定した効果は得られていない．また移植した脂肪は通常経時的に消化吸収されて消失する．

筋膜を移植する方法は最初声帯溝症に対して行われ，良好な初期的データが報告されたが，その後普及するには至っていない．効果に対する根拠が明らかでなく，一定した効果が確認されていないからと考えられる．

### 3. 再生土台の移植

上記の脂肪や筋膜の代りに再生土台を移植する方法で，コラーゲン・ジェラチン混合物やヒアルロン酸化合物などが用いられてきた．これらの土台を粘膜固有層浅層に移植すると一時的な再生空間をつくり，周囲組織から細胞や液性因子が流入することであらたな組織が再生するのを期待するものである．再生医療のなかではもっとも再生誘

---

**column** 細胞増殖因子・増殖因子治療とは？

細胞増殖因子は細胞成長因子とも訳されるが，その名のとおり細胞の増殖を促す蛋白質であり，多数の種類がある．上皮成長因子(epidermal growth factor：EGF)，角化細胞増殖因子(keratinocyte growth factor：KGF)，線維芽細胞増殖因子(fibroblast growth factor：FGF)，血管内皮増殖因子(vascular endothelial growth factor：VEGF)，血小板由来増殖因子(platelet derived growth factor：PDGF)，インスリン様増殖因子(insulin like growth factor：IGF)，トランスフォーミング増殖因子(transforming growth factor：TGF)などが有名であるが，これらにさらにサブタイプが存在する．これらの細胞増殖因子は細胞増殖のみならず，細胞の生理活性を変化させる機能がある．bFGFは線維芽細胞の増殖のみならず強力な血管再生作用を有する．声帯線維芽細胞からのヒアルロン酸産生を促進する作用があり，声帯の粘膜機能の向上に有効と考えられる．肝細胞増殖因子(hepatocyte growth factor：HGF)は強力な抗線維化作用と血管新生作用を有する．声帯線維芽細胞からのヒアルロン酸産生促進とコラーゲン消化酵素の産生を促進することで，蓄積した瘢痕組織を融解する．これらの増殖因子は体内の種々の細胞から分泌されるが，これを体外から標的臓器に投与する方法を増殖因子治療という．投与された増殖因子は速やかに代謝・吸収されるが，細胞に作用しその生理活性を変化させ，再生方向へ導くトリガーとして働くと考えられている．現在，再生医療の世界でも注目されているツールである．

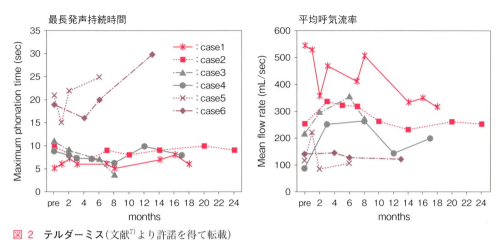

図2 テルダーミス(文献[7]より許諾を得て転載)
声帯瘢痕に対するアテロコラーゲンスポンジ移植術後の音声機能の推移．最長発声持続時間，平均呼気流率とも改善する症例もあるが無効な症例もあり，安定した効果は得られず．

導のない方法であるが，症例によってはある程度の効果を報告した(図2)[7]．しかし，安定した効果はなく個人差が大きいため，より優れた再生土台材料の開発，あるいは土台のなかでのなんらかの再生誘導が必要と考えられている．次の細胞増殖因子を添加するのはひとつの有力な方法である．

### 4. 細胞増殖因子治療

塩基性線維芽細胞増殖因子(basic fibroblast growth factor：bFGF)は，声帯の線維芽細胞を増殖するのみならず，ヒアルロン酸産生，コラーゲン消化酵素(metamorphomatrix proteinase：MMP)産生を促進する作用があり，抗線維化と声帯粘膜再生効果が期待される[8,9]．実際，bFGF 製剤(フィブラスト®)を声帯瘢痕患者に直接局所注射することで，声帯振動の改善と声の改善を報告した(図3)[10]．瘢痕の程度によっては効果に限界はあるが，再生医療的アプローチによる新しい発想での治療法として普及しつつある．著者はさらに重度の声帯瘢痕には，瘢痕剥離術に加え，bFGF をジェラチンスポンジとともに移植する方法を開発し報告した(図4)[10]．ジェラチンスポンジは bFGF を吸着し，生体内で徐放する作用があり，bFGF の作用強化に有用な可能性を示した．

### ● 加齢性声帯萎縮の病態

加齢に伴う声帯の萎縮は声帯の弓状変化，声門閉鎖不全，声帯振動の減弱を招き，弱く気息性の嗄声となり音声疲労を生じさせる．声帯筋は加齢とともに萎縮する．声帯粘膜固有層浅層は菲薄化し，ヒアルロン酸が減り代謝不良のコラーゲン線維が蓄積し，線維化をきたす．声帯の線維芽細胞はグリコーゲン変性や脂肪変性をきたし，ミトコンドリアが変性する．その結果，ヒアルロン酸をはじめ細胞外マトリックスの産生が低下し，粘膜萎縮を招くとされる．起点は加齢変化であり声帯瘢痕とは病因・病態が違うものの，結果的な組織変化は線維化であり共通である．線維化は声帯瘢痕よりは軽度のことが多く，粘膜波動は保たれているケースが多いが，萎縮が高度になると瘢痕と同様となり治療が難渋する．

### ● 加齢性声帯萎縮の治療

### 1. 音声治療

音声治療は声帯粘膜の萎縮を改善することはできないが，声帯筋を鍛えて筋委縮を改善することは可能とされている．音声機能拡張訓練(Vocal function exercise：VFE)は加齢声帯萎縮にもっとも有効とされており，呼気流・呼気圧を有効に使い，共鳴腔と声帯との相互作用を活用して声帯を効率よく振動させるとともに，ピッチやラウドネスを変化させてトレーニングすることで声帯筋を鍛えることができるとされている[11]．VFE によって実際に声帯筋の筋活動が増加するかどうかは科学的には立証されていないが，上喉頭神経麻痺患

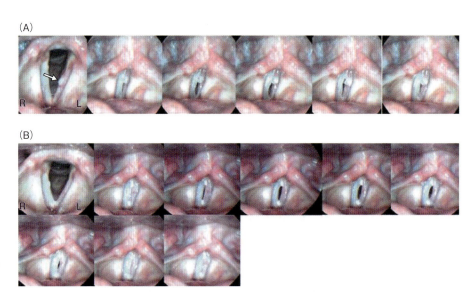

**図 3** 声帯瘢痕への塩基性線維芽細胞増殖因子の声帯注射(文献[10]より許諾を得て転載)
A:治療前.左声帯の瘢痕(矢印)を認め,声帯振動は認められない.
B:治療後.左声帯の瘢痕が軽減され,声帯振動の回復を認める.

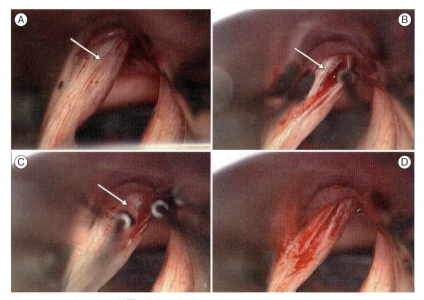

**図 4** 声帯再生手術(文献[10]より許諾を得て転載)
A:声帯に瘢痕による溝(矢印)を認める.
B:マイクロフラップを挙上し,声帯靱帯と溝の間を剥離.
C,D:塩基性線維芽細胞増殖因子を含侵したジェラチンスポンジを移植.

者に対して VFE を行い,輪状甲状筋の筋活動が増加したことを最近報告した(**図 5**)[12].

## 2. 音声外科治療

音声外科治療は声門閉鎖不全を是正するために行われてきた.喉頭注入術,喉頭形成術がそれであるが,声門閉鎖不全を矯正しても声帯粘膜の萎縮は改善されず振動状態もあまり変わらないため,その効果はきわめて限定的であった.行われるケースは減少しているものと思われる.

## 3. 再生医療

前述の bFGF は,老化して減少した声帯線維芽細胞の増殖を促し,かつヒアルロン酸産生を促す

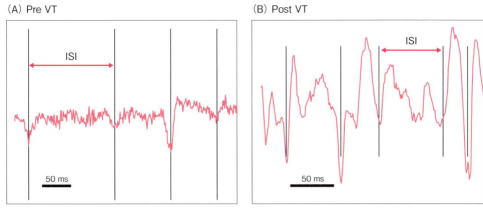

図5 上喉頭神経麻痺に対する音声治療前後の輪状甲状筋の筋電図所見
音声治療前(A)に比べ治療後(B)は発火頻度が増加し，活動電位も上昇した．
ISI：発火スパイク間時間．

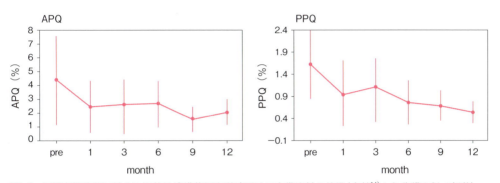

図6 加齢声帯萎縮に対する塩基性線維芽細胞増殖因子の声帯注射の効果（文献[14]より許諾を得て転載）
音響パラメータが投与後1年において有意に改善した．
APQ：振幅ゆらぎ，PPQ：周波数ゆらぎ．

ため，加齢萎縮声帯には適した再生医薬と考えられる．bFGFを加齢ラット声帯に局所投与した実験では，減少していたヒアルロン酸が増加することが組織学的に確認された[13]．続いて行われた加齢声帯萎縮患者に対する臨床研究では，10名の被験者においてbFGFを反復投与し，1年間にわたり音声機能の改善を報告した（図6）[14]．1回の投与量は一声帯当たり10 μgで，これを毎週計4回投与する．投与量，投与回数は動物実験からはじき出したもので，安全性・効果に関する根拠のない投与方法は慎むべきである．細胞増殖因子は使い方を間違えると思わぬ副作用をきたすからである．その後の検討において，加齢声帯萎縮に対するbFGFの効果は，voice handicap index（VHI）-10による改善度からみた場合，90％に有意な効果が確認されている[15]．現在，bFGF以外にHGFも加齢声帯萎縮，声帯瘢痕への有用性が期待されている．

### 文献

1) Hirano M. Morphological structure of the vocal cord as a vibrator and its variations. Folia Phoniatr 1974;26(2):89-94.
2) Gray SD et al. Vocal fold proteoglycans and their influence on biomechanics. Laryngoscope 1999;109(6):845-54.
3) Hirano S et al. Histologic characterization of human scarred vocal folds. J Voice 2009;23(4):399-407.
4) Bouchayer M and Cornut G. Microsugical treatment of benign vocal fold lesions:indications, techniques, results. Folia Phoniatr(Basel) 1992;44(3-4):155-84.
5) Sataloff RT, et al. Autologous fat implantation for vocal fold scar:A preliminary report. J Voice 1997;11(2):238-46.
6) Tsunoda K et al. Autologous transplantation of fascia into the vocal fold:a new phonosurgical technique for glottal incompetence. Laryngoscope 1999;109:504-8.
7) Kishimoto Y et al. Implantation of an atelocollagen sheet for the treatment of vocal fold scarring and sulcus vocalis. Ann Otol Rhinol Laryngol 2009;118(9):613-20.
8) Suehiro A et al. Effects of basic fibroblast growth factor on

rat vocal fold fibroblasts. Ann Otol Rhinol Laryngol 2010; 119(10):690-6.
9) Suehiro A et al. Treatment of acute vocal fold scar with local injection of basic fibroblast growth factor:A canine study. Acta Otolaryngol 2010;130(7):844-50.
10) Hirano S et al. Regenerative phonosurgical treatments for vocal fold scar and sulcus with basic fibroblast growth factor. Laryngoscope 2013;123(11):2749-55.
11) Kaneko M et al. Multidimensional analysis on the effect of vocal function exercises on aged vocal fold atrophy. J Voice 2015;29(5):638-44.
12) Kaneko M et al. Effects of voice therapy on laryngeal motor units during phonation in chronic superior laryngeal nerve paresis dysphonia. J Voice 2017 pii:S0892-1997(17) 30336-3. doi:10.1016/j.jvoice.2017.08.026.[Epub ahead of print]
13) Hirano S et al. Regeneration of aged vocal folds with basic fibroblast growth factor in a rat model:A preliminary report. Ann Otol Rhinol Laryngol 2005;114(4):304-8.
14) Hirano S et al. Clinical trial of regeneration of aged vocal folds with growth factor therapy. Laryngoscope. 2012;122 (2):327-31.
15) Hirano S et al. Regenerative Effects of Local Injection of Basic Fibroblast Growth Factor into the Vocal Fold Atrophy and Scarring:Results of 60 Cases. Ann Clin Otolaryngol 2017;1(1):1-4.

\*　　　\*　　　\*

気管食道・喉頭

# 30. 成人喉頭乳頭腫に対するワクチン治療

**Keyword**
HPV
GardasilR
Ho:YAG
HPV 抗体価
乳頭腫再発

牧山 清　松崎洋海

◎成人の喉頭疾患 144 例に対して HPV 感染の有無を検討した．その感染率はポリープや嚢胞などの非腫瘍性疾患で 0％，白板症や上皮内癌で 3.0％，浸潤癌でも 2.9％と低かったが，乳頭腫では 67％と高率であった．白板症や癌の HPV 陽性例では High-risk 群が，乳頭腫では Low-risk 群の HPV-6/11 が検出された．HPV 感染性乳頭腫は手術で切除しても再発を繰り返す RLP であった．RLP では腫瘍部位から離れた喉頭粘膜からも HPV-DNA が検出された．喉頭粘膜全体に感染が起こっていると考えられる．Gardasil® 接種により喉頭粘液中に HPV 抗体が誘導されれば RLP の術後再発が抑制される可能性が高い．

◎平均年齢 47.9 歳の男性 RLP 例に Gardasil® 接種を施行し，接種前後の血清抗体価を測定した．接種前の血清抗体価はきわめて低かったが，接種後は有意に上昇した．72.7％の例では Gardasil® 接種 1 年後の検査で HPV-DNA が陰性化した．同時期での腫瘍消失率は 55％であった．現在 30 例以上の HPV-6/11 陽性 RLP 例に Gardasil® 接種と手術の併用療法を行っている．今後は，より長期の経過観察を行い，Gardasil® 接種による術後再発抑制効果を検証したい．

## 🔴 喉頭乳頭腫の再発と HPV 感染

喉頭乳頭腫は，喉頭粘膜に表面が乳頭状の腫瘍が発生する疾患である（図1）．従来は，乳児期から発症する若年型は human papillomavirus (HPV) 感染で発症し，成人発症型では非ウイルス性が多いといわれていた．しかし，著者らの研究では成人型の 7 割から HPV-DNA が検出され，成人でもウイルス性の割合が高かった．また，再発性喉頭乳頭腫(recurrent laryngeal papillomatosis：RLP)は全例が HPV 陽性であった[1]．

喉頭への HPV 感染の有無を検討するために，声帯ポリープや声帯嚢胞などの非腫瘍性疾患 44 例，声帯白板症や上皮内癌の 29 例，喉頭癌 35 例，喉頭乳頭腫 36 例に対して HPV-DNA 検査を施行した．非腫瘍性疾患では全例が陰性であった．声帯白板症の 1 例と喉頭癌の 1 例では High-risk 群の HPV-31 が陽性であったが他の例では陰性であった．一方，乳頭腫での HPV 陽性率は 67％と

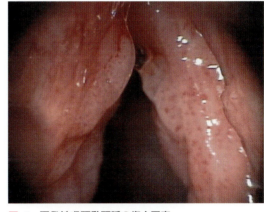

図 1　再発性喉頭乳頭腫の術中写真

高率であり，Low-risk 群の HPV-6/11 が検出された[2]．図 2 は papillomavirus の分子系統樹である[3]．皮膚の HPV 感染症ではさまざまな Genus が証明されており，鼻乳頭腫では Beta あるいは Gamma-papillomavirus が検出されている[4]．子宮頸癌や気道乳頭腫からは Alpha-papillomavirus が検出され，RLP は Alpha-papillomavirus のなかの 6 型や 11 型が関与している[5]．

RLP は術前と同じ部位に再発することが多い．

Kiyoshi MAKIYAMA and Hiroumi MATSUZAKI
日本大学医学部耳鼻咽喉・頭頸部外科学分野

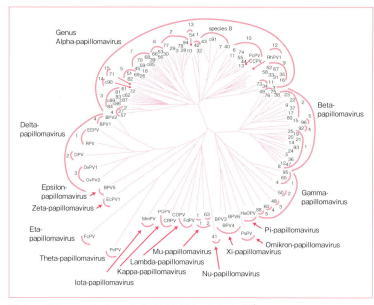

図2 パピローマウイルスの分子系統樹（118タイプ）[3]

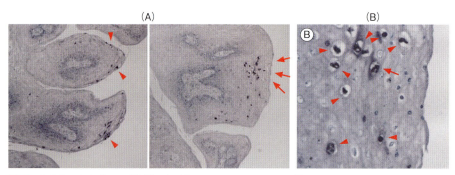

図3 HPV6/11のプローブを用いたCSA in situ hybridization法
腫瘍粘膜（A）に加えて非腫瘍部の粘膜（B）からもHPV-DNA（矢印）が検出された．

その原因のひとつが周囲の非腫瘍粘膜にHPVが潜在感染していることである（図3）．HPVは喉頭粘膜基底細胞に感染しており粘膜表面の粘液内にHPV-DNAを放出する．放出された喉頭粘液中HPV-DNAが手術による粘膜欠損部位に再感染し，乳頭腫が再発すると推測される．

### HPV-DNA検査法とGardasil®接種研究

HPV-DNA検査はLiquid-phase hybridization法[6,7]とConsensus PCR法[8]で行った．前者はHigh-risk群（HPV-DNA types 16, 18, 31, 33, 35, 39, 45, 51, 52, 56, 58, 59, 68）とLow-risk群（6, 11, 42, 43, 44）を群別に検出することができ，喉頭粘液中のHPV-DNA検査に用いた．後者はHPV-6, 11, 16, 18, 31, 33, 42, 52, 58のタイピング検査であり，腫瘍組織あるいは喉頭粘膜のHPV-DNA検査に用いた．

国内ではGardasil®は男性への適応がないので，倫理委員会の承認を得て臨床研究として接種を行った．Gardasil® 1回0.5 mLを上腕筋肉内に3回注射した．2回目は初回接種の2カ月後，3回目は6カ月後に接種した．手術は全身麻酔下喉頭微細手術によりHolmium：Yttrium-Aluminum-Garnet（Ho：YAG）レーザーを用いて乳頭腫と周囲粘膜を完全に切除・蒸散した．

再発性気道乳頭腫での研究では多くの例で血清HPV抗体が陰性であり[9]，再発しなかった例では血清HPV抗体価が有意に高値であったと報告さ

れている[10]．Gardasil®接種後の子宮頸部粘液と血清のHPV抗体価を検討した研究では両者の間に有意の関係があった[11]．すなわち，局所粘液中にHPV抗体が誘導されているかどうかは，血清抗体価値の高低で推測することができる．血清抗体価が上昇すれば喉頭粘液中にも抗体が存在し，周囲粘膜に潜伏感染しているHPV-DNAが手術後の粘膜欠損部に再感染することを阻止できるという推論が成り立つ．以上のことから，著者らはHPV予防ワクチンであるGardasil®を接種し，手術で乳頭腫を切除することでRLPの再発が抑制できるという仮説を立てた．

### ● Gardasil®接種法と抗体価測定法

2006年にHPV4価（HPV-6/11/16/18）ワクチンであるGardasil®がEUや北米で承認され，接種が開始された．その2年後の2008年にドイツの国内雑誌に興味ある症例が報告された．2歳のRLPにGardasil®を接種したところ再発が抑制され，その後10カ月は手術を必要としなかった[12]．その翌年にはやはりドイツで9回もの手術を繰り返していた67歳男性RLP例にGardasil®を接種したところ腫瘍増殖が治まったことが報告された[13]．これらの症例報告からGardasil®を接種することで，すでに発症しているRLPの再発を抑制できる可能性が示唆された．

Gardasil®接種により，女性では若年者から成人までの年代で抗体価が上昇する[14]．男性でも若年者においては，女性同様に抗体価が上昇することが報告されている[15]．しかし，中年期以降の男性に対してGardasil®接種を施行し，抗体価の変化を検証した報告はなかった．著者らはPawlita and Gissmann[13]が報告した例から中年期の男性でもGardasil®接種により血清HPV抗体価は上昇すると考えた．

報告されているGardasil®接種後の血清HPV抗体価研究[14,15]では，アメリカMerk社の検査部門であるPPD社で抗体価を測定していた．著者らの研究でも同様にPPD社に血清を郵送して測定した．なお，測定を依頼するにあたりMerk社の国際研究Grantを得た．測定方法はCompetitive Luminex-based Immunoassay[16]であった．

### ● Gardasil®接種前後のHPV抗体価

HPV陽性の男性RLP 12例を対象にGardasil®接種後のHPV抗体価の検討を行った．年齢は32〜74歳，平均47.9歳であった．いずれの症例も複数回の手術歴があった．全例が著者らの施設で手術を受け，手術検体からHPV-DNAが検出された．Gardasil®接種直前と初回接種7カ月後の血清抗体価を測定した．注射前のHPV-6抗体価は13と21 mMU/mLが各1例いたが，他はすべて最小限界値である11 mMU/mL以下であった．HPV-11抗体価は1例が9 mMU/mLであったが他はすべて8 mMU/mL以下であった．接種後は全症例でHPV-6/11/16/18の抗体価が有意に上昇した[17]（表1）．

Gardasil®接種前の血清抗体価はきわめて低値であった．これは過去の報告[9,10]と一致した．HPV感染ではHPV-DNAが抗原として認識されにくく，感染が粘膜局所にとどまるために血清抗体価が低いことが報告されている[18]．著者らの研究から26歳以降の男性においても抗体価が上昇することが明らかになり，その値は女性群[14]や若年男性群[15]抗体価と同じレベルであった（表2）．

### ● Gardasil®接種後のHPV-DNA陰性化

Gardasil®接種を施行した12例のなかで1例は癌化し放射線治療を施行したので，残りの11例に

---

**column　HPV感染性喉頭乳頭腫の治療方針**

再発性喉頭乳頭腫は，Low-risk群HPVによる感染性喉頭乳頭腫である．一部の癌化例を除けば基本的に良性疾患であるが，呼吸機能や発声機能に，きわめて重大な障害をきたす．頻回の手術を繰り返すことで喉頭粘膜が瘢痕狭窄する例も少なくない．HPV感染は腫瘍部位のみならず周囲の非腫瘍粘膜にも起こっている．すなわち，再発性喉頭乳頭腫は腫瘍性疾患であるが感染性疾患でもある．腫瘍に対する治療と並行して感染に対する治療が必要である．著者らが行っているワクチン接種手術併用療法のように喉頭からHPVを駆逐し，腫瘍を完全に切除することで完治をめざす治療法を考慮するべきである．

表 1 Gardasil® 接種前後の HPV 抗体価[17]

| Sample No. | Age (yr) | QUANTITATIVE RESULTS (mMU/mL) | | | | | | | |
|---|---|---|---|---|---|---|---|---|---|
| | | HPV-6 | | HPV-11 | | HPV-16 | | HPV-18 | |
| | | M0* | M7** | M0* | M7** | M0* | M7** | M0* | M7** |
| 1 | 32 | <11 | 632 | <8 | 1600 | <11 | 9,536 | <10 | 1,129 |
| 2 | 33 | <11 | 287 | <8 | 788 | <11 | 3,922 | <10 | 1,239 |
| 3 | 39 | <11 | 1,475 | <8 | 1282 | <11 | 5,328 | <10 | 788 |
| 4 | 44 | <11 | 144 | <8 | 141 | <11 | 579 | <10 | 38 |
| 5 | 45 | <11 | 240 | <8 | 449 | <11 | 2,192 | <10 | 216 |
| 6 | 46 | <11 | 2,070 | <8 | 258 | <11 | 1,359 | <10 | 368 |
| 7 | 46 | 21 | 139 | <8 | 137 | <11 | 722 | <10 | 55 |
| 8 | 48 | <11 | 755 | 9 | 895 | <11 | 769 | <10 | 301 |
| 9 | 49 | <11 | 476 | <8 | 363 | <11 | 1,133 | <10 | 502 |
| 10 | 54 | 13 | 350 | <8 | 1167 | <11 | 4,910 | <10 | 497 |
| 11 | 65 | <11 | 354 | <8 | 519 | <11 | 2,516 | <10 | 132 |
| 12 | 74 | <11 | 246 | <8 | 654 | <11 | 5,039 | <10 | 785 |

*: Before the vaccine injection, **: 7 months after the first injection.

表 2 性別年代別の Gardasil® 接種後 HPV 抗体価

| 性別 | 年齢 (症例数) | HPV 抗体価平均値 (mMU/mL) | | | |
|---|---|---|---|---|---|
| | | HPV-6 | HPV-11 | HPV-16 | HPV-18 |
| 女性[14] | 24-34 ($n$=792) | 444 | 601 | 2,345 | 399 |
| 女性[14] | 35-45 ($n$=823) | 398 | 514 | 2,134 | 326 |
| 男性[15] | 16-24 ($n$=1092) | 448 | 628 | 2,404 | 402 |
| 男性[17] | 32-74 ($n$=12) | 597.3 | 687.8 | 3,167.1 | 504.2 |

ついて接種終了1年後に喉頭粘液中のHPV-DNAを検査し,陰性化したかどうかを検討した[19].接種後HPV-DNA検査は11例中3例が陽性でその他は陰性であった.陽性3例はHPV-6が2例,HPV-11が1例であった.HPV-6陽性群を接種後に陰性化したかどうかの2群に分けて血清抗体価を比較検討したが,Mann-Whitney U 検定での検討では有意差はなかった.

Pintoら[20]はHPVワクチン接種後の唾液中HPV抗体を測定し,IgG抗体を検出したことを報告した.Schwartzら[11]やPintoら[20]の報告から,ワクチン接種により生成されたHPV抗体は血液を通じて体液中に漏出すると推測できる.本検討でワクチン接種後にHPV-DNA検査が陰性化した例が多かったことから,喉頭粘液中にも抗体が存在する可能性が高い.

11症例のなかで3例は喉頭粘液中HPV-DNAが陰性化しなかった.陰性化率は8/11例で72.7%であった.HPV-11陽性症例は1例であり,接種後の抗体価は895 mMU/mLと高かったのにもかかわらずHPV-DNAは陰性化しなかった.抗体価以外のHPV陰性化に関与する要素について今後の検討が必要である.

## ● Gardasil® 接種による再発抑制効果

11例のなかで6例は接種1年後の段階で腫瘍が消失していた.5例は腫瘍が残存していた[19].HPV-DNAが陰性化しなかった3例はいずれも腫

瘍が残存していた．喉頭乳頭腫では術後再発するまでの期間に幅がある．数週間という短期間に再発する例もあれば年単位を経て再発する例もある．1年後の段階で再発がなくても，その後再発が起こる可能性も否定できない．また，逆に腫瘍が存在している例では，喉頭粘液中にHPV抗体が存在する状態で追加手術を行うことで再発しなくなる可能性もある．現在30例以上のHPV-6/11陽性RLP例にGardasil®接種と手術の併用療法を行っている．研究開始直後にGardasil®接種を施行した例では接種後すでに4年が経過しているが，より長期の経過観察を行いGardasil®接種による術後再発抑制効果を検証したい．

## 文献

1) Makiyama K et al. Assessment of human papilloma virus infection in adult laryngeal papilloma using a screening test. J Voice 2013;27(2):230-5.
2) Matsuzaki H et al. Human papillomavirus infection status of various laryngeal diseases in Japan:A comprehensive study. J Voice 2017;31(4):504.e35-504.e40.
3) de Villiers EM et al. Classification of papillomaviruses. Virology 2004;324(1):17-27.
4) Forslund O et al. The nasal mucosa contains a large spectrum of human papillomavirus types from the betapapillomavirus and gammapapillomavirus genera. J Infect Dis 2013;208(8):1335-41.
5) Gissmann L et al. Molecular cloning and characterization of human papilloma virus DNA derived from a laryngeal papilloma. J Virol 1982;44(1):393-400.
6) Nobbenhuis MA et al. Relation of human papillomavirus status to cervical lesions and consequences for cervical-cancer screening:a prospective study. Lancet 1999;354(9172):20-5.
7) Clavel C et al. Human papillomavirus testing in primary screening for the detection of high-grade cervical lesions:a study of 7932 women. Br J Cancer 2001;84(12):1616-23.
8) Yoshikawa H et al. Detection and typing of multiple genital human papillomaviruses by DNA amplification with consensus primers. Jpn J Cancer Res 1991;82(5):524-31.
9) Maloney EM et al. Longitudinal measures of human papillomavirus 6 and 11 viral loads and antibody response in children with recurrent respiratory papillomatosis. Arch Otolaryngol Head Neck Surg 2006;132(7):711-5.
10) Chen BB et al. The detection and significance of human papilloma virus 11b virus like particles and its serum antibody in juvenile larynx papilloma. Zhonghua Er Bi Yan Hou Ke Za Zhi 2003;38(6):417-20.
11) Schwarz TF et al. Immunogenicity and tolerability of an HPV-16/18 AS04-adjuvanted prophylactic cervical cancer vaccine in women aged 15-55 years. Vaccine 2009;27(4):581-7.
12) Förster G et al. Juvenile laryngeal papillomatosis--immunisation with the polyvalent vaccine gardasil. Laryngorhinootologie 2008;87(11):796-9.
13) Pawlita M and Gissmann L. Recurrent respiratory papillomatosis:indication for HPV vaccination? Dtsch Med Wochenschr 2009;134 Suppl 2:S100-2.
14) Muñoz N et al. Safety, immunogenicity, and efficacy of quadrivalent human papillomavirus (types 6, 11, 16, 18) recombinant vaccine in women aged 24-45 years:a randomised, double-blind trial. Lancet 2009;373(9679):1949-57.
15) Hillman RJ et al. Immunogenicity of the quadrivalent human papillomavirus (type 6/11/16/18) vaccine in males 16 to 26 years old. Clin Vaccine Immunol 2012;19(2):261-7.
16) Dias D et al. Optimization and validation of a multiplexed luminex assay to quantify antibodies to neutralizing epitopes on human papillomaviruses 6, 11, 16, and 18. Clin Diagn Lab Immunol 2005;12(8):959-69.
17) Makiyama K et al. Gardasil vaccination for recurrent laryngeal papillomatosis in adult men-first report:changes in HPV antibody titer. J Voice 2017;31(1):104-6.
18) Fausch SC et al. Human papillomavirus can escape immune recognition through langerhans cell Phosphoinositide 3-kinase activation. J Immunol 2005;174(11):7172-8.
19) Hirai R et al. Gardasil vaccination for recurrent laryngeal papillomatosis in adult men second report:negative conversion of HPV in laryngeal secretions. J Voice 2017 Aug 30. pii:S0892-1997(17)30139-X. doi:10.1016/j.jvoice.2017.07.017. [Epub ahead of print]
20) Pinto LA et al. Quadrivalent human papillomavirus (HPV) vaccine induces HPV-specific antibodies in the oral cavity:results from the mid-adult male vaccine trial. J Infect Dis 2016;214(8):1276-83.

\* \* \*

気管食道・喉頭

# 31. 音声障害診断における高速度デジタル撮像検査

山内彰人

**Keyword**
高速度デジタル撮像（HSDI）
主観評価
喉頭トポグラフィ
キモグラフィ
声門面積波形解析

◎音声生成の源となる声帯振動の評価は音声医学の診療においてきわめて重要である．しかし，この目的に現在使用されているストロボスコピーは，適応・評価可能な発声課題・評価方法に制限があり，十分な評価が行えない場合が少なくない．これに代わる次世代の声帯振動評価法として近年注目されている手法が，高速度デジタル撮像（HSDI）である．
◎ HSDIは，毎秒数千コマ以上の高い時間分解能で声帯振動を記録する．ストロボスコピーと比較して，適応性・評価多様性・定量性に優れており，HSDIを音声障害例に適応することで，より多くの症例の声帯振動が，より多くの発声課題を定量的・多面的に評価することが可能となり，病変の早期診断，病態の平易化，鑑別診断の向上に寄与することが期待される．本稿では，HSDIの特徴，ストロボスコピーとの違い，代表的な解析手法，今後の展望を概説し，実際の臨床例における解析例を紹介する．

## ● 声帯振動

声は，下気道からの呼気流が声門部を通過する際に"声帯振動"によって断続的な粗密波（音波）に変換され，声道共鳴を経て外界に放出されたものである．規則的な声帯振動は正常な音声を生み，声帯振動の異常は病的音声を生む．そのため，声帯振動の評価は音声医学の診断・治療にきわめて重要となる．

しかし，声帯振動は通常の会話で100～200Hz，歌声では1,600Hzにまで達する高速運動であるため，30コマ毎秒の通常の内視鏡では運動は捉えられない．

## ● ストロボスコピー（VS）[1,2]

この声帯振動の評価のために臨床の場で用いられる手法がストロボスコピー（videostroboscopy：VS）である．原理の概念を図1-Bに示す．コンタクトマイクなどで被検者の声の基本周波数を抽出し，それとわずかに遅い周期でストロボ光を発すると，異なる周期の異なった位相の部分の画像が拾われ，視覚的に同じ周期の連続した動画として認知される．検査が短時間ですみ，評価方法が簡単で，声帯振動の動画が検査時にリアルタイムで得られて音声と声帯振動を対比させやすい，という利点がある．

しかし，問題点も多い．まず適応が狭い．基本周波数の抽出が検査の根幹を成すため，検査対象は基本周波数が安定した正常音声・軽度音声障害が主体となり，声帯振動を評価する必要度が高い中等度・高度音声障害の声帯振動を評価できない．また，発声課題が定常発声に限定される，標本化周波数が低くデータ量が少ない，解析手法の種類が少ない（主観評価のみ）などの問題もある．

## ● 高速度デジタル撮像（HSDI）[7-10]

次世代の声帯振動評価法として近年注目されている手法が，本稿のテーマの高速度デジタル撮像（high-speed digital imaging：HSDI）である．HSDIは，毎秒数千コマに及ぶ高い時間分解能で声帯振動を記録する．図1-Cに基本概念を示す．VSが1秒に100～200回生じている声帯振動から毎秒1～2回の再構築された虚像動画を提供するのに対し，HSDIはこの100～200回すべての声帯振動の実際を観察することができる．

Akihito YAMAUCHI
国立国際医療研究センター耳鼻咽喉科・気管食道科

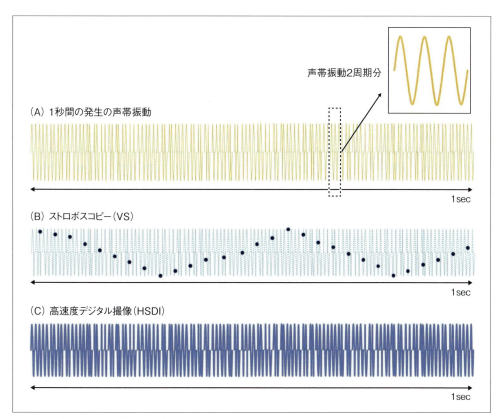

**図 1 VS と HSDI の比較**
　A は 120 Hz での 1 秒間の声帯振動を表すシェーマである（声門面積の波形）．B は VS，C は HSDI の概念図である．VS で抽出される情報が，波形上の青点で示される実際の声帯振動のごく一部であるのに対し，HSDI の情報は青の実線部に示される実際の声帯振動のすべてが含まれる．

　HSDI の長所として，まず適応の広さがあげられる．VS では中等度・高度音声障害は評価が困難であるのに対し，HSDI は音声障害の程度にかかわらず評価が可能である．また，HSDI は多彩な発声課題を評価できる．VS が定常発声のみであったのに対し HSDI は，会話・過渡的運動（音程の変わる発声，起声部，終声部など）の評価も可能であり，定常発声で異常が検出されにくい音声障害・発声障害・言語障害の評価にも対応可能であり，音声学・言語学的研究にも親和性が高い．

　さらに，HSDI は得られるデータの質と量が VS より優れている．すなわち，HSDI（通常数千コマ毎秒）は時間分解能が VS（30 コマ毎秒）より格段に高く，実際の声帯振動を反映した信頼性の高いデータが得られる．また，さまざまな定量解析が実装可能であり，声帯振動を，より定量的に，客観的に，多面的に評価することができる．

## HSDI の問題点と今後の展望[7,8]

　しかし，同時に HSDI には課題も多い．まず，データ量が豊富な反面，解析に時間がかかり，時間的制約の大きい実臨床には組み込みにくいという問題がある．VS の場合は一通りの検査を行い評価から説明・カルテ記載をすませるまで通常 10 分程度であるが，HSDI で同じことを実行すると最低数倍の時間が必要となる．また，データの解析が難解で，標準的評価法が確立されていない，参照できる健常人・喉頭疾患のデータベースがない，動画がおもに白黒（カラーもあるが時間解像度が低い），機材が高価，経鼻内視鏡検査が行いにくいなどの課題もある．

　端的に表現すれば，声帯振動評価法として，VS は今日の gold standard，HSDI は将来の gold standard といえよう．しかし，現時点では HSDI

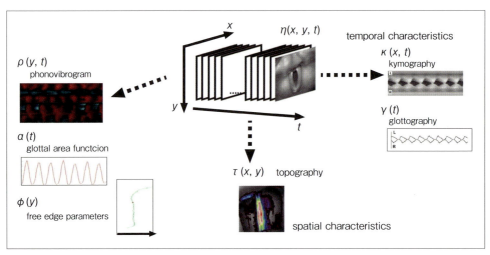

**図2　HSDIの解析手法**
　HSDIはX軸（画面の水平軸・声門軸の左右方向），Y軸（画面の垂直軸・声門軸の前後方向），T軸（時間軸）の三次元情報である．どの情報に注目するかでさまざまな手法が存在する．たとえば，キモグラフィはX軸とT軸情報，トポグラフィはX軸とY軸情報に注目する．

の市場は臨床の場に普及するまで成熟しておらず，上述の問題を解決し，利便性を大きく向上させる企業・医療従事者の今後の努力が欠かせない．

## ● HSDIの評価方法[9-18]

　動画データは，X軸（水平・左右方向），Y軸（前後方向），時間軸からなる三次元データである．HSDIはデータ量が多いため，往々にして解析の際には情報量を落として特定の情報に焦点を絞る必要が生じる．この取捨選択によって，**図2**に示すようにさまざまな解析法が存在する．声帯振動は複雑な運動であるため，単一の手法で完結せず，特徴の異なる複数の評価法を組み合わせて評価することが望ましい．

　以下に代表的な解析法を紹介する．

　**主観評価**：動画を検者が見て主観的に評価する手法である．VSでは基本的にこの主観評価のみが行われる．

　**声門面積解析（glottal area waveform：GAW）**：エッジ抽出や閾値法によって声門面積を抽出し，その時間的変化を評価する手法である．もっともポピュラーな手法のひとつである．

　**キモグラフィ（digital kymography：DKG）**：Y軸上の1点で，X軸方向の運動の時間的変化を評価する手法である．X軸と時間軸の情報処理に優れている．もっともポピュラーな手法のひとつである．Y軸上の1点での評価が多いが，複数の点を評価する場合もある（マルチラインキモグラフィ）．

　**トポグラフィ（laryngotopography：LTG）**：ピクセルごとの輝度変化に対して高速Fourier変換を

---

### column1　高速度デジタル撮像検査の最終型は？

　高速度撮像による声帯振動評価の起源は1940年のFarnsworthに遡る[3]．当時の研究風景は，光源の熱で高温になった室内で巨大なカメラを回し，声帯振動を白黒フィルムに焼き付ける，という文字通り白黒映画の撮影現場であったという．その後，1980年代に高速度撮像は東京大学でデジタル化された[4-6]．そして現在，光源の熱は低減し，設備は省スペース化され，解析は迅速化し，研究環境はずいぶんと快適になった．

　しかし，臨床応用の面では高速度デジタル撮像検査はまだ発展途上の段階にあり，臨床の場に十分普及するにはまだ時間が必要である．それでは，具体的にどこまで進化すればよいのであろうか．おそらくは，ストロボスコピーと高速度デジタル撮像をひとつの機材で実施できるハイブリッドカメラとなり，高画質の軟性ファイバースコープによる経鼻的な検査が可能で，検査後に短時間で定量データが算出できる，という段階が，ひとまずの目標であろう．

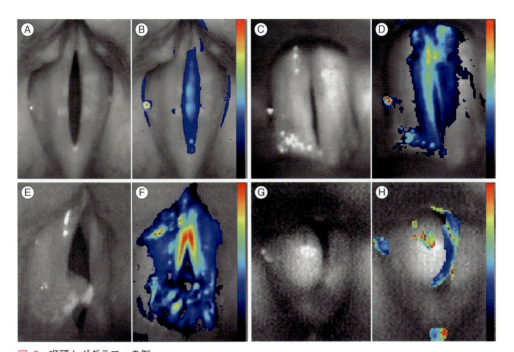

**図3 喉頭トポグラフィの例**
A, B：正常男性，C, D：声帯瘢痕例，E, F：右声帯ポリープ例，G, H：右声帯囊胞例．
それぞれのペアの左画像は声帯の静止画像，右画像は喉頭トポグラフィでのピクセル輝度の変化度を示す．右のカラーバーは変化度で，青が小さく赤が大きいことを示す．非振動部位が信号欠損域として表現される．声帯瘢痕(D)，声帯囊胞(H)では，病変部が非振動部位となっている．

行い，声帯振動に関する空間的情報(X情報とY情報)を取りだす手法である．HSDIの評価法は概して難しいが，本手法は耳鼻咽喉科医が普段慣れている内視鏡画像に則した平面的情報処理となるため，比較的理解しやすい．

### 音声障害の診断におけるHSDI[9-18]

上述のように，"適応性""評価多様性""定量性"の観点から，HSDIは臨床症例においてさらに有用性が発揮される．

#### 1．適応性

まず"適応"に関して，得られるデータの質と量を考えると，正常・軽度音声障害を含むすべての声帯振動評価において，HSDIでの評価は基本的に有用である．たとえば，正常例をHSDIで評価すると，VSで検出の難しい健常人の性差・年齢差を検出することができる[9,11,15]（column2参照）．しかし，VSでは同期性が低下し声帯振動が評価できなくなるGRBASでG2以上の中等症・重症の音声障害例において，とくにHSDIが推奨される．

#### 2．評価多様性

また，HSDIの高い時間分解能を生かした"評価多様性"は，病変の検出，病変・病態の明視化，鑑別診断の向上に有用である．たとえば，非振動部位の検出はVSでは難しい場合も多いが，トポグラフィを用いると非振動部位が検出しやすくなる．図3はトポグラフィのデータを用いた解析例であるが，声帯瘢痕の例(C, D)では，左声帯前方の信号欠損から声帯瘢痕が左声帯前方に存在することが読み取れる．本手法は，非振動部位を呈する声帯瘢痕(図5)・喉頭癌・声帯囊胞(図3-G, H)などの評価に有用性が見込まれる．なお，トポグラフィは他に周波数や位相の解析も可能だが，本稿では割愛する．

キモグラフィの使用例を図4に示す．左声帯麻痺の例(C, D)では，声帯の左右で基本周波数が異なる準周期を呈する．本例の場合，左右の周波数比は4：3である．この準周期や非周期的振動は，VSでは基本周波数が適切に抽出されないために

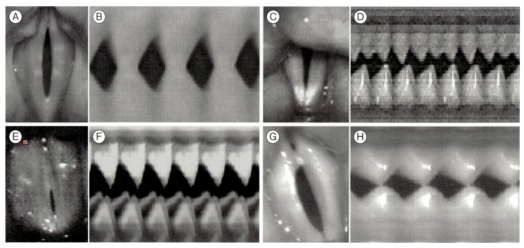

**図4 キモグラフィの例**
A, B：正常男性. 声帯振動は左右対称で声門閉鎖は正常.
C, D：左声帯麻痺の例. 声帯の左右で基本周波数が異なり準周期を呈する.
E, F：声帯溝症の例. 右声帯（画面の下側）の辺縁が二峰性を呈する.
G, H：声帯萎縮の例. 左右の位相差を認め, 声門閉鎖は弱い.
画像の配置は, それぞれ左がHSDIの静止画像, 右が声門軸中央でのキモグラムである. 提示したX軸のフレーム数は例ごとに異なる. キモグラムは, 原則的に横軸が時間軸, 縦軸がHSDIのX軸（水平方向）を示し, 上が左側, 下が右側である.

評価困難だが, HSDIを用いると現象を簡潔に視覚化することができる. また, 声帯溝症の例（E, F）では, 本疾患に特有の声帯内側縁の二峰性が検出されている. この現象は, 溝によって声帯の上下で振動が分離する声帯溝症を支持する所見であり, 判断の難しい声帯萎縮（G, H）と声帯溝症の鑑別を助ける.

### 3. 定量性

さらに, HSDIは"定量性"にも優れており, 現象を数値化することでEBMの時代に即した客観的な重症度評価や治療効果判定が行いやすくなる. むしろ, 定量性の裏返しで現在パラメータが過剰に存在しており, どの指標が真に重要であるかの吟味が今後必要である.

さまざまな指標の内で, 現在もっとも重要とされるものが声帯開閉率（Open Quotient：OQ）である. OQは声帯が開いている時間の振動周期内での割合を示す. 定義によってさまざまなOQが存在し, それぞれ性質や正常値が異なる点に注意が必要である. 図5に声帯瘢痕の治療前後の評価例を示す. 治療前の左声帯は, トポグラフィ（B）やキモグラフィ（C, D）が示すように, 大部分が瘢痕によって非振動部位となっている. 一方, 治療後には, 左声帯の瘢痕部にも声帯振動が回復してきている（F, G, H）. OQで定量評価を行うと, 治療前後でOQの改善傾向を認める（治療前0.85, 治療後0.74）. なお, この例では声門軸すべてのレベルのキモグラフィからのOQを平均化した$OQ^{mean+}$を評価した（正常値は平均0.44・標準偏差0.14[19]）.

---

**column2 「正常」の声帯振動とは？**

音声障害例の声帯振動評価を行う前提として"正常"な声帯振動を知る必要がある. しかし, "正常"な声帯振動にも個体差があることは意外と知られていない.

古典的な"正常"の声帯振動とは, 振動が規則的, 位相差がない, 声門閉鎖が完全, 振幅が声帯幅の1/4, 粘膜波動が声帯幅の1/2, 振幅や粘膜波動が左右対称, 非振動部位がないことを指す[2]. しかしこれらはおもに若年男性の声帯振動の特徴である. 若年女性では, 声門閉鎖が完全でない場合も多く, 後方間隙や不完全閉鎖, さらには後方先行型の前後位相差がみられる[9,11,15].

年齢変化を考えると, 状況はさらに複雑化する. 高齢者では, 軽度な非対称性が出現し, 前後・左右位相差, 振幅・粘膜波動の左右差がみられる傾向にある. 声門閉鎖も完全ではなくなり, 前方間隙を伴いやすい[9,11,15]. 年齢変化による音声障害として老人性喉頭という概念があるが, 正常（健常な高齢者）と異常（老人性喉頭）の線引きは, じつは非常に難しい.

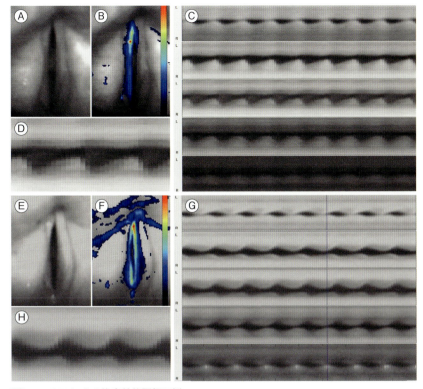

**図 5 HSDI による治療前後評価の例**

56 歳女性．喉頭サルコイドーシスの術後に左声帯瘢痕が後遺した症例．A〜D は治療前の状態である．A は本症例の声帯の静止画像，B は喉頭トポグラフィでのピクセル輝度の変化度，C はマルチラインキモグラフィによる 5 ラインのキモグラムである．最上段が声門軸を 5 等分した内の最後部のキモグラムで，下段にいくにつれて順次前方のキモグラムとなる．D は 3 段目のキモグラム（声門軸の中央レベル）の一部を拡大したもの．B〜D が示すように左声帯は振動をほとんど認めない．

一方，E〜H は同一症例の治療後のデータで，画面の配置は A〜D にならう．治療後には，左声帯の瘢痕部にも声帯振動がみられている（F〜H）．

### 文献

1) Mehta DD, Hillman RE. Curr Opin Otolaryngol Head Neck Surg 2012;20(6):429-36.
2) Hirano M, Bless D. Singular Publishing Group;1993.
3) Farnsworth DW. Bell Lab Rec 1940;18:203-8.
4) Hirose H. Acta Otolaryngol Suppl 1988;458:151-3.
5) Imagawa H et al. Ann Bull RILP 1987;21:9-23.
6) Hirose H et al. Clinical application of high-speed digital imaging of vocal fold vibration. In:Vocal fold physiology. Singular Publishing Group;1991. p.213-6.
7) Deliyski DD et al. Folia Phoniatr Logop 2008;60(1):33-44.
8) Deliyski DD, Hillman RE. Curr Opin Otolaryngol Head Neck Surg 2010;18(3):147-52.
9) Yamauchi A et al. J Voice 2012;26(6):742-50.
10) Granqvist S, Lindestad PA. J Acoust Soc Am 2001;110(6):3193-7.
11) Yamauchi A et al. J Voice 2013;27(1):39-45.
12) Yamauchi A et al. J Voice 2016;30(4):493-500.
13) Yamauchi A et al. J Voice 2016;30(2):205-14.
14) Wittenberg T et al. J Voice 2000;14(3):422-42.
15) Yamauchi A et al. J Speech Lang Hear Res 2014;57(2):S648-57.
16) Yamauchi A et al. J Voice 2016;30(6):766.e13-766.e22.
17) Yamauchi A et al. J Speech Lang Hear Res 2017;60(1):24-37.
18) Yan Y et al. J Voice 2005;19(2):161-75.
19) Yokonishi H et al. J Voice 2016;30(2):145-57.

\* \* \*

気管食道・喉頭

## 32. 痙攣性発声障害：チタンブリッジを用いた甲状軟骨形成術2型

**Keyword**
痙攣性発声障害
甲状軟骨形成術2型
チタンブリッジ
手術

讃岐徹治

◎痙攣性発声障害は，器質的異常や運動麻痺を認めない，発声時に内喉頭筋の不随意的，断続的な痙攣による発声障害をきたす疾患である．
◎甲状軟骨形成術2型は，京都大学名誉教授一色信彦により開発され，内転型痙攣性発声障害の症状根治治療として応用された．本術式は，甲状軟骨を正中に切開し両側甲状披裂筋の付着部を甲状軟骨ごと外側に広げて声帯の過閉鎖を永続的に閉鎖する術式である．2002年に一色らによって，甲状軟骨切開部位を安定した開大維持が可能で生体親和性に優れた蝶番型構造を有するチタンブリッジが開発され，その後症例が蓄積され，臨床研究により高い有効性を示唆する結果が得られている．
◎手術術式のポイントは，手術中に内転型痙攣性発声障害患者の声を聞きながら，声の詰まりの改善を確かめることであり，効果が永続的な点に特徴がある．

　痙攣性発声障害は，器質的異常や運動麻痺を認めない，発声時に内喉頭筋の不随意的，断続的な痙攣による発声障害をきたす疾患である．本症は内転型と外転型に分類され，このうち内転型が約93％と多数を占め，内転型では発声時に声帯が不随意的，断続的に強く内転することで発声時の呼気流が断続され，その結果，声が途切れ円滑さを欠く．また締め付けられるような，あるいは絞りだすような努力性発声も呈する．その結果，いずれの型においても仕事や日常生活において会話が円滑に行えず，仕事を辞めざるをえなかったり，人との接触を避けるようになったり，電話にでられなくなったりするなど，患者にとっては社会生活をおくるうえで大きな支障をきたす[1-3]．本症に対する根本的な治療はなく，甲状軟骨形成術2型は，内転型痙攣性発声障害が発声時に不随意的，断続的に強く内転することで声門が過閉鎖し，その結果に声が締め付けられるような，あるいは絞りだすような努力性発声となることに着目し，発声時に声門が強く内転しても声帯が強く閉まらないように甲状軟骨を正中に切開し，両側甲状披裂筋の付着部を患者の声の症状に応じて外側に広げる手術術式である[4]（図2）．

### ● 甲状軟骨形成術2型の適応

　内転型痙攣性発声障害と診断され，自覚症状として声の詰まりを主とするものを適応とする．除外すべき疾患として，外転型痙攣性発声障害，混合型痙攣性発声障害，さらに過緊張性発声障害などの機能性発声障害や音声振戦症，また他の神経疾患などがあげられる．内転型痙攣性発声障害であっても，痙性斜頸，顔面，とくに咬筋の痙攣（Meige症候群）や他のジストニアが合併していると改善が乏しいことがある．また術後大声を出しにくくなることがあるため，術前にその旨の説明が必要である[4-6]．

### ● 前投薬と体位のポイント

　前投薬では，咽頭乾燥をきたすアトロピン注®，アタラックスP注®の使用は控える．体位は肩枕を少し入れ，頸部が若干進展するようにする．こ

Tetsuji SANUKI
名古屋市立大学大学院医学研究科耳鼻咽喉・頭頸部外科

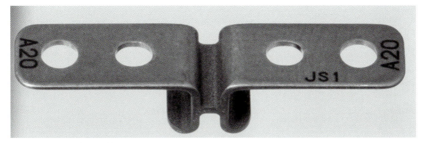

図1 チタンブリッジ
熊本大学医学部附属病院耳鼻咽喉科・頭頸部外科より.

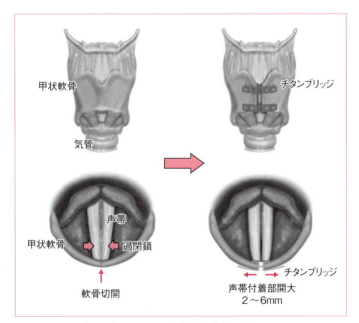

図2 チタンブリッジを用いた甲状軟骨形成術2型
熊本大学医学部附属病院耳鼻咽喉科・頭頸部外科より.

のとき声がよくなったり，悪くなったりすることがあるのであらかじめ確かめておく．

## 🔴 手術ポイント[7]

麻酔：E入り1％キシロカインを用い，甲状軟骨正中部皮下に約5cc注射し，甲状軟骨膜上にも約1cc浸潤麻酔を行う．手術中の音声モニタリングのため，輪状甲状筋（前筋）付近には注射しないように注意する．

皮膚切開：甲状軟骨上縁と輪状軟骨下縁の中央で長さ約3cmほど皮膚横切開を加え，前頸筋群を左右に分け甲状軟骨中央部を上下全長にわたって露出する．下方は輪状軟骨一部を露出する（図3-A）．

甲状軟骨正中縦切開：甲状軟骨切痕と下縁を確認し正中線を印したうえで正確に11号替え刃メスを用い甲状軟骨を縦に切る．この際，正確に正中で切開することと，軟骨のみを切開し，軟骨下の軟部組織を損傷しないことが重要である（図3-B）．また声帯靱帯付着部より少し頭側がもっとも軟部組織が薄いため，中央部は慎重に切る．甲状軟骨が石灰化した年長者や男性では，甲状軟骨切開にドリルを必要とする．ドリルの先端の極細なものを用い，軟骨膜まで切らないよう軟骨の厚み90％を切るつもりで丁寧に切開する．最後の10％を細い平ノミあるいはローゼン氏ナイフで切開を

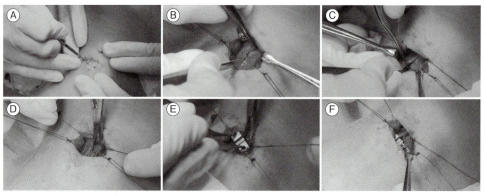

**図3 手術の実際**（文献10)を一部改変）
A：皮膚切開，B：甲状軟骨正中切開，C：切開縁の剝離，D：声の調整，E：チタンブリッジの挿入，F：チタンブリッジの固定．

行う．

　甲状軟骨切開縁の剝離：甲状軟骨下縁中央付近を一部切開し，軟骨下縁と正中切開端を内軟骨膜と軟骨の間をローゼン氏鼓膜剝離子などで約1〜2 mm外側へ剝離する（図3-C）．前交連部の靱帯付着部は内軟骨膜がなく，剝離すると声が低くなるので注意が必要である．また前交連部直上レベルも内軟骨膜はなく，喉頭内腔粘膜に覆われているだけであり，穿孔させる可能性があるため注意が必要である[8]．

　甲状軟骨切開断端の開大と音声モニタリング：甲状軟骨正中切開断端をモスキートペアンなどで用いて徐々に広げ，声の詰まりが改善するのを確認するため，患者に種々の発声，苦手な文章を試み，患者と術者が納得のいく開大幅を決定する（図3-D）．軟骨断端開大の幅は，狭いと声の詰まりが残り，広すぎると気息性の嗄声がみられる．

　甲状軟骨開大維持：甲状軟骨開大維持材料として，一色信彦（京都大学名誉教授）らによって開発されたチタンブリッジを使用している[2]．このチタンブリッジは，開大幅に合わせて最適なサイズを選択する．ブリッジ挿入に際し，甲状軟骨の形状に合わせてブリッジの翼を曲げ，甲状軟骨上縁と下縁から剝離した部位に沿ってチタンブリッジを2個挿入する（図3-E）．上下に入れるチタンブリッジのサイズはかならずしも一致せず，患者の声に合わせて選択される．ブリッジの固定は，4-0ナイロン糸を用い軟骨と縫合固定する（図3-F）．

　術創の閉鎖：最後に声の詰まりが改善し，嗄声が生じていないこと，止血も確認して閉創を行う．ドレーン等を挿入する必要はないが，術後1〜2日間は創部を圧迫する．

## 術後経過

　術後1週間は，声帯が粘膜下出血や浮腫をきたすため沈黙を指示する．術後1週間以降発声を許

---

**column　チタンブリッジ実用化の経緯**

　チタンブリッジは，内転型痙攣性発声障害の症状改善治療である甲状軟骨形成術2型の声門開大維持材料として，シリコンブロックや自家軟骨等より長期的かつ持続的に声門開大の効果を得るために，安定した強度のある声門開大維持材料として2002年に一色信彦らによって開発された（図1）．その後，チタンブリッジを用いた甲状軟骨形成術2型の有効性・安全性が論文や学会等で報告されたが，高度医療管理機器として，医薬品医療機器等法上未承認であった．患者のQOL向上と保険診療による使用を可能とするため，熊本大学医学部附属病院耳鼻咽喉科・頭頸部外科が中心となり，2015年7月に薬事承認を目的とした医師主導治験を開始し，2017年7月に治験を終了した．
　チタンブリッジについては，2016年2月，医療機器として先駆け審査指定制度審査対象品目第一号に指定され，2016年9月に希少疾病用医療機器の指定を受けた．その後，2017年6月に上述の医師主導治験の結果をもって企業による薬事申請を行った結果，2017年12月15日薬事承認を得た．なお先駆け審査指定制度における最初の承認品目である．

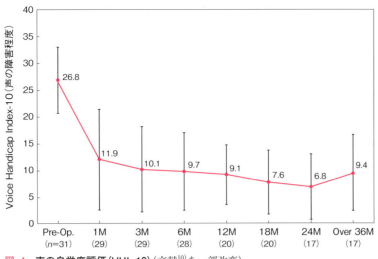

図 4 声の自覚度評価(VHI-10)（文献[10]を一部改変）

可するが，まだ声帯粘膜の浮腫が残るため術後 1 カ月は大声を出さないよう指示する．

### 成績

2001 年に本術式が内転型痙攣性発声障害に有効であるとはじめて報告され，その後症例が蓄積されてきた[4-6]．Sanuki らは，チタンブリッジを用いた甲状軟骨形成術 2 型症例の術後 1 年目の自覚症状を評価した[9]．対象は 2002 年 12 月より 2005 年 12 月までに 1 年以上経過観察できた 41 症例であった．結果は術後非常によいと評価した症例は 69％であった．よいが 22％，少しよいが 9％であった．悪いと評価した症例は 0％であり，全例において良好な結果であった．また Sanuki らは，患者の自覚的評価として Voice Handicap Index-10(VHI-10)を用いた治療評価（対象は手術前と術後 3 年以上経過時に VHI-10 を評価できた 17 症例）では，術前の VHI-10 スコアは平均 26.8 点であったが，術後 3 年以上経過時 VHI-10 スコアは平均 9.4 点であった(**図 4**)．すべての項目で有意に改善を認め，すべての患者で長期間，術後 QOL の改善を得られたと報告した[10]．

### おわりに

チタンブリッジを用いた甲状軟骨形成術 2 型は，内転型痙攣性発声障害の症状軽減に有効な最新の医療技術のひとつである．

本治療の成功には，疾患の理解と技術習得が必要であり，日本耳鼻咽喉科学会と日本喉頭科学会では"手術適応基準""実施医基準"を明確に示し，"標準手技概要"を習得し，内転型痙攣性発声障害患者が適切な治療を受けることができる医療環境を整備する目的として，手術マニュアルを作成するとともに手術講習会を開催する予定である．

### 文献

1) 兵頭政光・他．痙攣性発声障害に関する全国疫学調査．音声言語医学 2016；57(1)：1-6．
2) Sulica L. Curr Opin Otolaryngol Head Neck Surg 2004;12(6):543-8.
3) Ludlow CL et al. Otolaryngol Head Neck Surg 2008;139(4):495-505.
4) Isshiki N et al. Laryngoscope 2001;111(4Pt1):615-21.
5) Isshiki N et al. Acta Otolaryngol 2004;124(3):309-12.
6) Isshiki N and Sanuki T. Acta Otolaryngol 2010;130(2):275-80.
7) 日本喉頭科学会．甲状軟骨形成術 2 型におけるチタンブリッジの使用マニュアル．2017．
8) 佐藤公則・他．甲状軟骨形成術 II 型成功のための前交連周囲の臨床組織解剖．喉頭 2014；26(1)：1-5．
9) Sanuki T and Isshiki N. Laryngoscope 2007;117(12):2255-9.
10) Sanuki T and Yumoto E. Otolaryngol Head Neck Surg 2017;157(1):80-4.

\* \* \*

気管食道・喉頭

# 33. 高解像度マノメトリーを用いた嚥下機能検査

**Keyword**
高解像度マノメトリー（HRM）
嚥下機能検査
嚥下圧

河本勝之

◎各種の疾患で軽重さまざまな嚥下障害を生じるが，咽頭収縮の評価は従来の手法では定量的な評価が困難であった．以前から咽頭収縮時の圧計測機器は存在していたが，圧センサーの個数が非常に少なく，測定時にどの部位の圧を測定しているのか判断が難しいこと，複数回のセンサーの抜き差しが必要となり検査時間が長くなるなどの欠点があったためである．

◎近年開発された咽頭用の高解像度マノメトリーは，20個の圧センサーを有し，カテーテルを鼻から頸部食道まで挿入することで，嚥下時の咽頭収縮や食道入口部の開大等を簡便に評価できるようになった．計測と同時にパーソナルコンピュータ画面上に，圧の強さの違いで異なる色で波形が表出され，その場で簡単に結果がわかる利点がある．著者はおもに上咽頭最大圧，中咽頭最大圧，上・中咽頭領域のDCI，食道入口部開大時間などを中心に評価し，診断や治療に利用している．機器が高価であるという問題はあるが，嚥下障害の診断や治療方針の決定，治療効果判定などに有用と思われ，今後の普及が望まれる．

わが国は超高齢化が進み，摂食嚥下障害のある患者が増加している．摂食嚥下障害の評価には，ビデオ嚥下内視鏡検査（Videoendoscopy：VE）や嚥下造影検査（Videofluorography：VF）が使用され，とくにVFは誤嚥の有無や程度を患者や家族，医療スタッフにわかりやすく視覚的に提示でき，嚥下機能評価のゴールデンスタンダートとされている．しかし，VEやVFでは一部の報告[1,2]を除いて定量的な評価は困難である（column参照）．

とくに嚥下機能評価のひとつである咽頭収縮力の評価は，VEでは嚥下時にホワイトアウトするかどうか，VFでは側面像での咽頭閉鎖の程度など，定性的にしか評価できず，数値による正確な評価は困難であった．これに対し嚥下時の咽頭収縮や食道入口部の開大の評価は，以前から咽頭内圧計での計測が試みられてきた[3]が，旧来の咽頭内圧計は圧を感知するセンサーが3つしかなく，咽頭部の3点しか測定ができなかった．また圧センサーの配置が120度ずつ違っており，解剖学的に正確な位置での圧測定が困難であった．そのた

め以前はいったん食道内まで挿入したセンサーを嚥下動作と同時にセンサーを引き抜きながら何度も計測を繰り返す必要があるなど，測定の正確性

> **column　嚥下機能を定量化する試み**
>
> 嚥下機能検査にはいくつか種類があるが，嚥下内視鏡検査（VE）と嚥下造影検査（VF）の2つがとくに有力な方法とされる．VEは兵頭らがそのスコア化を報告している[1]．これは唾液の咽頭残留，咳反射の惹起，嚥下反射の惹起，着色水嚥下のクリアランスを点数化したもので，VEによる簡便な定量的な評価方法として利用されている．VFは誤嚥や喉頭進入の有無，喉頭挙上，食塊の通過，咽頭収縮，食道通過など情報量の多い評価であるが，基本的には定性的な評価が主であり，数値化による定量評価は一部の研究にとどまっていた．梅崎らのグループは，LEDT（laryngeal elevation delay time）を用い，嚥下時の喉頭挙上遅延時間を計測し，定量的な評価を行っている[7]．また著者のグループは，動画解析ソフト（DIPP-Motion Pro®，ディテクト社）を用い，舌骨や喉頭運動，食塊の移動速度などを数値化して評価している[2]．今後，嚥下障害における研究が学術的にエビデンスを得るためには，診断や治療効果判定における定量化の普及が望まれる．

Katsuyuki KAWAMOTO
草津総合病院頭頸部甲状腺外科センター・耳鼻咽喉科

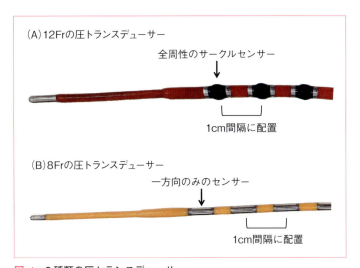

図1 2種類の圧トランスデューサー
A：全周性のセンサー，12 Fr．B：一方向のセンサー，8 Fr．

の問題と，検査に時間がかかるなどの問題があった．

これに対し近年開発された高解像度マノメトリー（High resolution manometry：HRM）は，圧センサーが複数個存在する機器であり，食道の内圧検査や直腸肛門圧の測定などに利用されてきた．とくに食道アカラシアでは，旧来のバリウムによる食道造影検査では診断できなかった症例がHRMによって診断可能となり，また内圧の数値化によって，アカラシアの分類も旧来の造影検査による分類から，近年ではHRMによるより詳細なシカゴ分類[4]に大きく変わり，取扱い規約も変更となった．

このHRMは全長が短い咽頭型に改良され，嚥下時の咽頭内圧の検査に簡便に利用できるようになった．これにより，以前より正確にかつ簡便に咽頭内圧を測定することが可能となった．本稿では，このHRMによる嚥下時の咽頭内圧検査について解説する．

## 高解像度マノメトリーによる検査の実際

著者はスターメディカル社の圧センサーが1cm間隔に20個ついている20 chステルス咽頭内圧計を使用している．国内には他に同様の機器として，米国のGiven/Sierra Scientific Instruments社製Mano Scanがある[5]．使用方法はほぼ同様であるが，機種の違いによって咽頭内圧の数値は多少異なると報告されており[6]，その点には注意が必要である．

図1に，著者が使用している2種類の圧トランスデューサーを示す．図1-Aは太さが12 Frのサイズ（PD1220K）であり，これは全周性の直径5 mmの圧センサーが1 cm間隔に20個（ch1〜20）配置されている．圧センサーのまわり360度方向から50〜300 mmHgまでの圧力を感知可能な全周性の圧センサーである．図1-Bは，太さが細めの8 Frのサイズ（PD0820K）であり，こちらの圧センサーは全周性ではなく，一方向性である．前述の12 Frの圧トランスデューサーとは圧の感知する方向が異なるため，その点には注意が必要である．いずれのセンサーもポケットモニター（GMMS-4000）を介してパーソナルコンピュータに圧データが取り込まれ，圧波形の計測と同時にパーソナルコンピュータ画面に圧波形が表出され，その場で経時的な咽頭内圧の変化を見ることが可能である（図2）．パーソナルコンピュータ画面には，咽頭内圧（図2-左）のほかに，咽頭の模式図と圧の模式図（図2-中央）が表示される．それらに加え，2種類の動画が同時に表示できる．著者はパーソナルコンピュータとつないだ webカメラ動画で検査時の患者の動きを録画し（図2-右上），透視室で嚥下圧測定とVFを同時に行う場合

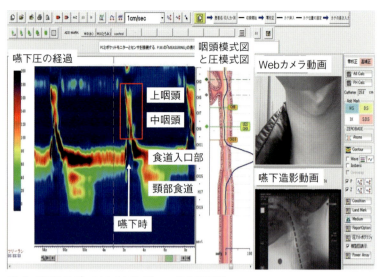

**図2** HRMのパーソナルコンピュータ上の画面
左：咽頭内圧（上・中咽頭，食道入口部，頸部食道の圧を示す）．
中央：咽頭模式図と圧模式図．
右上：カメラ動画．
右下：嚥下造影動画．

は，VF動画も同時に記録している（図2-右下）．

検査は座位で行う．鼻腔をごく少量の噴霧キシロカインで麻酔した後，圧トランスデューサーを鼻腔から頸部食道まで挿入する．著者は基本的に全周性の12 Frの圧トランスデューサーを使用しているが，12 Frの挿入が困難な小児の検査では8 Frを使用している．圧トランスデューサーを挿入した後，患者の緊張が取れて上部食道入口部圧（UES）が落ち着いたら，連続で「パパパ」と発声してもらい，画面で軟口蓋（上咽頭）の位置を確認する．発声時に確認できない場合は，軟口蓋に接触する圧センサーのCh番号を内視鏡で確認する．続いて検査者の合図で空嚥下を行ってもらい，圧トランスデューサーについた20個の圧センサーで嚥下時の咽頭内圧の測定を行う．口腔乾燥などで空嚥下ができない場合には，水を2〜3 mL程度口に含み，検査者の合図で嚥下してもらうことで圧測定を行う．最低5回は測定を行う．安定した圧測定が得られたのを確認した後，圧トランスデューサーを抜去する．得られたデータはパーソナルコンピュータに保管し，解析を行う．**表1**におもな解析項目を列挙する．なお，UESから何センチメートル上を解析するかは，適宜，自分で設定変更が可能である．著者はおもに上咽頭部最

**表1** おもな解析項目

| |
|---|
| 嚥下回数 |
| UESの弛緩圧（最低値） |
| UESの弛緩開始から最低値までの時間 |
| UESの弛緩開始〜弛緩終了までの時間 |
| UESの最低値〜弛緩終了までの時間 |
| UES（　）cm上の最大圧 |
| UES（　）cm上での（ピーク圧−振幅立ち上がりの圧）/立ち上がりからピークまでの時間 |
| UES（　）cm上の収縮開始〜ピークになるまでの時間 |
| UES（　）cm上の収縮開始〜終了までの時間 |
| UES（　）cm上の最大値〜収縮終了までの時間 |
| UES（　）cm上〜（　）cm上への伝播速度 |
| UES（　）cm上の収縮開始〜UESの弛緩開始の時間 |
| UES（　）cm上の収縮開始〜UESの弛緩終了の時間 |
| UES（　）cm上の収縮開始〜UESの最低値の時間差 |
| Distal contractile integral（20 mmHg）　解析画面赤枠内の運動量（20 mmHg以上） |
| Distal contractile integral（30 mmHg）　解析画面赤枠内の運動量（30 mmHg以上） |

大圧，上咽頭〜中咽頭への伝播速度，中咽頭部最大圧，上・中咽頭領域のDistal contractile integral（DCI），嚥下時のUES弛緩時間などを中心に評価している（図3）．

● **症例提示**

症例は20代女性の重症筋無力症の患者である．出産後，呼吸不全，嚥下障害を生じ，神経内科に緊急入院となった．重症筋無力症によるクリーゼ

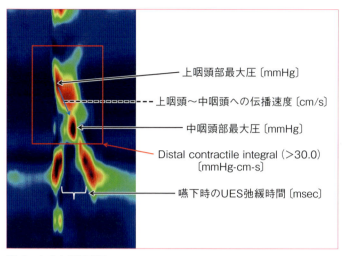

図3 おもな解析項目
どの部位を解析するかは，実際の圧波形をみながら，適宜調節できる．

| 検査日 | 初診 | 3週後 | 4週後 | 17週後 |
|---|---|---|---|---|
| 代表図 | 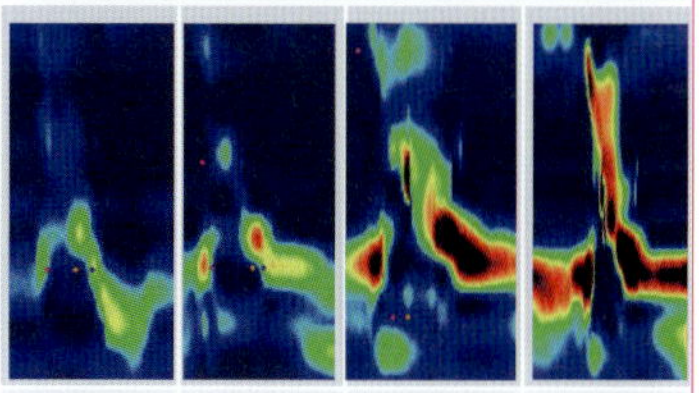 | | | |
| 上咽頭部最大圧 | 3.7 | 4.3 | 23 | 154 |
| 中咽頭部最大圧 | 9.8 | 72 | 151 | 171 |
| 上〜中咽頭への伝播速度 | − | − | 11 | 12 |
| DCI：上中咽頭運動量（>20mmHg） | 0.4 | 15 | 86 | 522 |
| DCI：上中咽頭運動量（>30mmHg） | 0 | 11 | 79 | 504 |

図4 重症筋無力症の嚥下圧経過
経過とともに各項目が改善していることがわかる．

と診断され，経口挿管下で人工呼吸管理が行われた．免疫抑制剤，ステロイド加療により呼吸機能は改善し，人工呼吸器から離脱．その後，嚥下障害の評価の目的で当科紹介となった．

当科初診時はベッド上安静で，まだ呼吸が浅く，咽頭収縮も不良のため咽喉頭の唾液貯留が著明で，唾液の喉頭進入と軽度の不顕性誤嚥を認めた．その後の保存的加療で嚥下状態はしだいに改善した．HRMによる嚥下圧検査を図4に示す．治療経過とともに咽頭収縮が改善したことがわかる．本例は，最終的に常食の全量摂取が可能となり，自宅退院となった．

## 今後の検討

本例のように咽頭収縮が障害されている嚥下障害例においては，障害の経時変化がビジュアル的に非常によくわかる．HRMによる嚥下時の咽頭内圧検査は，症例の経時的な変化だけではなく，嚥下障害の治療方法の決定とその治療効果，とくにリハビリテーション手法の効果確認，嚥下改善手術の適応とその効果の評価に役立つことが期待される．

なお，健常人においては男性，女性で嚥下圧曲線に差があり，男性は軟口蓋とUES部にピークをもつ二峰性，女性はUES部にピークをもつ一峰性となるため，男女を分けての評価が必要との報告もあり[5]，今後のさらなる検討を必要とする．

## 高解像度マノメトリーの問題点

カテーテルを鼻腔から頸部食道まで挿入することが必要なため，嘔吐しやすい患者では挿入が困難であること，認知症などで検査の協力が得られにくい患者には挿入を拒否されて検査が困難であることが問題となる．また現時点では機器が高価であり普及が遅れていること，狭い鼻腔内に挿入する際に，全周性圧センサーをカバーしているゴムに亀裂が入ることがあるなど，耐久性の問題もある．また，機器による正常値が違う可能性がある[6]．たとえば前述の食道アカラシアにおけるシカゴ分類は，Mano Scanを使用してデータを作成したものであるが，スターメディカル社製のHRMを含め他社のHRMとは数値が異なるため，注意が必要である．

以上，HRMにはいくつかの改善すべき問題点は残っている．しかし，咽頭収縮を中心に定量的評価が簡便にかつ迅速に行えるという他の検査には代えがたい大きな利点がある．HRMを利用した嚥下時の咽頭内圧検査は，前述のように重要な嚥下機能検査であり，今後，機器の普及と改善が望まれる．

### 文献

1) 兵頭政光・他．嚥下内視鏡検査におけるスコア評価基準（試案）の作成とその臨床的意義．日耳鼻 2010；113：670-8.
2) 藤原和典・他．DIPP-Motion Pro2D®を用いた嚥下動態の解析．耳鼻臨床 2010；103(11)：1057-61.
3) 兵頭政光．嚥下圧検査．佃守．耳鼻咽喉科・頭頸部外科―処置・手術シリーズ3 音声・嚥下障害．メジカルビュー社；2002：96-104.
4) Bredenoord AJ et al. Chicago classification criteria of esophageal motility disorders defined in high resolution esophageal pressure topography. Neurogastroenterol Motil 2012;24(suppl 1):57-65.
5) 熊井良彦・他：嚥下圧測定検査：ハイレゾリューションマノメトリー．嚥下医学 2015；4(1)：58-62.
6) Bogte A et al. Normal values for esophageal high-resolution manometry. Neurogastroenterol Motil 2013;25(9):762-e579.
7) Miyaji H et al. Videofluoroscopic assessment of pharyngeal stage delay reflects pathophysiology after brain infarction. Laryngoscope 2012;122(12):2793-9.

\* \* \*

気管食道・喉頭

# 34. 経口的嚥下機能改善手術

千年俊一

**Keyword**
嚥下機能改善手術
経口法
内視鏡下輪状咽頭筋切断術
声帯内充填術
咽頭弁形成術

◎近年，超高齢化社会をむかえ，脳血管障害などによる嚥下障害患者は増加傾向にあり，低侵襲な嚥下機能改善手術が注目されている．嚥下機能改善手術は嚥下障害に対し，経口摂取の回復と患者のQOLの改善を可能にするきわめて有用な手段である．しかし，本手術はすべての嚥下障害患者に有用なものではなく，術式の長所と短所を理解したうえで，個々の症例ごとの障害様式に応じた術式を選択する必要がある．とくに高齢者に対して嚥下機能改善手術を行う際は，できるだけ低侵襲な術式を用いることからの段階的アプローチが望ましい．

## ● 嚥下機能改善手術の現状

　嚥下障害に対する手術治療には，喉頭機能を温存しつつ嚥下咽頭期の運動を補強あるいは代償する嚥下機能改善手術と，喉頭機能を犠牲にしてでも嚥下性肺炎を防止する誤嚥防止手術の2つのカテゴリに分類される．いずれのカテゴリも複数の術式を含んでいるが，嚥下機能改善手術の名称においては正確な英語表記はなく，わが国独自の分類といえる．嚥下機能改善手術には，輪状咽頭筋切断術と喉頭挙上術，声帯内方移動術，咽頭弁形成術，舌骨下筋群切断術，咽頭縫縮術など多くの術式があり，それらの有用性が古くから報告されてきた．嚥下障害患者では嚥下咽頭期の障害部位が限局していることは少なく，複数の障害部位に対して術式を組み合わせて用いることが多い．嚥下機能改善手術を代表する術式である輪状咽頭筋切断術と喉頭挙上術の現状を以下にまとめた．

　輪状咽頭筋切断術は，上部食道括約筋として機能する輪状咽頭筋を切断あるいは切除することにより，食道入口部を常時弛緩させて食物通過を容易にする手段である．輪状咽頭筋の異常に起因する嚥下障害のみでなく，嚥下圧の低下に伴う相対的な食道入口部の開大不全に対して用いられる術式である．後者は，咽頭収縮，声門閉鎖，鼻咽腔閉鎖，または喉頭挙上などの機能不全によって食道入口部が開きにくくなった状態である．Wallenberg症候群をはじめとする脳血管障害，眼咽頭型筋ジストロフィー症，多発筋炎などの神経・筋変性疾患による嚥下障害がこれに相当する．そのため輪状咽頭筋切断術は，嚥下機能改善手術のなかでももっとも守備範囲の広い術式といえる．輪状咽頭筋切断術には従来の頸部外切開法[1]と経口法[2]の2通りのアプローチ法があり，経口法は近年，内視鏡下輪状咽頭筋切断術として嚥下障害に対する低侵襲な術式として注目されるきっかけとなった[2-7]．

　一方，喉頭挙上術は輪状咽頭筋切断術を併用することでより効果的となる．さらに舌骨や甲状軟骨を下方へ牽引する作用をもつ舌骨下筋群の切断を併用すると，喉頭挙上が容易になる．喉頭挙上術の適応になる病態は，喉頭挙上度が減少している例や喉頭挙上のタイミングが遅い例である．広範囲切除を要する頭頸部癌や，一側の下位脳神経麻痺などで障害部位がはっきりしている症例によい手術適応があるといえる．しかし，喉頭挙上術は患者の嚥下動態を大きく変える術式であるため，喉頭挙上が悪いからといって安易に選択すべきではない．輪状咽頭筋切断術の単独施行が軽度〜中等度の慢性誤嚥の症例に適しているのに対し，喉頭挙上術の併用は高度の慢性誤嚥の症例に

Shun-ichi CHITOSE
久留米大学医学部耳鼻咽喉科・頭頸部外科

対して考慮するべきとされている[8]．喉頭挙上術は本来機能する部分を固定してしまうことや，咽頭腔が広がることにより術後の嚥下内圧を低下させてしまい，逆に嚥下障害が悪化する危険性がある．そのため，喉頭挙上術は誤嚥防止術の前に検討すべき手術であるが，侵襲の大きい手術であるため適応の幅は狭いといわざるをえない．

## 段階的手術アプローチ

近年，超高齢化社会を迎え加齢や脳血管障害などによる嚥下障害患者は増加傾向にあり，患者のQOLを重視した嚥下機能改善手術の必要性が高まっている．しかし，高齢者の嚥下障害には，身体的，精神的，社会的要因が複雑に絡み合うことから，手術に必要な条件を満たさない症例は少なくない．また，必要条件を満たし嚥下機能改善手術を行ったとしても，嚥下予備能が低下している高齢者では手術効果を予測することが難しく，期待通りの効果を得られない場合もある．この理由は，術前に明らかでなかった加齢の影響が術後に顕在化するためである[9,10]．輪状咽頭筋切断術を併用する喉頭挙上術を行うと，術後に喉頭浮腫が大なり小なり起こり，とくに高齢者では術後の嚥下障害が悪化し，そのまま改善せず気管切開口を閉鎖できなくなるなどのQOL低下につながるとした報告がある[11]．つまり，高齢者に対して必要以上に侵襲の大きい嚥下機能改善手術を行うと，かえって病態を悪化させる危険性さえある．そのため，高齢者に対して嚥下機能改善手術を行う際には，低侵襲手術からの段階的なアプローチが望ましいであろう．まず嚥下機能改善手術のなかでも低侵襲に行える経口的手術（経口的嚥下機能改善手術）を行ったうえで，効果が乏しければ外切開法で喉頭挙上や咽頭縫縮術などの侵襲の大きな嚥下機能改善手術の導入を考慮できる．

## 嚥下機能改善手術の適応条件

リハビリテーションなどの保存的治療を行っても十分な改善が得られない嚥下咽頭期の障害が主たる嚥下障害患者が対象になる．さらに，嚥下機能改善手術を行う際には，すくなくともつぎの適応条件を満たす必要がある（必要条件）．①原疾患の病状が安定していること，②患者に経口摂取の意欲があること，③術後に嚥下訓練を行えるだけの意識レベルとADLが保たれていること，④認知障害がないこと，である[12,13]．さらに経口的嚥下機能改善手術では，開口制限や頸部伸展制限がないことも必要条件になる．

嚥下機能改善手術の各術式の適応は原疾患ごとに定まっておらず，嚥下咽頭期の病態と各障害部位の機能障害の程度によって決定する．しかし，手術適応を決定するための定量的な評価指標はない．これは嚥下障害が原疾患においての一症候にすぎず，嚥下機能に影響する他の複数の要因を考慮しなくてはならないためである．術前には嚥下内視鏡検査，嚥下造影検査を用いて，嚥下時の鼻咽腔の閉鎖状態，健側の咽頭収縮，声門閉鎖運動，食道入口部開大などの評価を行い，どの部分をどの程度閉鎖，あるいは開大するのがよいかを見極める．

## 経口的嚥下機能改善手術と各術式の適応

嚥下障害に対する低侵襲な嚥下機能改善手術として，経口的に行うことが可能な以下の3術式を経口的嚥下機能改善手術（図1）と称し，嚥下咽頭期の病態に応じて単独あるいは複数の術式を選択している．内視鏡下輪状咽頭筋切断術に加え，声門閉鎖不全を伴う場合は声帯充填術を，鼻咽腔閉鎖不全を伴う場合は咽頭弁形成術を同時あるいは異時に施行する．とくにWallenberg症候群などの障害部位がはっきりしている球麻痺症例の嚥下障害に対して，経口的嚥下機能改善手術は効果的である．

### 1. 内視鏡下輪状咽頭筋切断術（ECPM）

内視鏡下輪状咽頭筋切断術（endoscopic cricopharyngeal myotomy：ECPM）は経口的に食道入口部粘膜下の輪状咽頭筋を後方正中にて粘膜を含めて縦切断する方法である（図2）．頸部外切開法と比較したECPMの利点は，①組織傷害が少ない（低侵襲），②食道入口部の広がりを術中内視鏡下に評価できる，③頸部手術の既往がある症例に対応しやすいことがあげられる[4-7]．海外の報告では，手術時間や入院期間が短いこともECPMの利点としている[3]．逆に欠点は，①視野確保が難し

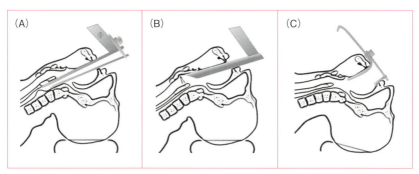

**図1 経口的嚥下機能改善手術の視野展開における各術式の模式図**
A：内視鏡下輪状咽頭筋切断術．B：声帯充填術．C：咽頭弁形成術．

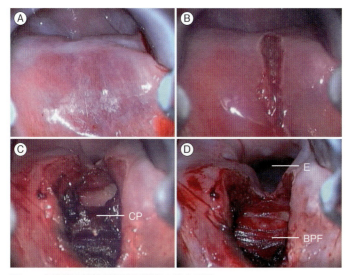

**図2 内視鏡下輪状咽頭筋切断術の術中所見**
A：食道入口部を展開し，輪状咽頭筋の粘膜下隆起を確認する．
B：食道入口部の後方粘膜を縦切開する．
C：粘膜下に横走する輪状咽頭筋を確認し，$CO_2$レーザーで同筋を切断する．
D：薄くした輪状咽頭筋を左右に剝離すると頬咽頭筋膜が保存でき，この時点で手術を完了する．
CP：輪状咽頭筋，E：食道入口部，BPF：頬咽頭筋膜．

い，②術中の粘膜下出血の対応が難しい，③縦隔炎の危険性があることがあげられる．

経口的に食道入口部を展開すると，後方の粘膜下に輪状咽頭筋の隆起を容易に確認できる．隆起している部分は厳密には輪状咽頭筋の横部であり，術中に粘膜下の筋隆起がなくなるところまで，輪状咽頭筋の斜部や食道筋を含めて縦に切断を行うことができる．切開した粘膜はそのままでもよいが，頬咽頭筋膜を破損し咽頭後間隙との交通が危惧されるときは内腔から粘膜縫合する．ただしECPMによる粘膜と筋の切断のみでは，術後経過中に粘膜の瘢痕や筋線維の癒着を生じるため手術効果に問題が残る．従来の頸部外切開法による輪状咽頭筋切断術においては，甲状咽頭筋の下部と食道筋の上部を含めて，筋線維を紡錘形あるいは短冊状に切除する，あるいは切断した筋線維を粘膜から剝離する方法がとられてきた．そこで，著者らはECPMによる食道入口部の開大効果をより確実にするため，輪状咽頭筋の切除に加えて，縦に切開した粘膜を水平に縫合し食道入口部を広く形成する術式，内視鏡下輪状咽頭筋切除術（modified ECPM）を開発した（図3）[4]．Modified

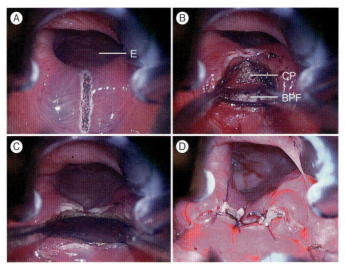

**図3 内視鏡下輪状咽頭筋切除術の手術所見**
A：食道入口部を展開し，粘膜下の輪状咽頭筋隆起の立ち上がりから隆起の頂点まで縦切開する．
B：粘膜固有層の直下に確認した輪状咽頭筋を把持鉗子で水平に剝離し，筋の後面で頬咽頭筋膜を確認し保存する．
C：粘膜下隆起がなくなるまで輪状咽頭筋を切除する．
D：食道入口部粘膜を吸収糸で水平に縫合し，食道入口部を広く形成する．
CP：輪状咽頭筋，E：食道入口部，BPF：頬咽頭筋膜．

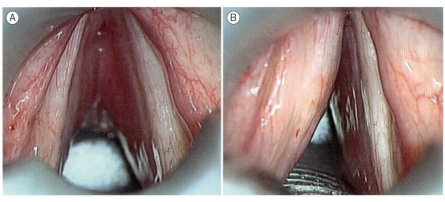

**図4 声帯内自家脂肪注入術の術中写真**
A：喉頭展開後の両側声帯．
B：患側（左側）に自家脂肪を注入した．

ECPMは頸部外切開法による輪状咽頭筋切除術と切除効果が同等である[5]．また，modified ECPMは食道入口部の膜様狭窄例に対してもよい手術適応がある[14]．

### 2. 声帯内注入術（IL）

声帯充填術のひとつである声帯内注入術（injection laryngoplasty：IL）は自家脂肪や人工材料を麻痺側声帯内の筋層に充塡し，麻痺側声帯を内方移動させることで嚥下時の声門閉鎖を強化する術式である[15]．欧米では声帯内方移動術である甲状軟骨形成術Ⅰ型が嚥下障害の声門閉鎖不全に対する手術の主流であるが，ここでは，より低侵襲な手技をめざす目的があり，経口的手術として行う声帯内自家脂肪注入術を用いている（**図4**）．

ILの手術適応は，一側声帯麻痺による声門閉鎖不全のため誤嚥を生じる場合である．音声改善を

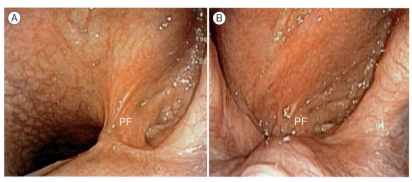

図5 咽頭弁形成術後の上咽頭内視鏡写真
A：安静時．患側(左側)に作製した咽頭弁が確認できる．
B：嚥下時．健側の咽頭収縮と患側咽頭弁によって鼻咽腔が閉鎖する．
PF：咽頭弁．

目的とする場合はIL単独で施行されることが多い．発声時に左右声帯の上下レベル差がある症例や声帯間隙が大きい症例では，本術式による効果は少ないといえる．

### 3. 咽頭弁形成術(PFS)

咽頭弁形成術(pharyngeal flap surgery：PFS)は，従来から口蓋裂一次治療後の鼻咽腔閉鎖不全による構音障害の改善のために行われてきた経口的手術である．通常，鼻咽腔の正中を粘膜弁で閉鎖し，粘膜弁の左右に小さな通気口を残すことで，鼻呼吸を保ちつつ開鼻声を改善する．

嚥下障害に対するPFSの目的は，咽頭後壁と軟口蓋から作製した粘膜弁により，健常部分の機能代償を助長させ嚥下時の鼻腔逆流防止と嚥下圧上昇をはかることにある．PFSの手術適応は，頭頸部腫瘍切除後や一側の咽頭麻痺にて嚥下時に唾液や食塊の鼻腔逆流を認める鼻咽腔閉鎖不全症例である．鼻咽腔の正中を粘膜弁で閉鎖する方法だけでなく，残存機能や鼻咽腔の閉鎖形態などの病態に応じて手術を行うのがよい．そこで著者らは，患側咽頭弁による鼻咽腔閉鎖法を考案した[16]（図5）．一側咽頭麻痺により鼻咽腔閉鎖不全を呈した嚥下障害症例がよい手術適応になる．

## 経口的嚥下機能改善手術の治療効果：久留米大学における検討から

### 1. 対象と方法

2010年1月〜2015年7月に久留米大学耳鼻咽喉科・頭頸部外科にてECPMを施行した嚥下障害患者49例のうち，頭頸部癌再建手術に併用した18例を除く31例を対象とした．年齢は41〜85歳(平均67.3歳)である．性別は男性27例，女性4例である．平均身長は163 cm(144〜177 cm)，術前体重の平均は53.4 kg(39.8〜84.9 kg)である．嚥下障害の原因は，脳血管障害12例，頸胸部手術(放射線治療後7例を含む)12例，特発性6例，神経筋疾患1例である．術式は，ECPM単独20例，ECPM＋IL 4例，ECPM＋IL＋PFS 7例である．術後6カ月目の患者満足度(Excellent, Good, Fair, Poorの4段階)，術前後のbody mass index (BMI)変化を検討した．また，摂食状態の評価にはFunctional Oral Intake Scale(FOIS)の7段階評価を，喉頭流入・誤嚥の評価にはPenetration Aspiration Scale(PAS)の8段階評価を用い術前後の変化を経時的に比較検討した．

### 2. 結果

術後6カ月目の患者満足度調査はExcellent 12例(39%)，Good 7例(23%)，Fair 11例(35%)，Poor 1例(3%)であり，全体で6割以上の患者満足を得た．術前後のBMI変化では，術前平均20.2 kg/m$^2$(16.0〜29.0 kg/m$^2$)が術後平均22.0 kg/m$^2$(15.7〜28.7 kg/m$^2$)へ増加した．FOISの術前平均は2.8であり，術後2週間，1カ月，6カ月でそれぞれ4.5，5.5，5.8と術後早期から速やかな改善を認めるも，逆に悪化することはなかった．とくに注目すべきは，術前に経管栄養中心であった15例中10例は術後に経管栄養が不要になり，そのうち8例で普通食での栄養摂取が可能になった．PAS

の術前平均は4.7であり,術後2週間,1カ月,6カ月でそれぞれ3.1, 2.4, 2.2と徐々に改善した.術前に高度の誤嚥を認めた5症例は術前から続く誤嚥の改善はなかった.

## 今後の課題

嚥下障害とは,単一の疾患名でなくさまざまな疾患に起因する症候名である.したがって,障害様式や重症度は患者ごとに多彩であり,原疾患の重症度などの要素も嚥下障害の治療法選択や予後に深くかかわっている.しかし,嚥下障害の病態や重症度を客観的かつ定量的に評価するための基準は確立されていない.また,嚥下機能改善手術は十分な経験と繊細な手術手技が要求され,術者の技量の巧拙によって術後成績が左右される問題もある.手術適応やその判断基準について明確に述べた報告がほとんどないのが現状であり,今後,これらの点についての基準作成が望まれる.

## まとめ

① 嚥下機能改善手術のなかでも低侵襲手術として施行する経口的嚥下機能改善手術の適応と治療効果について解説した.

② 嚥下機能に影響する複数の要因を考慮した適応条件を満たす症例に対して,各術式の適応を決定すべきである.

③ 経口的嚥下機能改善手術は嚥下予備能が低下した高齢者に適している.

## 文献

1) Kaplan S. Paralysis of deglutition, a post-poliomyelitis complication treated by section of the cricopharyngeus muscle. Ann Surg 1951;133(4):572-3.
2) Halvorson DJ and Kuhn FA. Transmucosal cricopharyngeal myotomy with the potassium-titanyl-phosphate laser in the treatment of cricopharyngeal dysmotility. Ann Otol Rhinol Laryngol 1994;103(3):173-7.
3) Pitman M and Weissbrod P. Endoscopic $CO_2$ laser cricopharyngeal myotomy. Laryngoscope 2009;119(1):45-53.
4) Chitose S et al. A new paradigm of endoscopic cricopharyngeal myotomy with $CO_2$ laser. Laryngoscope 2011;121(3):567-70.
5) 千年俊一・他. 内視鏡下輪状咽頭筋切除術の手技と切除効果の検討. 日気食会報 2013;64(4):253-64.
6) 千年俊一. 経口的に行う輪状咽頭筋切断術の手技と適応. 口咽科 2016;29(1):57-62.
7) 千年俊一・他. 嚥下手術 私の術式(series 08)経口的輪状咽頭筋切断術. 嚥下医学 2015;4(2):155-64.
8) Mahieu H et al. Laryngohyoid Suspension. In:Principles of deglutition. Shaker R et al, ed. Springer Verlag New York 2013. p.929-43.
9) 田山二朗. 高齢者誤嚥に対する外科的治療―適応と限界―. MB ENT 2011;124:33-7.
10) 千年俊一. 高齢者に対する嚥下機能改善手術の概要. MB ENT 2016;196:126-30.
11) 兵頭政光, 西窪加緒里. 高齢者誤嚥に対する外科的治療後の管理. MB ENT 2011;124:38-42.
12) 兵頭政光. 嚥下障害の病態診断と治療. 日耳鼻 2012;115:767-72.
13) 兵頭政光. 認知障害は嚥下機能に影響を及ぼすか? 嚥下障害診療ガイドライン 耳鼻咽喉科外来における対応 2012年版, 一般社団法人日本耳鼻咽喉科学会編, 金原出版 2012:31-3.
14) Chitose SI et al. Endoscopic surgical technique for benign fibrotic strictures of the upper esophageal sphincter. Dig Endosc 2017;29(7):806-10.
15) 千年俊一・他. 甲状軟骨形成術Ⅰ型と声帯内脂肪注入術. 喉頭 2007;19(2):93-100.
16) 千年俊一・他. 嚥下手術 私の術式(series 07)咽頭弁形成術 (pharyngeal flap). 嚥下医学 2015;4(1):27-35.

\* \* \*

# 頭頸部

頭頸部

## 35. 上顎洞癌に対する動注化学療法

**Keyword**
上顎洞癌
動注化学療法
放射線治療

本間明宏

◎ IVRの技術を取り入れた大量シスプラチンの超選択的動注療法と放射線治療の同時併用療法（RADPLAT）は1990年代から行われ，日本では上顎洞癌を中心に広く普及している．切除可能例では手術とほぼ同等，切除不能例でも良好な生存率が報告されている．しかし，その有用性を明確に示した報告はなく，現在，多施設共同前向き試験（JCOG1212）が行われ，有用性が証明されることが期待される．RADPLATはIVR医の協力が得られれば実施可能な治療であるが，細かなノウハウが多く，それによって治療成績も異なってくるため，講習会に参加したり，経験豊富な施設を見学するなど，十分に準備をしてから導入するのが望ましい．

　動注化学療法は頭頸部癌に導入されて60年以上の歴史があり，わが国では1960年代に"三者併用療法"として広く普及した．1990年代にinterventional radiology（IVR）の技術を取り入れた超選択的動注療法が開発されたことによりふたたび注目され，現在，多くの施設で行われている．

　大量シスプラチンの超選択的動注療法とは，腫瘍の栄養血管に超選択的に挿入されたカテーテルから大量のシスプラチンを動注し，同時にシスプラチンを中和するチオ硫酸ナトリウム（sodium thiosulfate：STS）を静注し副作用を軽減することにより，毎週，動注を行うことを可能とした治療である（図1）[1]．その結果，局所に集中的に大量のシスプラチンの投与が可能となる．この方法は，動注して初回に腫瘍内を通過した薬剤のfirst passの効果のみを期待し，腫瘍内を通過した後の薬剤を有害なものとしてただちにSTSで中和する．その結果，シスプラチンの副作用を軽減できるため，1回投与量を増やし，投与間隔を短くすることが可能となっている．

　大量シスプラチンの超選択的動注療法と放射線治療の同時併用療法（radiationとcisplatinを合わせた造語でありRADPLATとよばれる）は，大量の抗がん剤の動注と根治線量の照射を併用することにより殺細胞効果を期待する治療で，"三者併用療法"が少量の照射により細胞性免疫能を賦活化・維持することを目的とするのとは異なるコンセプトの治療である．

　本稿では，RADPLATについて上顎洞癌に絞って，いままでの報告と現在行われている臨床試験JCOG1212を紹介し，実際の動注の方法，今後の展望について述べる．

---

**column　超選択的（superselective）とは？**

著者らは日常的に径が1mm程度の細い血管にカテーテルを挿入して動注を行っているため，外頸動脈の枝（径は3mm以上のことが多い）に挿入した場合を"超選択的"とよぶことに違和感を感じていた．PubMedで"superselective"でヒットするもっとも古い論文は，1968年に金沢大学放射線科の高島力先生が臨床放射線誌に腹腔動脈領域のsuperselective angiographyを報告したものである．ちなみにシスプラチンをSTSで中和する方法の頭頸部癌での最初の報告も，金沢大学の古川仭名誉教授が1984年に耳鼻咽喉科展望誌で行っている．superselectiveといっても1960年代とIVRの機器，技術が飛躍的に進歩した現在では意味が異なるのではないかと思い，IVRの教科書，論文を調べたが，今も昔も外頸動脈から分岐した血管，すなわち顎動脈，顔面動脈などに選択的にカテーテルを挿入した場合を"超選択的"とよぶようである．

---

Akihiro HOMMA
北海道大学大学院医学研究院耳鼻咽喉科・頭頸部外科学教室

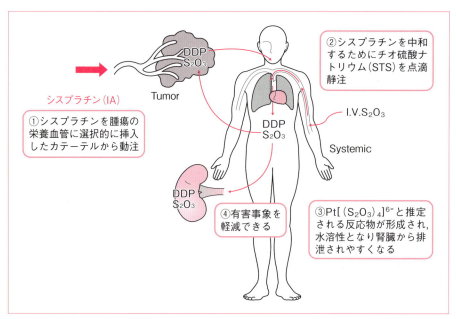

**図 1 大量シスプラチンの超選択的動注療法の概念図[8]**
DDP：シスプラチン，$S_2O_3$：チオ硫酸ナトリウム.

## RADPLATのいままでの報告

オランダで口腔，中・下咽頭，喉頭癌を対象として，照射との併用療法としてシスプラチンの動注と静注の無作為化比較試験が行われ，locoregional control, overall survivalいずれも両群に差がなく，この試験の結果により本治療は欧米では行われなくなっている[2]．しかし，サブ解析において腫瘍が片側に限局し腫瘍体積が30 cc以上であれば，動注群の方がよい成績が得られている．上顎洞癌はほとんどの場合，腫瘍が片側に限局し腫瘍体積が大きいため，RADPLATが有効であることが期待され，わが国では上顎洞癌に対して多くの施設で行われている[3,4]．

北海道大学では1999～2010年に，上顎洞原発扁平上皮癌新鮮例54人にRADPLATを根治治療として行い，残存再発した場合に救済手術を行う方針で治療した．5年粗生存率(overall survival：OS)67.9％，RADPLATによる原発巣の制御率(5年，local control：LC)が65.8％と良好な成績を得て[5]，その後も症例を重ね，2016年までの92人でも5年OS 67.9％，LC 64.2％と安定した成績を得ている．

根治線量の照射後は晩期障害の出現が懸念されるが，1999～2010年に北海道大学にてRADPLATを行った上顎洞原発扁平上皮癌T4aN0M0およびT4bN0M0の計30人における晩期障害は，3人に上顎骨壊死(いずれも保存的治療にて軽快)，1人に脳壊死が出現(症状なし)した．Grade 3～4の患側の眼球/視覚障害は，2年以上経過観察できた25人のうち11人に出現している．内訳は，手術を行うとした場合に眼窩内容摘出が必要と考えられた18人のうち9人(50％)，眼窩内容温存可能と考えられた7人のうち2人(28.6％，ただし1人は視力は温存されている)であった．健側の眼に障害が起きた患者はいなかった．

## JCOG1212試験のデザイン・用量探索相の結果

上顎洞扁平上皮癌について日本臨床腫瘍研究グループ(Japan Clinical Oncology Group：JCOG)の頭頸部がんグループを中心に28施設が参加した後ろ向き観察研究でも，RADPLATは上顎洞癌の根治治療として有望であることが期待され[6]，RADPLATがあらたに上顎洞癌の標準治療のひとつとして位置づけられることをめざし，局所進

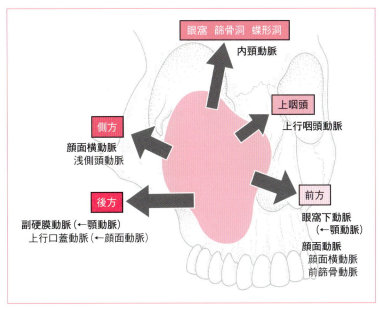

図 2 上顎洞癌の進展方向による血管支配

行上顎洞原発扁平上皮癌(T4aN0M0, T4bN0M0)を対象に多施設共同前向き試験としてRAD-PLATの用量探索・安全性の評価および有効性の検証を計画し実施している．2014年4月より登録を開始し，2015年9月までに用量探索相の予定患者数である18人が登録された．用量探索相の結果，13/18人が7回，残りの5人は6回投与できた．毒性も許容可能と判定され，上顎洞癌T4N0M0で頸部に予防照射を行わない場合は7回投与がfeasibleであることが明らかとなった[7]．しかし，咽頭や頸部が照射野に入る場合は，粘膜炎が重症化するため7回動注を行うのは困難と考えている．2016年1月より有効性検証相へ移行し，2017年12月時点で73人が登録されている．

## 実際の動注

ここでは上顎洞癌の栄養血管を中心に述べたい(図2)．上顎洞内に限局しているT3までであれば外頸動脈の枝である顎動脈1本で栄養されていることが多い．しかし，顎動脈は多くの枝を出しており，顎動脈のどの位置から動注するかは慎重に決めなければならない．腫瘍が広範に進展した場合は他の血管からも栄養されているが，上顎洞が原発の場合は，あくまで顎動脈を中心に考える．

前方に進展した場合には，顎動脈の枝の眼窩下動脈から栄養されていることが多く，その場合は動注は容易であるが，顔面動脈，顔面横動脈からも栄養されている可能性があり確認が必要である．側方に進展した場合は，顔面横動脈，浅側頭動脈から栄養されていることもある．後方に進展した場合は，顎動脈の枝の副硬膜動脈から栄養されている場合が多く，硬膜を栄養している中硬膜動脈との関係を確認しながらどこから動注するのか，血流改変を行うかどうかを検討する．内側へ進展すると内頸動脈の枝が関与してくる可能性が高い．しかし，上顎洞原発の場合は顎動脈からもカバーされていることが多いので，選択的に挿入したカテーテルから造影剤を動注しながらCTを撮像するアンジオCT(図3)などで灌流領域を確認する．

実際には，アンジオCTの所見でカテーテルの位置，それぞれの血管から投与するシスプラチンの量を決めることになる．アンジオCTを用いることにより，本治療は匠の技ではなく，一定以上の技量をもつIVR医であれば行える治療となる．

## おわりに

本治療はIVR医の協力なしではできない治療

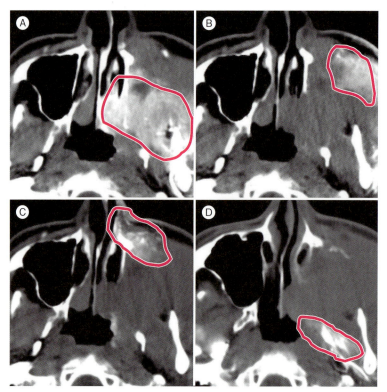

**図 3 上顎洞癌症例のアンジオ CT**
4本の血管で腫瘍全域が栄養されていることがアンジオ CT にて確認できる．
A：顎動脈，B：顔面横動脈，C：顔面動脈，D：副硬膜動脈．

ではあるが，協力さえ得られればどこでも実施可能な治療である．これから導入しようとしている場合は，本治療は細かなノウハウが多く，それによって治療成績も異なってくるため，著者が毎年開催している動注の講習会に参加したり，経験豊富な施設を見学するなど，十分に準備をしてから導入するのが望ましい．

### 文献

1) Robbins KT et al. A targeted supradose cisplatin chemoradiation protocol for advanced head and neck cancer. Am J Surg 1994;168(5):419-22.
2) Heukelom J et al. Late follow-up of the randomized radiation and concomitant high-dose intra-arterial or intravenous cisplatin (RADPLAT) trial for advanced head and neck cancer. Head Neck 2016;38 Suppl 1:E488-93.
3) 吉崎智一・他．急速動注化学療法による上顎洞癌治療－CDDP 投与量との関連について．頭頸部癌 2007；33(4)：434-8.
4) Shiga K et al. Combined therapy after superselective arterial cisplatin infusion to treat maxillary squamous cell carcinoma. Otolaryngol Head Neck Surg 2007;136(6):1003-9.
5) Homma A et al. Superselective intra-arterial cisplatin infusion and concomitant radiotherapy for maxillary sinus cancer. Br J Cancer 2013;109(12):2980-6.
6) 本間明宏・他．上顎洞原発扁平上皮癌 T4 症例の多施設による後ろ向き観察研究．頭頸部癌 2013；39(3)：310-6.
7) Homma A et al. Dose-finding and efficacy confirmation trial of the superselective intra-arterial infusion of cisplatin and concomitant radiotherapy for locally advanced maxillary sinus cancer (Japan Clinical Oncology Group 1212):dose-finding phase. Head Neck 2018;40(3):475-84.
8) Robbins KT et al. A novel organ preservation protocol for advanced carcinoma of the larynx and pharynx. Arch Otolaryngol Head Neck Surg 1996;122:853-7.

\* \* \*

頭頸部

# 36. HPV関連中咽頭癌の診断と治療

猪原秀典

**Keyword**
HPV関連中咽頭癌
p16陽性中咽頭癌
嚢胞性頸部リンパ節転移
側頸嚢胞
低侵襲治療

◎ HPV関連中咽頭癌は，p16陽性/HPV DNA陽性中咽頭癌として定義される．p16過剰発現はHPV関連の代替マーカーとされるが，p16陽性中咽頭癌はp16陽性/HPV DNA陰性中咽頭癌を含むことから，HPV関連中咽頭癌とかならずしも同一ではない．HPV関連中咽頭癌は原発不明癌の像を呈しやすく，また嚢胞性頸部リンパ節転移を伴うことが多い．したがって，側頸嚢胞と臨床上鑑別が困難なことがあり，側頸嚢胞と診断した際にはいたずらに経過観察するのではなく，積極的に摘出することが推奨される．TNM分類第8版ではp16陽性中咽頭癌が独立してあらたに分類されたが，p16陽性/HPV DNA陰性例はp16陽性/HPV DNA陽性例と比べ予後不良の可能性があり，当面TNM分類は第7版と第8版に準拠したものを併記することが望まれる．HPV関連中咽頭癌は標準治療よりも治療強度の弱い低侵襲治療で治癒する可能性があるが，現時点では低侵襲治療はあくまで臨床試験として行うべきものであり，日常臨床で行ってはならない．また，低侵襲治療の臨床試験の結果を解釈する際には患者背景に細心の注意を払う必要がある．

　環状DNAウイルスであるヒトパピローマウイルス（human papillomavirus：HPV）は，扁桃陰窩の基底細胞に感染する．ほとんどの場合は一過性感染であるが，一部では持続感染してウイルス蛋白E6・E7が発現し，E6がp53を，そしてE7がRbを不活化して癌が発生する．こうしたHPV関連中咽頭癌は扁桃・舌根に好発し，中咽頭癌の約半数を占める．HPVは子宮頸癌の原因となる高リスク型（タイプ16，18他）と尖圭コンジローマなどの原因となる低リスク型（タイプ6，11他）に分類されるが，中咽頭癌の原因となるのは高リスク型HPVであり，その90％以上はタイプ16である．HPV関連中咽頭癌は喫煙・飲酒が原因となって発生する古典的な頭頸部扁平上皮癌であるHPV非関連中咽頭癌とはまったく異なる臨床像を呈する（**表1**）．HPV関連中咽頭癌では性活動が発生リスクとなり，セックスパートナーの数が多いほど，とくにオーラルセックスのパートナー数が多いほど発生リスクが増大する．HPV関連中咽頭癌もHPV非関連中咽頭癌と同様に男性に多

表1　HPV感染の有無による中咽頭扁平上皮癌の特徴

|  | HPV関連 | HPV非関連 |
|---|---|---|
| **臨床像** | | |
| 亜部位 | 口蓋扁桃，舌根 | 全て |
| 年齢 | 若年者〜高年者 | 高年者 |
| 性差 | 3：1　男性 | 3：1　男性 |
| T分類 | 早期 | 様々 |
| N分類 | 進行 | 様々 |
| 危険因子 | 性活動 | 喫煙，飲酒 |
| **病理像** | | |
| 起源 | 陰窩上皮 | 表層上皮 |
| 表層上皮 | 時に進展あり | 進展あり |
| 分化度 | 非角化/basaloid | 角化 |

いが，これは女性に外性器のHPV保因者が多いためと理解される．また，HPV関連中咽頭癌は比較的若年の非喫煙・非飲酒者に多い．すなわち，喫煙・飲酒歴が長く合併症が少なくないHPV非関連中咽頭癌患者と異なり，HPV関連中咽頭癌患者は一見健康な成人に多い．HPV関連中咽頭癌では重複癌が少ないが，これは非喫煙・非飲酒者が多いことを反映している．ただし，両側口蓋扁桃や，舌根と口蓋扁桃にHPV関連中咽頭癌の

Hidenori INOHARA
大阪大学大学院医学系研究科耳鼻咽喉科・頭頸部外科学

重複癌を認めることがある．また，HPV関連中咽頭癌は一般に原発巣が小さく転移リンパ節が大きい．HPV関連中咽頭癌は扁桃陰窩を起源とするため，原発巣が表層から観察しづらく原発不明癌の像を呈しやすい．したがって，中咽頭の視診では内視鏡による観察が必須である．経鼻的だけでなくかならず経口的にも行う．口蓋弓鉤を用いて前口蓋弓を牽引し，口蓋扁桃を広く明視下においた観察も適宜行う．また，触診で扁桃や舌根の硬結の有無を確認することも重要である．

## HPV関連中咽頭癌とp16陽性中咽頭癌

HPV関連中咽頭癌と診断するためには癌組織におけるウイルス蛋白E6・E7の発現を証明することが第一義であるが，残念ながら免疫組織化学に適した抗体は存在しない．Western blottingが可能な抗体は存在するが，Western blottingを日常臨床で行うことは現実的ではない．また，E6・E7のmRNAの発現を解析することも可能であるが，手技が煩雑でありこれも日常臨床には適さない．そこで，Rbが不活化するとp16が強発現することから，p16がHPV感染の代替マーカーとして汎用され，免疫組織化学で腫瘍組織の75％以上がp16を発現することが証明されればp16陽性中咽頭癌として定義される．しかし，p16陽性中咽頭癌はかならずしもHPV関連中咽頭癌ではない．たとえばRB1遺伝子に変異があるとp16過剰発現を引き起こすことがあるからである．中咽頭癌をp16とHPV DNAの視点から分類すると，p16陽性とHPV DNA陽性の間には乖離が認められ，p16陽性/HPV DNA陽性，p16陰性/HPV DNA陰性に加え，p16陽性/HPV DNA陰性，p16陰性/HPV DNA陽性となる．ほとんどの中咽頭癌はp16陽性/HPV DNA陽性，あるいはp16陰性/HPV DNA陰性に分類されるが，一部の中咽頭癌はp16陽性/HPV DNA陰性である．p16陰性/HPV DNA陽性の中咽頭癌は稀である．E6/E7 mRNAの発現をgold standardとした解析では，p16陽性/HPV DNA陽性がもっともよく相関することが示されている[1]．なお，HPV DNAの解析としては*in situ* hybridizationやPCRが行われる．

## TNM分類第8版とその問題点

p16陽性中咽頭癌はp16陰性中咽頭癌と比べ予後良好であることから，TNM分類第8版ではp16陽性中咽頭癌が独立して分類された．詳細は成書に譲るがN分類と病期分類の大幅な見直しが行われ，とくにステージIVと分類されるのは遠隔転移を認める場合のみとなった[2,3]．しかし，中咽頭癌以外の頭頸部癌を含んだメタ解析ではあるが，p16陽性/HPV DNA陽性例は低リスク，p16陰性/HPV DNA陰性例は高リスクであるのに対し，p16陽性/HPV DNA陰性例は中間リスクであることが示されている[4]．また，中咽頭癌においてp16陽性/HPV DNA陰性例はp16陽性/HPV DNA陽性例より予後不良であることが報告されている[5]．したがって，p16陽性中咽頭癌の多くは予後良好な低リスク例であるが，一部に予後良好とはいえない中間リスク例が混在していることになり，今後TNM分類の見直しを迫られる可能性がある．第7版のTNM分類を第8版に基づいて再分類することは容易であるが逆は困難であることから，当面は第8版のみで分類するのではなく第7版の分類も併記しておくことが望ましいと思

---

### column　HPV咽頭感染と前癌病変

アメリカの健康成人におけるHPV咽頭感染率は6.9％であり，その感染率は性活動と相関が認められる．高リスク型HPV咽頭感染率は3.7％であり，HPV関連中咽頭癌の原因のほとんどを占めるHPVタイプ16の咽頭感染率は1.0％である[11]．未発表データではあるが著者らの解析によれば，わが国の健康成人におけるHPV咽頭感染率はアメリカと同等であった．しかし，咽頭HPV感染者にどの程度の割合で前癌病変が生じ，さらにどの程度の割合で発癌に至るかというHPV関連中咽頭癌の自然史はまったく解明されていない．HPV関連中咽頭癌の発生数が世界的に増加傾向にある一方で，わが国ではHPVワクチン接種の勧奨が中止されていることからも，HPV関連中咽頭高度前癌病変の同定とそのバイオマーカーの確立が望まれる．その暁には，子宮頸部高度前癌病変に対する円錐切除のように，HPV関連中咽頭高度前癌病変に対する口蓋扁桃摘出が確立されるかもしれない．

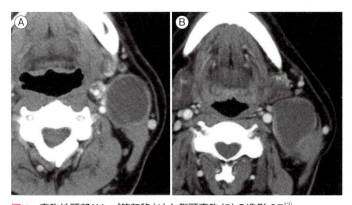

**図1 囊胞性頸部リンパ節転移（A）と側頸囊胞（B）の造影CT[12]**
CT画像では囊胞性リンパ節転移と側頸囊胞の鑑別は不可能である．囊胞性リンパ節転移の穿刺吸引細胞診検体から悪性細胞は証明されなかったが，PCRでHPV DNAが証明された．

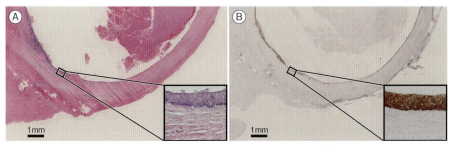

**図2 囊胞性頸部リンパ節転移のHE染色（A）とp16免疫組織化学（B）[7]**
囊胞壁にp16を過剰発現する扁平上皮癌を認める．

われる．なお，HPVタイプ16が原因の場合と比べ，他の遺伝子型のHPVが原因の場合では予後が不良なことも報告されている[6]．

## 囊胞性頸部リンパ節転移と側頸囊胞

HPV関連中咽頭癌のリンパ節転移は囊胞状を呈することが多い[7]．実地臨床では囊胞性頸部リンパ節転移が単発性の場合，側頸囊胞との鑑別が大きな問題となる．CTなどの画像検査ではこの両者は鑑別不能であり（図1）（FDG-PET/CTで囊胞性リンパ節転移では囊胞壁に取込みを認めるが），穿刺吸引細胞診では囊胞性頸部リンパ節転移は偽陰性となることが多く，また中咽頭の原発巣を同定することが困難なことも少なくないからである．そのため単発性囊胞性頸部リンパ節転移はしばしば側頸囊胞と診断され，経過観察あるいは摘出される．摘出後の病理組織学的検査で扁平上皮癌が証明されると従来は鰓性癌と診断されてきたが，その実態はHPV関連中咽頭癌である．したがって，摘出後に扁平上皮癌が証明された場合にはかならずHPV感染の代替マーカーであるp16の免疫染色を行い（図2），HPV関連の有無を評価するとともに，口蓋扁桃摘出を行うなどして原発巣の探索を行わなくてはならない．口蓋扁桃摘出により原発巣が証明されない場合は，舌根に原発巣が潜在していると考えられる．また，側頸囊胞と診断した場合にいたずらに経過観察とするのではなく，HPV関連中咽頭癌の囊胞性頸部リンパ節転移の可能性があることを念頭に，積極的に摘出を行う臨床態度も求められる．

## 現時点における標準治療

HPV関連中咽頭癌はHPV非関連中咽頭癌よりも予後良好なことが確立されているが，現時点ではこの両者に対する標準治療は同一であり，TNM分類第7版に基づく病期に応じた治療を行

う．すなわち，局所進行癌ではCDDPを同時併用する化学放射線療法（総照射線量70 Gy）や根治手術＋術後照射を行う．低侵襲治療については後述するような臨床試験として行うべきであり，日常臨床として行ってはならない．低侵襲治療を日常臨床として行うには，一連の臨床試験で低侵襲治療の有効性が確立されるまでまたなくてはならない．

## 低侵襲治療の臨床試験

HPV関連咽頭癌は比較的若年者に多く，しかも予後良好なことから，局所進行癌患者に対して上述の標準治療を行うと患者はQOLの低下に長期間苦しむことになる．そこで，HPV関連中咽頭進行癌患者では標準治療と比べ治療強度を下げた低侵襲治療を行うことにより予後を損なうことなくQOLの改善をはかることができると考えられることから，その仮説を検証するためにさまざまな臨床試験が行われている．試験治療として放射線を軸にしたものと手術を軸にしたものがある．放射線を軸にした試験治療のおもなものは，①CDDPをセツキシマブに置き換えて放射線療法と併用し，照射線量は70 Gyのままとする（RTOG1016試験），②導入化学療法後に化学放射線療法あるいはセツキシマブ併用放射線療法を行い，導入化学療法のresponderに対しては照射線量を54 Gyに減じるが，non-responderに対しては照射線量を70 Gyのまま，あるいは60 Gyとするものである．これまで②の試験治療に関して2編の既報があり，ひとつでは低侵襲治療の有効性が証明されたが（CCRO022試験）[8]，もうひとつでは否定されている（E1308試験）[9]．一方，手術を軸にした試験治療は，経口切除＋頸部郭清に続けて術後照射を60 Gyではなく50 Gyに減じて行うものである（E3311試験）．こうした臨床試験ではp16陽性中咽頭癌，あるいはHPV DNA陽性中咽頭癌を対象としており，かならずしもp16陽性かつHPV DNA陽性で定義されるHPV関連中咽頭癌を対象としているわけではない．すなわち，p16陽性/HPV DNA陽性例に加えp16陽性/HPV DNA陰性例，p16陰性/HPV DNA陽性例も組み入れられている．また，HPV関連中咽頭癌においてもT4/N3は予後不良因子であり[10]，T4/N3症例を低侵襲治療の対象とするかどうかは議論の余地があるが，T4/N3症例を組み入れる臨床試験も組み入れない臨床試験もあり，また組み入れられる場合であってもその比率は一様ではない．したがって，一連の臨床試験の結果を解釈するうえでは患者背景に細心の注意を払う必要がある．

### 文献

1) Smeets SJ et al. A novel algorithm for reliable detection of human papillomavirus in paraffin embedded head and neck cancer specimen. Int J Cancer 2007;121(11):2465-72.
2) O'Sullivan B et al. Development and validation of a staging system for HPV-related oropharyngeal cancer by the International Collaboration on Oropharyngeal cancer Network for Staging (ICON-S): a multicentre cohort study. Lancet Oncol 2016;17(4):440-51.
3) Brierley JD et al, eds. TNM classification of malignant tumours, 8th edition. Wiley-Blackwell;2017.
4) Coordes A et al. Meta-analysis of survival in patients with HNSCC discriminates risk depending on combined HPV and p16 status. Eur Arch Otorhinolaryngol 2016;273(8):2157-69.
5) Nauta IH et al. Evaluation of the 8th TNM classification on p16-positive oropharyngeal squamous cell carcinomas in the Netherlands, and the importance of additional HPV DNA-testing. Ann Oncol 2018 Feb 9. doi: 10.1093/annonc/mdy060. [Epub ahead of print]
6) Goodman MT et al. Human papillomavirus genotype and oropharynx cancer survival in the United States of America. Eur J Cancer 2015;51(18):2759-67.
7) Yasui T et al. Human papillomavirus and cystic node metastasis in oropharyngeal cancer and cancer of unknown primary origin. PLoS One 2014;9(4):e95364.
8) Chen AM et al. Reduced-dose radiotherapy for human papillomavirus-associated squamous-cell carcinoma of the oropharynx: a single-arm, phase 2 study. Lancet Oncol 2017;18(6):803-11.
9) Marur S et al. E1308:phase Ⅱ trial of induction chemotherapy followed by reduced-dose radiation and weekly cetuximab in patients with HPV-associated resectable squamous cell carcinoma of the oropharynx-ECOG-ACRIN Cancer Research Group. J Clin Oncol 2017;35(5):490-7.
10) O'Sullivan B et al. Deintensification candidate subgroups in human papillomavirus-related oropharyngeal cancer according to minimal risk of distant metastasis. J Clin Oncol 2013;31(5):543-50.
11) Gillison ML et al. Prevalence of oral HPV infection in the United States, 2009-2010. JAMA 2012;307(7):693-703.
12) 日本口腔・咽頭科学会．口腔咽頭の臨床 第3版．医学書院；2015.

＊　＊　＊

頭頸部

# 37. 咽頭癌のロボット手術

**Keyword**
経口的ロボット支援手術
中咽頭癌
ヒトパピローマウイルス

楯谷一郎

◎経口的ロボット支援手術(TORS)はペンシルバニア大学のWeinsteinらにより開発された術式であり，良好な局所制御率と術後嚥下機能が報告されている．(化学)放射線治療に比べ局所制御や生存率については同等，嚥下機能については優位性が指摘されており，(化学)放射線治療へと移行しつつあった中咽頭癌治療のトレンドが外科的治療への方向にシフトするというパラダイムシフトを起こしつつある．またHPV関連の有無にかかわらず良好な生存率が報告されている．
◎咽喉頭領域は多重癌が多いため，放射線治療を温存することは治療後の嚥下機能に関してメリットがあるのみならず，将来の多重癌に対する放射線治療の選択肢を残すというメリットもあり，その有用性は大きい．国内における経口的ロボット支援手術の薬事承認ならびに保険収載がまたれている．

咽頭癌治療として，近年は臓器温存の観点から手術療法よりも放射線治療あるいは化学放射線療法を行う施設が増えてきているが，照射後に永続的な唾液腺分泌低下や嚥下機能低下をきたし，臓器が温存されても生涯口渇や摂食障害に悩むケースが少なくない．一方，1990年前後よりSteinerらによって腫瘍を顕微鏡下にレーザー切除する経口的レーザー手術(Transoral laser microsurgery)が始められ，局所制御のみならず嚥下機能においても良好な成績が報告されている[1]．しかし，顕微鏡下の経口的内視鏡手術では，一度に直視できる視野が狭い，器具の可動域が狭いため大きな病変の切除が技術的に困難などの問題点があり，広く普及するには至らなかった．

経口的ロボット支援手術(Transoral Robotic Surgery：TORS)は，経口的レーザー手術の欠点を克服する手法として，ペンシルバニア大学のWeinsteinらにより開発された術式であり，良好な局所制御率と術後嚥下機能が報告されている[2]．経口的ロボット支援手術の登場により(化学)放射線治療へと移行しつつあった中咽頭癌治療のトレンドが外科的治療への方向にシフトするというパラダイムシフトを起こしつつある．

本稿では，咽頭癌に対する経口的ロボット支援手術の国内外における現状と今後の展望について解説する．

## 経口的ロボット支援手術の発展

咽頭癌に対する経口的切除の歴史は古く，1951年にフランスのHuet[2]が中咽頭癌に対し局所麻酔下に扁桃組織を咽頭収縮筋に包む形で摘出する拡大扁桃摘出術を報告している．その後は拡大扁摘術に関するまとまった文献はHolsingerら[3]の報告までほとんどなかったが，経口的ロボット支援手術(TORS)の登場により，拡大扁桃摘出術が大きな注目を集めるようになった．

TORSは3D内視鏡とロボットアームを経口的に挿入して病変を切除する手法であり，広い視野の下で自由度の高い鉗子を用いることで，従来の経口的切除法に比べてより安全かつ確実な腫瘍切除を可能にする(図1)．経口的ロボット支援手術は2009年にFood and Drug Administration (FDA)ではじめて認可された後，2011年にEU，カナダ，オーストラリア，韓国，中国で承認されており，2012年12月の時点で全世界において4,000例(累計)が施行されている．咽頭癌に対する標準治療として，アメリカのNCCNガイドライ

Ichiro TATEYA
京都大学大学院医学研究科耳鼻咽喉科・頭頸部外科学

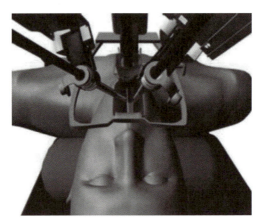

図 1　経口的ロボット支援手術のシェーマ

ンでは，T分類にかかわらず（化学）放射線治療と手術治療が並列で推奨されており，手術治療としては中咽頭癌の T1〜T4a，下咽頭癌の T1 ならびに一部の T2 症例で経口的切除（内視鏡下切除）が選択肢のひとつとして推奨されている．また，経口的ロボット支援手術は他の内視鏡下手術とともに，周囲浸潤のない口腔・咽喉頭癌に対しての使用例が増加していること，従来の術式と比べ優れている可能性があることが指摘されている．

## 咽頭癌に対する経口的ロボット支援手術の治療成績

これまで，いくつかの多施設研究が行われ，TORS の良好な成績が報告されている．Weinstein らは 3 施設で TORS を行った口腔・咽喉頭癌 177 人を prospective に検討し，断端陽性率は 4.3％ であり，長期気管切開孔残存を 2.3％，長期胃瘻依存を 5％ に認めたと報告している[4]．

さらに，TORS のおもな対象のひとつである中咽頭癌に関しては，複数のメタアナリシスあるいはシステマティックレビューでその良好な治療成績，術後嚥下機能が確認されている．Dowthwaite らは 53 本の論文の系統的レビューを行い，2 年生存率は 80〜90％ であり，術後 2 年での胃瘻依存率は 0％ であったことを[5]，また，Kelly らは 11 本の論文の系統的レビューを行い，平均 19.9 カ月の観察期間で，局所制御率 96.2％，全生存率 95％ であり，1 年後 5％ が胃瘻を要するも気管切開を要したものはなかったことをそれぞれ報告している．また，Hutcheson らは中咽頭癌に対する TORS に関する 12 本の論文を検討し，慢性的な胃瘻依存率は 0〜7％ であり，永久的気切孔が必要となったのは 411 例中 2 例にすぎなかったことを報告している[6]．以上より，TORS では良好な functional outcome を維持しつつ，良好な oncological outcome が得られると考えられる．

## 経口的ロボット支援手術と（化学）放射線治療の比較

Almeida ら[7]は，強度変調放射線治療（intensity modulated radiation therapy：IMRT）に関する研究論文 8 本（1,287 症例）と，経口的ロボット支援手術に関する研究論文 12 本（772 症例）により早期中咽頭癌治療についての系統的レビューを行い，2 年生存率は IMRT が 84〜96％，経口的ロボット支援手術が 82〜94％ と差がなかった一方，副作用については IMRT 後に 4.8％ で食道狭窄，2.6％ で骨壊死，43％ で胃瘻を要したのに対し，経口的ロボット支援手術では術後出血が 2.4％，穿孔 2.5％，手術時の胃瘻造設 1.4％，後治療時の胃瘻造設 30％ と，合併症の発症リスクにおいて両者は異なっていたと報告している．Moore ら[8]は治療後の嚥下機能について 40 例の stateⅢ，Iva の中咽頭癌・声門上癌を対象に前向き非ランダム化試験を行い，経口的ロボット支援手術と化学放射線治療後の嚥下機能を MD Anderson Dysphagia Inventory（MDADI）法により比較し，治療後 12 カ月で経口的ロボット支援手術を受けた患者の方

が化学放射線治療後の患者よりも有意に嚥下機能が高かったことを報告している．

以上のように，経口的ロボット支援手術と（化学）放射線治療を比較した場合，局所制御や生存率については同等，治療後の嚥下機能については経口的ロボット支援手術の優位性が指摘されている．また手術治療の利点として，病理学的に原発巣やリンパ節転移，節外浸潤の状態を評価するため正確な病期分類が可能であり，治療方針（adjuvant therapy）を，より適切に決定できることが指摘されている．

一方，近年ヒトパピローマウイルス（Human papillomavirus：HPV）感染と中咽頭癌との強い関連が指摘されており，HPV陽性例では（化学）放射線治療に対する感受性が高く，HPV陰性例に比べて有意に予後がよいことが知られている．HPVと経口的ロボット支援手術については十分なエビデンスはないが，Cohenら[9]は経口的ロボット支援手術を施行した中咽頭癌患者50例について後ろ向き研究を行い，興味深い結果を報告している．それによると，HPV陰性例は50例中26％と少ないものの，1年および2年疾患特異的生存率はHPV陽性患者で97％，90％，HPV陰性患者ではともに100％であり，（化学）放射線照射とは異なり，経口的ロボット支援手術による外科的切除ではHPV陽性の有無は予後に影響を与えない可能性を指摘している．その一方，Mooreら[10]は中咽頭癌患者66名に経口的ロボット支援手術と術後照射を行い，44例のHPV陽性患者と22例のHPV陰性患者の3年疾患特異的生存率がそれぞれ97.8％と88.9％，3年無再発生存率が96.0％，83.3％であり，統計学的有意差はなかったもののHPV陰性患者の方が予後が悪い傾向であったと報告しており，現時点では一定の見解は得られていない．（化学）放射線治療との比較，HPVとの関連については，大規模な前向きかつ長期間のランダム化試験が必要であるが，現在，放射線治療と経口的ロボット支援手術の術後の嚥下機能評価を目的として，カナダのグループ[11]により早期中咽頭扁平上皮癌T1T2症例（目標68例）を対象にランダム化第Ⅱ相試験が行われている．またHPV陽性の中咽頭癌に対して経口的ロボット支援手術を行った症例への術後照射の必要性についてstageⅠ，Ⅱ，Ⅲ，ⅣaかつHPV陽性の中咽頭癌患者200例を対象としたオープンラベルの第Ⅱ相試験[12]がMount Sinai病院を中心に実施されている．

HVP陽性例に対しては，局所進行中咽頭癌に対する経口的ロボット支援手術後，中間リスク症例に対する照射線量を下げることに関する第Ⅱ相ランダム化臨床試験（ECOG3311）が行われている．これはHPV陽性の第Ⅲ/Ⅳ期中咽頭癌患者に対して経口的ロボット支援手術を実施した後，close margin，節外浸潤，5個未満の多発リンパ節転移などの中間リスク症例に対する術後照射の線量を60 Gyと50 Gyにランダム化するものであり，377例が予定されている．

## 国内における経口的ロボット支援手術の現状と今後の展望

わが国において，経口的ロボット支援手術はいまだ適応外であり，先進医療Bとして京都大学，東京医科大学，鳥取大学の3大学で適応拡大を目的とした多施設臨床試験が実施された[13-15]．現在，企業より適応拡大申請がなされているが，適応拡大ならびに将来的な保険収載をめざして，日本頭頸部外科学会を中心に，経口的ロボット支援手術に関する指針作成などの体制づくりが進められている．

## おわりに

エビデンスとしてはいまだ十分ではないが，経口的ロボット支援手術を中心とした経口的切除は（化学）放射線治療に比べ局所制御や生存率については同等，嚥下機能については優位性が指摘されている．またHPV陽性の有無にかかわらず良好な生存率が報告されている．咽喉頭領域は多重癌が多いため，放射線治療の温存は，治療後の嚥下機能に関してメリットがあるのみならず，将来の多重癌に対する放射線治療という選択肢を温存するというメリットもあり，その有用性は大きい[16]．国内における経口的ロボット支援手術の薬事承認ならびに保険収載がまたれる．

## 文献

1) Tateya I et al. Transoral surgery for laryngo-pharyngeal cancer-the paradigm shift of the head and cancer treatment. Auris Nasus Larynx 2016;43(1):21-32.
2) Huet PC. L'électro-coagulation dans le epitheliomas de l'amygdale-palatine. Ann Otolaryngol Chir Cervicofac 1951;68:433-42.
3) Holsinger FC et al. Transoral lateral oropharyngectomy for squamous cell carcinoma of the tonsillar region: I. Technique, complications, and functional results. Arch Otolaryngol Head Neck Surg 2005;131(7):583-91.
4) Weinstein GS et al. Transoral robotic surgery:a multicenter study to assess feasibility, safety, and surgical margins. Laryngoscope 2012;122(8):1701-7.
5) Dowthwaite SA et al. The role of transoral robotic surgery in the management of oropharyngeal cancer:a review of the literature. ISRN Oncol 2012;2012:945162.
6) Hutcheson KA et al. Functional outcomes after TORS for oropharyngeal cancer:a systematic review. Eur Arch Otorhinolaryngol 2015;272(2):463-71.
7) de Almeida JR et al. Oncologic outcomes after transoral robotic surgery:a multi-institutional study. JAMA Otolaryngol Head Neck Surg 2015;141(12):1043-51.
8) More YI et al. Functional swallowing outcomes following transoral robotic surgery vs primary chemoradiotherapy in patients with advanced-stage oropharynx and supraglottis cancers. JAMA otolaryngology Head Neck Surg 2013;139(1):43-8.
9) Cohen MA et al. Transoral robotic surgery and human papillomavirus status:oncologic results. Head Neck 2011;33(4):573-80.
10) Moore EJ et al. Long-term functional and oncologic results of transoral robotic surgery for oropharyngeal squamous cell carcinoma. Mayo Clin Proc 2012;87(3):219-25.
11) Nichols AC et al. Early-stage squamous cell carcinoma of the oropharynx:radiotherapy vs. trans-oral robotic surgery (ORATOR)--study protocol for a randomized phase II trial. BMC Cancer 2013;13:133.
12) NCT02072148. The Sinai Robotic Surgery Trial in HPV Positive Oropharyngeal Squamous Cell Carcinoma(SCCA). ClinicalTrials. gov [www.clinicaltrials.gov] SR-ENT, 2014.
13) Tateya I et al. Magnifying endoscope with narrow band imaging to determine the extent of resection in transoral robotic surgery of oropharyngeal cancer. Case Rep Otolaryngol 2014;2014:604737.
14) Fujiwara K et al. Preliminary study of transoral robotic surgery for pharyngeal cancer in Japan. J Robot Surg 2016;100:11-7.
15) 清水　顕・他．経口腔ロボット支援手術を行った中咽頭癌2症例．頭頸部外科 2012；22(3)：297-302.
16) 楯谷一郎．TORSなどの経口的切除の位置付けは？ JOHNS 2016；32(3)：331-5.

\* \* \*

頭頸部

## 38. 唾液腺癌の個別化医療

多田雄一郎

**Keyword**
唾液腺癌
唾液腺導管癌
アンドロゲン受容体
HER2
プレシジョン医療

◎唾液腺癌は，希少癌のため再発転移例に対する比較試験を行うことが困難で，これまで生存期間の延長が認められた薬物療法はない．従来から唾液腺癌では，組織型・悪性度診断により薬物治療の適応が検討されてきた．すなわち，腺様嚢胞癌は肺転移をしばしば生じるが，長期にわたり無症状であることが多く，化学療法の導入は慎重に判断されるが，一方，唾液腺導管癌，腺癌NOSなどでは比較的早期に殺細胞性抗癌剤の導入が検討される．

◎最近では，唾液腺導管癌においてアンドロゲン受容体(AR)やHER2の発現を検索し，ARやHER2を標的とした薬物治療を行う個別化が試みられている．近年，遺伝子変異により薬剤選択を行う個別化医療(プレシジョン医療)が，希少癌の薬物治療の発展に寄与することが期待されている．唾液腺癌の領域においても，BRAF，NTRK，RET遺伝子などを標的とした治療奏功例が報告されるようになった．

### 唾液腺癌の概要

唾液腺癌は，わが国では10万人あたりの年間発症数が1.04人，全癌の0.2％，頭頸部癌の8％程度を占めると報告されている希少癌のひとつである[1]．唾液腺腫瘍の治療は，良性悪性を問わず外科的切除が標準である．最近は高悪性度癌に対し術後放射線治療が施行される機会が多くなっている．一方，全身薬物療法では，生存期間の延長が認められたレジメンは存在していない[2,3]．

唾液腺癌の病理組織分類は多彩で，その組織型により生物学的態度が異なることが知られている[4]．組織型別の発生頻度は，2014年のわが国のがん登録データによると，158施設による大唾液腺癌565例の統計では，多い方から，唾液腺導管癌17％，腺様嚢胞癌14％，粘表皮癌12％，腺癌NOSと扁平上皮癌各10％，多形腺腫由来癌8％，腺房細胞癌7％，その他の順と報告されている[5]．唾液腺癌の領域では，以前から治療方針を検討する際にはこれらの組織型診断が考慮されている．しかし，唾液腺腫瘍は術前に組織型を正確に診断することが困難であることから，悪性度による治療方針の検討も試みられている[6,7]．多数の唾液腺癌の組織型を，低・中・高悪性度癌へ分類し，その悪性度により原発巣の切除範囲や予防的頸部郭清術の要否などの手術術式，放射線治療の要否，および，再発転移時の化学療法開始の適否について検討するものである．

以上のように，組織型診断や悪性度診断による個別化治療が唾液腺癌の領域では従来から行われてきたといえる．一方，近年，他の癌腫で期待が高まっているのは，全身薬物治療をより効率的に行うための個別化治療である．唾液腺癌の領域では，いまだに標準的薬物治療として確立されたものはないが，本稿では，個別化薬物治療の現状について概説する．

### 組織型・悪性度による個別化治療

全身化学療法を開始するかどうか検討を要する症例に遭遇する組織型の多くは，唾液腺導管癌，腺癌NOS，低分化癌などの高悪性度癌と腺様嚢胞癌である．まれに，筋上皮癌，分泌癌などの中〜低悪性度癌でも遭遇する．

腺様嚢胞癌では，原発巣が制御されていても肺転移を生じることがしばしばみられる．しかし，

Yuichiro TADA
国際医療福祉大学三田病院頭頸部腫瘍センター

その進行は一般的に緩やかであり，ただちに薬物治療が開始されることはまれで，画像による経過観察が最初の方針となることが多い．また，初回薬物治療として推奨される薬剤がないため，best supportive care か，臨床試験への参加が合理的選択ともいわれる[8]．一方，唾液腺導管癌，低分化癌，腺癌 NOS などでは，比較的進行が速い症例が多いため，全身治療の導入が検討される．遠隔転移に対する全身治療は，このような病理組織型ごとの特徴を考慮して決定する必要がある．

全身治療ではおもに，殺細胞性抗癌剤の投与が検討される．殺細胞性抗癌剤の選択においては，組織型別の個別化治療は適用されない．薬剤としては従来からシスプラチンを含むレジメンを中心に多くの検討がなされてきた．奏効率は，シスプラチン単剤では 25 例の検討で 18%[9]，併用療法としては，シクロホスファミド/ドキソルビシン/シスプラチンでは 22 例の検討で 27%[10]，ゲムシタビン/シスプラチンでは 33 例の検討で 24%[11]，シスプラチン/ビノレルビンでは first-line の 42 例で 31%，2nd-line の 18 例で 5%[12]と報告されている．しかし，わが国では保険収載されていない薬剤が多く，容易に導入することができない．最近カルボプラチン/パクリタキセル併用療法が報告された[13]．38 例の検討で奏効率 39% と，シスプラチンを含むレジメンに劣らない奏効率が得られていた．パクリタキセルが誘因と考えられる Grade 1/2 の末梢感覚神経障害が高頻度に認められていたが，Grade 3 以上の重篤な有害事象は好中球減少が 53% に認められたのみで低頻度であった．カルボプラチンを含むレジメンは，大量輸液，入院管理が不要であるため，緩和的化学療法として有用なレジメンと考えられる．一定の効果が期待でき，有害事象も認容され，日常臨床で用いる現実的な緩和的化学療法は，現状では白金製剤とタキサン系抗癌剤の併用（カルボプラチン/パクリタキセル，カルボプラチン/ドセタキセル，シスプラチン/ドセタキセル）ではないかと思われる．

## 免疫組織化学染色・遺伝子変異による個別化治療

唾液腺導管癌では約 90% がアンドロゲン受容体（AR）陽性，約 40% が human epidermal growth factor receptor 2（HER2）陽性（HER2 蛋白強発現または HER2FISH で遺伝子増幅あり）となることが知られている[14,15]．これらの発現に基づいてサブタイプ分類を行い，予後の推定や治療効果予測として活用する個別化治療が検討されている（表1）[14-16]．AR 陽性例に対しアンドロゲン遮断療法を，HER2 陽性例に対し抗 HER2 分子標的薬を含む治療を，いずれも陰性の症例に対し前述の殺細胞性抗癌剤を選択する．

唾液腺癌に対するアンドロゲン遮断療法の報告を表 2 に提示した．また，去勢抵抗性前立腺癌に準じたセカンドライン治療が奏効した症例報告も合わせて提示した．当科ではビカルタミドと

---

### column　唾液腺腫瘍の遺伝子異常

近年，一部の唾液腺腫瘍において特徴的な染色体相互転座と，それに由来する融合遺伝子が明らかとなってきた（下表）．これらの染色体・遺伝子異常は，しばしば組織型により特異性があるため，診断的重要性が認知されつつある．粘表皮癌では，*CRTC1/3-MAML2* 融合遺伝子陽性例は予後良好であることも明らかとなってきた[48]．分泌癌の *ETV6-NTRK3* 融合遺伝子は治療標的としても注目されている[46]．

| 組織型 | 融合遺伝子 |
|---|---|
| 粘表皮癌 | CRTC1-MAML2<br>CRTC3-MAML2<br>EWSR1-POU5F1 |
| 腺様嚢胞癌 | MYB-NFIB<br>MYBL1-NFIB |
| 分泌癌 | ETV6-NTRK3<br>ETV6-X |
| 硝子化明細胞癌 | EWSR1-ATF1 |
| cribriform adenocarcinoma of minor salivary glands | PRKD1-ARID1A<br>PRKD1-DDX3X<br>HMGA2-NFIB<br>HMGA2-WIF1 |
| 多形腺腫 | HMGA2-FHIT |
| 多形腺腫由来癌 | PLAG1-CHCHD7<br>PLAG1-TCEA1<br>PLAG1-CTNNB1<br>PLAG1-LIFR |
| ワルチン腫瘍 | CRTC1-MAML2 |

表　唾液腺腫瘍にみられるおもな融合遺伝子の組合せ

表 1 唾液腺導管癌サブタイプ分類別の頻度と薬剤選択(文献[16], Table3 を改変)

| サブタイプ | AR* | HER2† | Ki-67‡ | n(%) | Drug |
|---|---|---|---|---|---|
| Apocrine A | positive | negative | low | 36(24) | 抗アンドロゲン療法 |
| Apocrine B | positive | negative | high | 28(18) | 抗アンドロゲン療法 |
| Apocrine HER2 | positive | positive | any | 53(35) | 抗アンドロゲン療法 or 抗 HER2 薬剤+殺細胞性抗癌剤 |
| HER2-enriched | negative | positive | any | 17(12) | 抗 HER2 薬剤+殺細胞性抗癌剤 |
| Double negative | negative | negaive | any | 16(11) | 殺細胞性抗癌剤 |
| basal-like | negative | negative | [EGFR and/or CK5/6 positive]§ | 11(7.3) | 殺細胞性抗癌剤±抗 EGFR 薬 |
| unclassified | negative | negative | [others] | 5(3.3) | 殺細胞性抗癌剤 |

AR: androgen receptor, HER2: human epidermal growth factor receptor 2, ADT: androgen deprivation therapy, EGFR: epidermal growth factor receptor, CK: cytokeratin.
*AR positive:癌細胞核 染色率≧20%, †HER2 positrive:免疫組織化学染色 3+ または FISH 陽性(乳癌 ASCO/CAP ガイドライン 2013 による), ‡Ki-67 high:癌細胞核 染色率≧40%, §EGFR positive:免疫組織化学染色 3+, CK5/6 positive:免疫組織化学染色 2+, 3+.

表 2 アンドロゲン受容体(AR)陽性唾液腺癌に対するホルモン治療

| 報告年 | 報告者 | 研究デザイン | 症例数 | 治療内容 | 治療効果 | | | | | mPFS 月(95%CI) | mOS 月(95%CI) |
|---|---|---|---|---|---|---|---|---|---|---|---|
| | | | | | CR | PR | SD | PD | NE | | |
| **海外** | | | | | | | | | | | |
| 1994 | Hulst[22] | 症例報告 | 1 | LH-RH アナログ | | 1 | | | | | |
| 2013 | Soper[23] | 症例報告 | 1 | CAB+IMRT | 1 | | | | | | |
| 2014 | Agbarya[24] | 症例報告 | 1 | ビカルタミド+レトロゾール | 1 | | | | | | |
| 2016 | Locati[25] | 後方視解析 | 17 | CAB | 3 | 8 | 4 | 2 | | 11(8-24)* | 44(23-60)* |
| 2017 | Boon[26] | 後方視解析 | 35 | 28:ビカルタミド, 7:CAB | 0 | 6 | 11 | 17 | 1 | 4(3-5) | 17(10-24) |
| 2014 | Locati[27] | 症例報告 | 2 | アビラテロン | | 2 | | | | | |
| 2015 | Urban[28] | 症例報告 | 1 | アビラテロン | | | | | | | |
| **日本** | | | | | | | | | | | |
| 2011 | 黒田[29] | 症例報告 | | CAB+パクリタキセル | | 1 | | | | | |
| 2012 | Yajima[30] | 後方視解析 | 8 | LH-RH アナログ | | 2 | 3 | 3 | | | |
| 2014 | Yamamoto[31] | 症例報告 | 1 | ビカルタミド | 1 | | | | | | |
| 2017 | 菅野[32] | 後方視解析 | 5 | CAB | 3 | 1 | | 1 | | | |
| 2017 | Fushimi[18] | 第Ⅱ相試験 | 36 | CAB | 4 | 11 | 16 | 5 | | 8.8(6.3-12.3) | 30.5(16.8-not reached) |

CR: complete response, PR: partial response, SD: stable disease, PD: progressive disease, NE: not evaluated, mPFS: median progression-free survival, mOS: median overall survival, LH-RH analogue: luteinizing hormone releasing hormone analogue, CAB: combined androgen blockade, IMRT: intensity modulated radiation therapy.
*: Interquartile range.

リュープリンを併用する Combined androgen blockade(CAB)の前向き試験を行った結果, CAB は従来の化学療法と同等の治療効果を有しているうえに有害事象が軽微であることが多く, 安全性の高い治療であることを示した[17]. 海外ばかりではなくわが国でも多くのアンドロゲン遮断療法奏功例が報告されるようになっているが, 保険収載されていないため, 投薬が可能な施設, 症例は限られている.

表 3 に唾液腺癌に対する抗 HER2 療法の報告をまとめた. トラスツズマブ耐性乳癌に準じたセカンドライン治療症例も示した. 最近では抗 HER2 薬であるトラスツズマブと化学療法の併用により治療が奏効した症例報告が数多くなされているため, 表 3 では 1 例報告は割愛している. わが国でも公知申請をめざした前向き試験が行われており, その結果が待たれる(UMIN 試験 ID; UMIN000018165).

表 3 転移・再発例唾液腺癌に対する抗 HER2 療法

| 報告年 | 報告者 | 治療内容 | | 症例数 | CR | PR | SD | PD | 奏功率 |
|---|---|---|---|---|---|---|---|---|---|
| トラスツズマブ単独治療 | | | | | | | | | |
| 2003 | Haddad[33)] | トラスツズマブ:初回投与 4 mg/kg,2 回目以降 2 mg/kg | 1 週間間隔 | 13 | 0 | 1 | 2 | 10 | 7.7% |
| 2013 | Perissinotti[34)] | トラスツズマブ:初回投与 4 mg/kg,2 回目以降 2 mg/kg | 1 週間間隔 | 2 | 0 | 0 | 0 | 3 | 0% |
| トラスツズマブ・化学療法併用治療 | | | | | | | | | |
| 2005 | Locati[35)] | トラスツズマブ 殺細胞性抗癌剤(詳細不明) | 3 週間間隔 | 4 | 0 | 0 | 1 | 3 | 0% |
| 2007 | Nabili[36)] | カルボプラチン パクリタキセル トラスツズマブ:初回投与 4 mg/kg,2 回目以降 2 mg/kg | 不明 | 3 | 1 | | 不明 | | — |
| 2013 | Limaye[37)] | カルボプラチン:AUC5-6 パクリタキセル:175 mg/m² トラスツズマブ:2 mg/kg 　維持治療 トラスツズマブ:4 mg/kg | 3 週間間隔 6 コース 2 週間間隔 | 5 | 1 | 2 | 0 | 2 | 60.0% |
| 2013 | Perissinotti[34)] | トラスツズマブ:初回投与 4 mg/kg,2 回目以降 2 mg/kg または トラスツズマブ:初回投与 8 mg/kg,2 回目以降 4 mg/kg *各種 | 1 週間間隔 または3週間間隔 | 8 | 0 | 3 | 5 | 0 | 37.5% |
| 2015 | Falchook[38)] | ベバシズマブ:15 mg/kg トラスツズマブ:初回投与 8 mg/kg,2 回目以降 6 mg/kg ラパチニブ:1,250 mg | 3 週間間隔 連日 | 3 | 0 | 1 | 1 | 1 | 33.3% |
| 2016 | De Block[39)] | 5 例:パクリタキセル 80 mg/m²/1 週毎,1 例:ドセタキセル 75 mg/m²/3 週毎 トラスツズマブ:初回投与 8 mg/kg,2 回目以降 6 mg/kg+維持治療 | 1 週間間隔 または3週間間隔 | 6 | 0 | 5 | 1 | 0 | 83.3% |
| 2016 | Takahashi[40)] | ドセタキセル:70 mg/m²(or 55 mg/m²>75 y.o.) トラスツズマブ:初回投与 8 mg/kg,2 回目以降 6 mg/kg | 3 週間間隔 | 45 | 8 | 23 | 11 | 3 | 68.9% |
| 2017 | Thorpe[41)] | パクリタキセル+トラスツズマブ カルボプラチン+パクリタキセル+トラスツズマブ | 1 週間間隔 不明 | 2 | 0 1 | 1 0 | 0 0 | 0 0 | 100% |
| 2017 | van Boxtel W[42)] | ドセタキセル:75 mg/m² トラスツズマブ:600 mg 皮下注 ペルツズマブ:初回投与 840 mg,2 回目以降 420 mg 静注 | 3 週間間隔 | 2 | 0 | 1 | 1 | 0 | 50.0% |
| 2017 | van Boxtel W[42)] | トラスツズマブ エムタンシン | 3 週間間隔 | 1 | 0 | 1 | 0 | 0 | 100% |
| 2018 | Hainsworth[43)] | トラスツズマブ:初回投与 8 mg/kg,2 回目以降 6 mg/kg ペルツズマブ:初回投与 840 mg,2 回目以降 420 mg 静注 | 3 週間間隔 | 5 | 0 | 4 | 0 | 0 | 80.0% |

太字:抗 HER2 薬.
CR:complete response, PR:partial response, SD:stable disease, PD:progressive disease.
*:ビノレルビン,カルボプラチン+パクリタキセル,ドセタキセル,カルボプラチン+ドセタキセル,パクリタキセル,ベバシズマブ+ラパチニブ.

## プレシジョン医療による個別化治療

個別化医療(personalized medicine)という言葉は,テーラーメード医療(tailor-made medicine),オーダーメイド医療(order-made medicine)などの従来から使用されている言葉と同様の意味合いをもっているが,最近では"プレシジョン医療(precision medicine)"という言葉で広く利用され

表 4 唾液腺癌におけるプレシジョン医療

| 標的分子 | 報告年 | 薬剤 | 組織型 | 同定遺伝子変異 | 症例数 | 治療効果 |
|---|---|---|---|---|---|---|
| BRAF V600 | 2015 | ベムラフェニブ[44] | 唾液腺導管癌 | BRAF V600 変異 | 1 | 1CR |
| VEGFR1〜3, TIE2, PDGFR, FGFR, KIT, RET, RAF-1, BRAF, 変異型 KIT | 2016 | レゴラフェニブ[45] | 腺房細胞癌 | BRAF kinase domain 重複 | 1 | 1PR |
| NTRK1, NTRK2, NTRK3, ROS1, ALK | 2016 | エントレクチニブ[46] | 分泌癌 | ETV6-NTRK3 融合遺伝子 | 1 | 1PR |
| NCOA-RET | 2016 | カボザンチニブ[47] | 唾液腺導管癌 | NCOA-RET 融合遺伝子 | 2 | 2PR |

るようになっている．2015 年，当時のオバマアメリカ大統領が一般教書演説で，"Precision Medicine Initiative"を提案したことに由来する．オバマ氏の発言によると，"プレシジョン医療"の目標は，「delivering the right treatments, at the right time, every time to the right person」（必要な患者に，必要な時にいつでも，必要な治療を届けること）となる（https://obamawhitehouse.archives.gov/the-press-office/2015/01/30/remarks-president-precision-medicine）．

プレシジョン医療は，がん細胞で生じている遺伝子異常，すなわち薬剤の効果に影響する情報と，親から子へ受け継がれる遺伝子多型，すなわち薬剤の副作用に影響する情報の両方に基づいて，個々の患者ごとに薬剤の効果/副作用比を予測するシステムを構築し，そしてそれを臨床現場での実用化することをめざす"がんゲノム医療"のことである．とくに，唾液腺癌のような癌種別に無作為化比較試験を行うことがほぼ不可能な希少癌において，薬物治療を進歩させるために今後発展させていかなければならない領域であるが[18,19]，まだまだ多くの課題が残されている．

唾液腺癌の領域では，近年，遺伝子変異に応じた投薬が奏功した例が報告されるようになった（表 4）．このほか，唾液腺癌における包括的遺伝子解析の研究においても，多くの分子標的治療または免疫チェックポイント阻害薬が有効である可能性が示唆されている[20,21]．唾液腺癌のような希少癌では，プレシジョン医療による今後の薬物治療の発展が期待される．

### 文献

1) Tamaki T et al. The burden of rare cancer in Japan:application of the RARECARE definition. Cancer Epidemiol 2014;38(5):490-5.
2) Alfieri S et al. Systemic therapy in metastatic salivary gland carcinomas:A pathology-driven paradigm? Oral Oncol 2017;66:58-63.
3) Lewis AG et al. Diagnosis and management of malignant salivary gland tumors of the parotid gland. Otolaryngol Clin North Am 2016;49(2):343-80.
4) El-Naggar AK et al.(eds)WHO Classification of Head and Neck Tumours, 4th edition.(WHO Classification of Tumours Vol. 9)WHO;2017. p.159-202.
5) Japan Society for Head and Neck Cancer, Cancer Registry Committee. Report of Head and Neck Cancer Registry of Japan, Clinical Statistics of Registered Patients, 2014. Japanese Journal of Head and Neck Cancer 2016;42(Supplement):103-15.
6) 長尾俊孝．唾液腺腫瘍の病理診断—最近の進歩と診断の実際．診断病理 2014；31(3)：181-93.
7) 多田雄一郎．Ⅲ．唾液腺腫瘍の治療．森永正二郎・他．腫瘍病理鑑別診断アトラス 頭頸部腫瘍Ⅰ唾液腺腫瘍．文光堂；2015．p.216-222.
8) Laurie SA et al. Systemic therapy in the management of metastatic or locally recurrent adenoid cystic carcinoma of the salivary glands:a systematic review. Lancet Oncol 2011;12(8):815-24.
9) Licitra L et al. Cisplatin in advanced salivary gland carcinoma. A phase Ⅱ study of 25 patients. Cancer 1991;68(9):1874-7.
10) Licitra L et al. Cisplatin, doxorubicin and cyclophosphamide in advanced salivary gland carcinoma. A phase Ⅱ trial of 22 patients. Ann Oncol 1996;7(6):640-2.
11) Laurie SA et al. A phase 2 study of platinum and gemcitabine in patients with advanced salivary gland cancer:a trial of the NCIC Clinical Trials Group. Cancer 2010;116(2):362-8.
12) Airoldi M et al. Cisplatin+vinorelbine treatment of recurrent or metastatic salivary gland malignancies(RMSGM):a final report on 60 cases. Am J Clin Oncol 2017;40(1):86-90.
13) Nakano K et al. Combination chemotherapy of carboplatin and paclitaxel for advanced/metastatic salivary gland carcinoma patients:differences in responses by different pathological diagnoses. Acta Otolaryngol 2016;136(9):948-51.
14) Masubuchi T et al. Clinicopathological significance of androgen receptor, HER2, Ki-67 and EGFR expressions in salivary duct carcinoma. Int J Clin Oncol 2015;20(1):35-44.
15) Takase S et al. Biomarker immunoprofile in salivary duct carcinomas:clinicopathological and prognostic implications with evaluation of the revised classification. Oncotarget 2017;8(35):59023-35.

16) Simpson RH. Salivary duct carcinoma:new developments--morphological variants including pure in situ high grade lesions;proposed molecular classification. Head Neck Pathol 2013;7 Suppl 1:S48-58.
17) Fushimi C et al. A prospective phase Ⅱ study of combined androgen blockade in patients with androgen receptor-positive metastatic or locally advanced unresectable salivary gland carcinoma. Ann Oncol 2017 Dec 1. doi:10.1093/annonc/mdx771.[Epub ahead of print]
18) Billingham L et al. Research methods to change clinical practice for patients with rare cancers. Lancet Oncol 2016;17(2):e70-80.
19) Ho AL. Developing androgen receptor targeting for salivary gland cancers. Ann Oncol 2018 Feb 5. doi:10.1093/annonc/mdy042.[Epub ahead of print]
20) Dalin MG et al. Comprehensive molecular characterization of salivary duct carcinoma reveals actionable targets and similarity to apocrine breast cancer. Clin Cancer Res 2016;22(18):4623-33.
21) Ross JS et al. Comprehensive genomic profiles of metastatic and relapsed salivary gland carcinomas are associated with tumor type and reveal new routes to targeted therapies. Ann Oncol 2017;28(10):2539-46.
22) van der Hulst RW et al. Partial remission of parotid gland carcinoma after goserelin. Lancet 1994;344(8925):817.
23) Soper MS et al. Definitive treatment of androgen receptor-positive salivary duct carcinoma with androgen deprivation therapy and external beam radiotherapy. Head Neck 2014;36(1):E4-7.
24) Agbarya A et al. Hormone dependent metastatic salivary gland carcinoma:a case report. Springerplus 2014;3:363.
25) Locati LD et al. Clinical activity of androgen deprivation therapy in patients with metastatic/relapsed androgen receptor-positive salivary gland cancers. Head Neck 2016;38(5):724-31.
26) Boon E et al. Androgen deprivation therapy for androgen receptor-positive advanced salivary duct carcinoma:A nationwide case series of 35 patients in The Netherlands. Head Neck 2018;40(3):605-13.
27) Locati LD et al. Activity of abiraterone in rechallenging two AR-expressing salivary gland adenocarcinomas, resistant to androgen-deprivation therapy. Cancer Biol Ther 2014;15(6):678-82.
28) Urban D et al. Abiraterone in metastatic salivary duct carcinoma. J Natl Compr Canc Netw 2015;13(3):288-90.
29) 黒田裕行・他. 抗アンドロゲン療法と化学療法が奏効した進行唾液腺導管癌の1例. 癌と化学療法 2011；38(4)：627-30.
30) Yajima Y, et al. Anti-androgen therapy for the patients with recurrent and/or metastatic salivary duct carcinoma expressing androgen receptors:a retrospective study. Ann of Oncol 2012;23: [suppl 9 (Abs 1706)].
31) Yamamoto N et al. Clinicopathologic study of salivary duct carcinoma and the efficacy of androgen deprivation therapy. Am J Otolaryngol 2014;35(6):731-5.
32) 菅野真史・他. アンドロゲンレセプター陽性進行唾液腺導管癌に対する抗アンドロゲン療法の臨床検討. 頭頸部癌 2017；43(1)：49-55.
33) Haddad R et al. Herceptin in patients with advanced or metastatic salivary gland carcinoma. A phase Ⅱ study. Oral Oncol 2003;39(7):724-7.
34) Perissinotti AJ et al. The role of trastuzumab in the management of salivary ductal carcinomas. Anticancer Res 2013;33(6):2587-91.
35) Locati LD et al. Herceptin plus chemotherapy in relapsed and/or metastatic salivary gland cancer. Oral Oncol 2005;41(1):97-8.
36) Nabili V et al. Salivary duct carcinoma:a clinical and histologic review with implications for trastuzumab therapy. Head Neck 2007;29(10):907-12.
37) Limaye SA et al. Trastuzumab for the treatment of salivary duct carcinoma. Oncologist 2013;18(3):294-300.
38) Falchook GS et al. A phase Ⅰ trial of combination trastuzumab, lapatinib, and bevacizumab in patients with advanced cancer. Invest New Drugs 2015;33(1):177-86.
39) De Block K et al. Metastatic HER-2-positive salivary gland carcinoma treated with trastuzumab and a taxane:a series of six patients. Acta Clin Belg 2016;71(6):383-8.
40) Takahashi H et al. Trastuzumab and docetaxel for HER-2 positive unresectable salivary gland carcinoma:updated results of a phase Ⅱ trial. In:Abstract for 9th international conference on head and neck cancer. American Head and Neck Society;2016. p.16-20.
41) Thorpe LM et al. Significant and durable clinical benefit from trastuzumab in 2 patients with HER2-amplified salivary gland cancer and a review of the literature. Head Neck 2017;39(3):E40-4.
42) van Boxtel W et al. Combination of docetaxel, trastuzumab and pertuzumab or treatment with trastuzumab-emtansine for metastatic salivary duct carcinoma. Oral Oncol 2017;72:198-200.
43) Hainsworth JD et al. Targeted Therapy for Advanced Solid Tumors on the Basis of Molecular Profiles: Results From MyPathway, an Open-Label, Phase IIa Multiple Basket Study. J Clin Oncol 2018;36(6):536-42.
44) Hyman DM et al. Vemurafenib in multiple nonmelanoma cancers with BRAF. V600 mutations. N Engl J Med 2015;373(8):726-36.
45) Klempner SJ et al. Identification of BRAF kinase domain duplications across multiple tumor types and response to RAF inhibitor therapy. JAMA Oncol 2016;2(2):272-4.
46) Drilon A et al. What hides behind the MASC:clinical response and acquired resistance to entrectinib after ETV6-NTRK3 identification in a mammary analogue secretory carcinoma (MASC). Ann Oncol 2016;27(5):920-6.
47) Wang K et al. Profiling of 149 salivary duct carcinomas, carcinoma Ex peomorphic Adenomas, and adenocarcinomas, not otherwise specified reveals actionable genomic alterations. Clin Cancer Res 2016;22(24):6061-68.
48) Okumura Y et al. Post-operative Radiotherapy for T1/2N0M0 Mucoepidermoid Carcinoma Positive for CRTC1/3-MAML2 Fusions. 2017 Head and Neck, in press.

\* \* \*

# 39. 頭頸部癌に対する免疫療法

岡本美孝

**Keyword**
頭頸部癌
免疫抑制
免疫療法
免疫チェックポイント阻害薬
免疫細胞療法

◎進行頭頸部癌の治療成績の向上には新規治療の開発が不可欠である．頭頸部癌患者では抗腫瘍免疫の強い抑制がみられ，制御性T細胞や骨髄性免疫抑制細胞といった免疫抑制細胞が増加しており，その後の治療経過に大きな影響を与えている．免疫チェックポイント阻害薬の有効性は癌治療における免疫療法の有効性を改めて示した．単独投与でみられる奏効率をさらに向上させるため，複数の免疫チェックポイント阻害薬の併用，あるいはカルボプラチンなどの抗がん剤との併用による奏効率の向上について検討が行われている．また，免疫細胞療法は副作用が非常に少ない治療であり，頭頸部癌治療では標準治療後のアジュバント療法として，あるいは担癌患者への選択的動注療法として期待できる．さらに免疫細胞療法と免疫チェックポイント阻害薬との併用により，抗腫瘍免疫活性を大きく増強させることが期待できる．

## ● 頭頸部癌治療の現状

頭頸部癌の大半を占める扁平上皮癌に対して，手術，放射線，化学療法を用いた治療が行われ，とくに進行癌に対してはこれらの併用療法が行われてきた．手術治療は，とくに1980年代後半から，遊離皮弁，腸管，血管柄付骨による自家組織移植が普及して拡大切除が比較的容易となり，局所コントロールは大きく前進した．しかし，切除範囲が広がれば，再建手術による機能や形態の保持にも限界があり，患者のQOLの低下が目立つ．近年は，頭頸部進行癌に対して，化学放射線療法が中心的治療として注目されるようになり，照射単独療法と比較すると生存率の向上に寄与していることがランダム化試験で報告されている[1]．しかし，進行癌に対しての生存率向上は10%程度で，5年生存率はいぜんとして40～50%である．また，遠隔転移の抑制・制御は困難であること，粘膜障害などの副作用が高度にみられること，そして誘発癌や骨障害といった晩期副作用の発現などが危惧されている．Salvage手術の成績も不良である[2]．

2014年から，頭頸部癌治療でもEGFRの受容体に対する抗体を用いた分子標的治療の導入が開始され[3]，その効果が確認されてきた一方で，限界も明らかになってきている．Infusion reaction，間質性肺炎，消化管出血の報告も少なくない．一次治療としての効果はすくなくとも従来の白金製剤を中心とした化学放射線療法を超えるものではない．成績の向上，さらには機能や形態の保全の可能性をはかるためにはあらたな治療戦略への取組みが不可欠である．

## ● 頭頸部癌患者でみられる免疫抑制と免疫チェックポイント阻害薬

癌患者では腫瘍の免疫原性が低く，腫瘍細胞からの免疫抑制物質の産生などにより，癌が宿主の免疫機構からなんらかの方法で回避していると考えられる．この免疫抑制にはTGF-β, IL-10といったサイトカインや，骨髄由来性免疫抑制細胞（MDSC），制御性T細胞（Treg）などの作用が注目されている（図1）．頭頸部癌患者では免疫抑制が比較的強く認められるとされるが，Tregについてのこれまでの検討では患者血中の細胞数が健常人に比較して増加している，あるいは変化がないといった報告で結果が一定していなかった．近年，TregはFox p3，CD45RAの発現からサブタ

Yoshitaka OKAMOTO
千葉大学大学院医学研究院耳鼻咽喉科・頭頸部腫瘍学

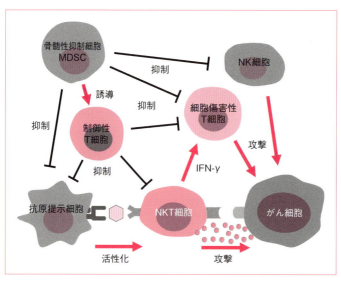

図1 がん患者でみられる免疫抑制

イプに分けられることが明らかになった[4]．そこで，頭頸部癌患者末梢血中のTregについて，年齢が合致した健常人の群と比較してみると，resting Tregを含むFoxp3陽性細胞数全体では両群に差はみられないが，effector TregとされるFoxp3陽性CD45RA陰性細胞数は有意に頭頸部癌患者で増加していた(図2)．また，進行癌で有意に増加し，さらに同じ4期の進行癌でもeffector Tregの割合が高い症例は，より予後が不良であった(図3)[5]．一方，MDSC(CD15陽性granulocyte-type)についても，やはり頭頸部癌患者で有意に増加し，予後との関連も認められた[6]．これらの結果は，頭頸部癌患者，とくに進行癌患者では強い免疫抑制が存在することを示している．

最近，PD-1に対する抗体を用いた免疫チェックポイント阻害薬投与が癌患者の免疫抑制を改善し，腫瘍の縮小をはかる治療として大きな注目を集めている．2017年4月から頭頸部癌に対しても白金製剤に対して不応症例にニボルマブの使用が保険適応になった．国内の症例も含む国際共同臨床治験(Check Mate 141試験)の結果は，プラチナ抵抗性頭頸部癌の全生存期間中央値はニボルマブ群240例では7.5カ月，対象治療群(メトトレキセート，ドセタキセル，セツキシマブのいずれかを使用)121例では5.1カ月で有意にニボルマブ群で生存期間の延長を認め，さらに患者QOL調査

においても優位性が認められた．12カ月生存率はニボルマブ群36.0％，対照群16.6％と報告されている[7]．一定の奏効率の改善が認められて評価され，改めて頭頸部癌治療における抗腫瘍免疫の意義が明らかにされた．課題として，より高い奏効率が求められること，重篤な副作用(皮膚障害，内分泌機能障害，肺障害など)の発現が危惧されること，効果の予測因子の解明が必要なことがあげられる．効果の向上に関してはPD-1抗体とCTLA-4抗体との併用療法，あるいはカルボプラチンなどの抗癌剤との併用について臨床検討が行われており，その結果が期待されている．

## 免疫細胞療法

免疫系，とくに抗腫瘍効果の賦活化をはかる免疫細胞治療は，患者自身の自己細胞を用いることから安全性が高く臨床応用へのハードルが低いため，患者にやさしい治療としてこれまでさまざまな検討が行われてきた．その代表が養子免疫療法で，いわゆるlymphokine activated killer(LAK)細胞を用いたLAK療法が臨床導入され，数多くの施設で試みられたが，皮膚悪性黒色腫，腎細胞癌などの腫瘍にのみある程度の効果があるとされ，頭頸部領域については臨床効果は不十分であると結論された．その後，ヒト腫瘍において腫瘍関連抗原の同定がなされ，その自己腫瘍細胞の抗

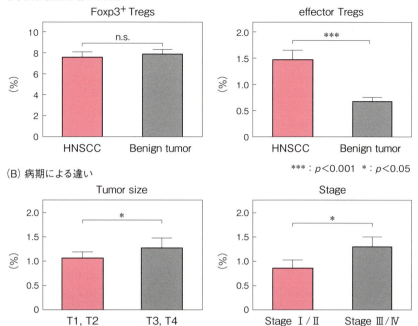

図2 頭頸部癌患者末梢血のTreg(文献5)より改変)
全体のTreg数は年齢をマッチさせた良性腫瘍患者と差はないが,effector Treg数は有意に増加している.
対象患者:頭頸部扁平上皮癌患者46名(平均年齢63.8;男性36名,女性10名),
　　　　　頭頸部良性腫瘍患者23名(平均年齢60.7;男性12名,女性11名).

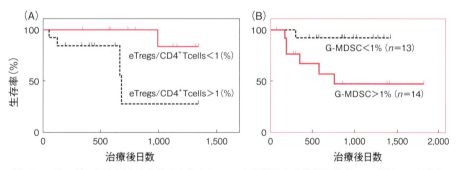

図3 ステージ4期症例の治療前の末梢血のTregと骨髄性免疫抑制細胞(CD15陽性MDSC)と予後との関連(文献5,6)から改編)
いずれにおいても増加している患者は予後が不良である.

原を特異的に認識する細胞傷害性Tリンパ球(CTL)の存在が注目され,*in vitro*においてはLAK細胞に比べ約100倍の抗腫瘍効果が報告されている.確かにこのようなLAKや腫瘍浸潤リンパ球(TIL)を効果細胞として用いた受動免疫療法は患者体内では腫瘍抗原を提示する機能が減弱していること,加えて癌細胞自身がMHC発現を低下させ免疫監視から逃避をはかっていることか らその効果には限界がみられる.他方で,免疫細胞治療により能動的に腫瘍に対する免疫反応を誘導することができれば,高い治療効果が期待できると考えられる.近年,末梢血単核球から比較的容易に樹状細胞(dendritic cell:DC)を分離,調整できることが明らかにされ,樹状細胞を抗原提示細胞(antigen presenting cell:APC)として用いた能動免疫療法が臨床導入できるようになっ

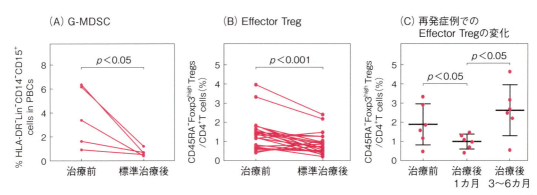

図4 標準治療(手術,放射線,化学療法)後の末梢血のTregと骨髄性免疫抑制細胞(CD15陽性MDSC)の変動(文献5)より改変)
標準治療により腫瘍が縮小すると,effector Treg数も有意に減少するが,その後に再発した患者では早期にふたたび増加がみられる.

た[8]. ただ,残念ながらこれまで臨床での高い抗腫瘍効果は報告されておらず,いぜんとしてその有用性については十分なエビデンスが得られていないのが現状である.背景には頭頸部癌患者でみられる強い免疫抑制があると考えられる.

しかし,頭頸部癌において免疫細胞治療の導入は,以下の点からとくに高い有効性が期待される.すなわち,①頭頸部癌の所属リンパ節は頸部リンパ節であることが明らかになっている,②原発巣,所属リンパ節転移から腫瘍の採取が比較的容易であり,治療の評価も行いやすい,③多くの腫瘍への血行が外頸動脈の終末血管を介しており,超選択的に細胞移入,投与が可能などである.

著者らはこのような背景をもとに,頭頸部扁平上皮癌に対してより有効性が高い免疫細胞療法の開発を進めるなかで,とくにNKT細胞免疫系に注目して検討している[9-11]. ただ,研究のなかでMDSCならびにTregのNKT細胞の増殖,IFN-$\gamma$産生に及ぼす影響をin vitroで検討したところ,MDSCに対しては比較的強い抵抗を示したが[6],Tregに対してはNKT細胞の増殖,NKT細胞からのIFN-$\gamma$産生作用のいずれにも強い抑制がみられ,臨床試験においても担癌頭頸部癌患者への治療効果には限界がみられた[12]. しかし興味深いことに進行癌患者で増加しているTregは手術や化学放射線療法といった標準治療により寛解がみられた症例では著明に減少し,さらにその後に再発がみられた症例では再発の初期にふたたびTregが増加することが確認された(図4)[5]. そこで,Tregが減少する標準治療後にNKT細胞のリガンドである$\alpha$-ガラクトシルセラミドパルス抗原提示細胞の鼻粘膜下投与を,再発を防ぐアジュバントとして使用する方向で検討を進めることになった.現在,標準治療後の4期進行頭頸部癌のうち,画像を含めた診察で完全寛解と判断される症例を対象として,この$\alpha$-ガラクトシルセラミドパルス抗原提示細胞の投与が再発を抑制できるかどうかについて先進医療Bとして検討を進めて

---

**column** NKT細胞

NKT細胞は,細胞表面にT細胞レセプター(TCR)とNK細胞レセプターをともに発現しているユニークな細胞であり,T細胞,B細胞,NK細胞と異なる第4のリンパ球として報告された.NKT細胞のTCRは,限定された$\alpha$鎖(ヒトではV$\alpha$24-J$\alpha$Q)と$\beta$鎖(ヒトではV$\beta$11)から構成され,認識する分子はMHCクラスI類似の抗原提示分子のCD1d分子である.糖脂質のひとつである$\alpha$-ガラクトシルセラミドをCD1dに提示することでNKT細胞は特異的に活性化され,活性化により大量のIFN-$\gamma$とIL-4を産生する.NKT細胞は末梢血ではリンパ球の0.1%程度しか存在せず,また正常なリンパ組織や上気道粘膜ではほとんど検出されない.しかし,自然免疫への大きな関与が注目されており,同時にパーフォリン/グランザイムBを介した強力な細胞傷害活性を発揮すること,さらにこのような直接的な抗腫瘍効果のみならず,NK細胞やCD8$^+$T細胞など他のエフェクター細胞の傷害活性を亢進させることによる強い抗腫瘍効果が注目されている.

いる.

　一方，標準治療後の担癌患者は強い免疫抑制が働いていることから，樹状細胞を介した能動的な抗腫瘍免疫の誘導は容易ではない．前述した免疫チェックポイント阻害薬との併用療法は，とくにNKT細胞自身にもPD-1抗体の発現が認められることから期待できる．さらに，頭頸部癌の多くは終末血行支配を受けていることから，増殖・活性化させたNKT細胞の選択的動脈投与により腫瘍細胞に直接投与することで，効率よく腫瘍細胞の障害を引き起こすことが期待できる．実際に標準治療後に再発した症例に対して，成分採血からNKT細胞を分離，増殖させて腫瘍の栄養血管に選択的に動脈投与を行ったところ，単回の投与でも6割の症例で腫瘍の縮小効果が確認された[13,14]．ただ，NKT細胞は末梢血中には少ないことからその増殖には多大な労力と時間が必要であり，活性化NKT細胞の反復投与は非常に困難である．現在は，IPS技術を利用した臨床展開の可能性についての取組みを進めている[15]．

## 文献

1) Adelstein DJ et al. Mature results of a phase III randomized trial comparing concurrent chemoradiotherapy with radiation therapy alone in patients with stage III and IV squamous cell carcinoma of the head and neck. Cancer 2000;88(4):876-83.
2) Forastiere AA et al. Concurrent Chemotherapy and radiotherapy for organ preservation in advanced laryngeal cancer. N Engl J Med 2003;349:2091-8.
3) Vermorken JB et al. Platinum-based chemotherapy plus cetuximab in head and neck cancer. N Engl J Med 2008;359(11):1116-27.
4) Miyara M et al. Functional delineation and differentiation dynamics of human CD4+ T cells expressing the FoxP3 transcription factor. Immunity 2009;30(6):899-911.
5) Ihara F et al. CD45RA⁻Foxp3high regulatory T cells have a negative impact on the clinical outcome of head and neck squamous cell carcinoma. Cancer Immunol Immunother 2017;66(10):1275-85.
6) Horinaka A et al. Invariant NKT cells are resistant to circulating CD15+myeloid-derived suppressor cells in patients with head and neck cancer. Cancer Sci 2016;107(3):207-16.
7) Ferris RL et al. Nivolumab for recurrent squamous-cell carcinoma of the head and neck. N Engl J Med 2016;375:1856-67.
8) Liu KJ et al. Generation of carcinoembryonic antigen (CEA)-specific T-cell responses in HLA-A*0201 and HLA-A*2402 late-stage colorectal cancer patients after vaccination with dendritic cells loaded with CEA peptides. Clin Cancer Res 2004;10(8):2645-51.
9) Okamoto Y et al. Nasal submucosal administration of antigen-presenting cells induces effective immunological responses in cancer immunotherapy. Adv Otorhinolaryngol 2011;72:149-52.
10) Kobayashi K et al. The effect of radiotherapy on NKT cells in patients with advanced head and neck cancer. Cancer Immunol Immunother 2010;59(10):1503-9.
11) Kurosaki M et al. Migration and immunological reaction after the administration of αGalCer-pulsed antigen-presenting cells into the submucosa of patients with head and neck cancer. Cancer Immunol Immunother 2011;60(2):207-15.
12) Uchida T et al. Phase 1 study of α-galactosylceramide-pulsed antigen presenting cells administration to the nasal submucosa in unresectable or recurrent head and neck cancer. Cancer Immunol Immunother 2008;57(3):337-45.
13) Kunii N et al. Combination therapy of in vitro-expanded natural killer T cells and α-galactosylceramide-pulsed antigen-presenting cells in patients with recurrent head and neck carcinoma. Cancer Sci 2009;100(6):1092-8.
14) Yamasaki K et al. Induction of NKT cell-specific immune responses in cancer tissues after NKT cell-targeted adoptive immunotherapy. Clin Immunol 2011;138(3):255-65.
15) Watarai H et al. Murine induced pluripotent stem cells can be derived from and differentiate into natural killer T cells. J Clin Invest 2010;120(7):2610-8.

\* \* \*

頭頸部

# 40. 甲状腺癌の個別化治療

**Keyword**
甲状腺乳頭癌
個別化治療
リスク分類
予後因子

森谷季吉

◎甲状腺分化癌は10年生存率が90％以上と予後良好な癌で，その治療の中心は外科的切除である．治療に関しては，再発リスクや予後予測に基づいた複数のガイドラインが発表されており，癌の広がりに応じたそれぞれの切除範囲が推奨されている．2018年に改訂される甲状腺腫瘍診療ガイドライン第2版では，乳頭癌を超低リスク，低リスク，中リスク，高リスクと分類（案）とし，超低・低リスクには葉（峡）切除を，高リスクには全摘を推奨し，中リスクに属する症例には幅をもたせ，予後因子や患者背景を考慮して全摘か葉切除術かを決定するとしている．
◎治療における大きな変化は，1cm以下の微小癌に対する非切除・経過観察が推奨されたこと，また放射性ヨウ素治療不応の遠隔転移，切除不能局所進行再発に対する分子標的治療があげられる．甲状腺分化癌は，超低リスクから高リスクまで選択すべき治療の幅は広い．症例ごとに腫瘍の広がりや患者背景を考慮したうえで，最適な治療を選択する必要がある．

　甲状腺分化癌の10年生存率は90％以上と予後良好な癌であり，その治療の中心は外科的切除である．近年，30mCiの外来放射性ヨウ素治療や放射性ヨウ素不応の切除不能の甲状腺分化癌に対する分子標的治療が加わったことで，甲状腺癌分化癌の治療は大きく変化した．しかし，外科的切除が治療の中心であることには変わりない．分化癌の治療に関して，再発リスクや予後予測に基づく複数のガイドラインが発表されている．それらのリスク分類をもとに，甲状腺分化癌（おもに乳頭癌）の個別化治療について解説する．

## 甲状腺分化癌治療の変遷

　日本は欧米とは違い，甲状腺分化癌に対する治療を独自の方法で展開させてきた．欧米ではすべての分化癌に対して，甲状腺全摘術と放射線ヨウ素内用療法によるアブレーション（残存する正常甲状腺組織の焼灼）が標準的な治療とされていた．一方，日本ではさまざまな要因から甲状腺部分切除を中心とした機能温存手術を発展させ，術後の放射線ヨウ素治療は限られた症例でのみに行われていた．

**column　放射線ヨウ素内用療法**

　放射性ヨウ素内用療法は，患者の病状と施行目的に応じて「アブレーション（ablation）」，「補助療法（adjuvant therapy）」，「治療（treatment）」の3つに分類される．アブレーションは，残存腫瘍がないと考えられる患者での正常濾胞細胞の除去（経過観察の単純化）を目的とし，30～100mCi（1.1～3.7GBq）の放射性ヨウ素が投与される．補助療法は，画像診断では確認できないが，顕微鏡的な残存腫瘍があると考えられる患者での癌細胞の破壊（再発予防）を目的とし，100～150mCi（3.7～5.55GBq）が投与される．治療は，肉眼的な腫瘍の残存や遠隔転移を認める患者での癌細胞の破壊（顕在する癌の治療）を目的とし，100～200mCi（3.7～7.4GBq）の投与が必要である．治療の効果判定は，それぞれの目的に応じて適切に行う必要がある．現在，外来投与は30mCiまでが認められており，それを超える投与は入院が必要である．rhTSH（遺伝子組換えヒト型甲状腺刺激ホルモン）はアブレーションと診断目的のシンチグラフィに適応となり，大量投与による転移巣の治療には甲状腺ホルモン剤の休薬が必要である．

Sueyoshi MORITANI
草津総合病院頭頸部甲状腺外科センター

治療に関するガイドラインは，2010年に甲状腺腫瘍診療ガイドライン[1]が発表され，2018年に第2版に改訂される．欧米では2015年に，米国甲状腺学会（ATA）からの分化癌に関するガイドライン[2]が改訂された．そのなかで低リスク群には葉切除を推奨し，また中リスク群でも症例ごとに全摘あるいは葉切除のどちらの術式も選択可能とした．これまでの全摘＋放射性ヨウ素によるアブレーションの方針から大きく方向転換をはかった．一方，日本ではグレーゾーン（中リスク）の分化癌に対しては，個々の症例ごとで切除範囲を決定するとしているが，2010年に30 mCiの外来照射が認められ，中リスクの甲状腺癌のなかで，全摘を選択される症例が増加している．徐々に日本と欧米の甲状腺癌治療が歩み寄り，今後も最適な治療をめざして変化していくことが予測される．

## 乳頭癌のリスク分類と治療の選択

甲状腺腫瘍診療ガイドラインの第1版では，乳頭癌のリスク分類を，低リスク（T1N0M0），高リスク（腫瘍径が5 cmを超える原発腫瘍，3 cm以上の大きなリンパ節転移や周囲臓器に浸潤するリンパ節転移，あるいは累々とはれているリンパ節転移，周囲臓器への浸潤（Ex2），明らかな遠隔転移の存在の1項目以上を満たす症例）とし，低・高リスクのいずれにも当てはまらないものをとグレーゾーンとした．

第2版（案）では，超低リスク・低リスク，中リスク，高リスクに分類される（表1）．超低リスクはT1aN0M0（腫瘍径が1 cm以下で，リンパ節転移や遠隔転移のないもの），低リスクは腫瘍径が1.1〜2 cmで，リンパ節転移や遠隔転移のないもの，高リスクは腫瘍径が4 cmを超える原発腫瘍，Ex2に相当する浸潤，画像上3 cmを超える明らかなリンパ節転移，明らかな遠隔転移の1項目以上を満たす症例を指す．中リスクは超低，低，高リスクのいずれにも該当しない症例とされる．

甲状腺の切除は，超低リスク，低リスク（T1N0M0）に対しては，葉（峡）切除を，高リスクに対しては，甲状腺全摘を推奨し，中リスク症例に対しては，予後因子や患者背景を考慮して全摘か葉切除術かを決定するとされる．術後治療とし

表1 甲状腺乳頭癌のリスク分類〔甲状腺腫瘍診療ガイドライン第2版（案）〕

| 超低リスク | T1aN0M0 |
|---|---|
| 低リスク | T1bN0M0 |
| 中リスク | 超低，低，高リスクのいずれにも該当しない症例 |
| 高リスク | 1) T>4 cm<br>2) Ex2 または sN-Ex<br>3) 径が3 cmを超えるN1<br>4) M1<br>上記のうち1項目以上を満たす症例 |

Ex2：浸潤が甲状腺被膜を越え，周囲組織や臓器に明らかに波及しているもの（胸骨甲状筋や甲状腺周囲脂肪織への浸潤以外）．
sN-Ex：所属リンパ節の肉眼的所見（転移リンパ節による隣接臓器への浸潤）．

ての放射性ヨウ素内用療法（RAI）やTSH抑制療法は，高リスク症例では推奨されるが，超低リスクや低リスクでは行わない〔RAIは葉（峡）切除を推奨のため適応なし〕ことを推奨し，中リスクでは切除と同様に，予後因子や患者背景を考慮したうえで推奨されるとしている．

また，超低リスク症例では，十分な説明を受けたうえで希望する場合には，適切な診療体制のもとで非手術・経過観察（Active surveillance）を行ってよいとしている．

低リスクと高リスク症例では推奨される甲状腺の切除や術後治療が明らかであるが，超低リスクでは，切除と経過観察の2つの選択肢があり，低リスクと高リスクの間に位置する中リスク症例の治療の選択肢は広い．

超低リスクに対する経過観察は，日本より発信されたものである．超低リスク乳頭癌が経過観察中に増大（腫瘍径で3 mm以上）する患者の割合は，5年で4.9%，10年で8%と推定され，またリンパ節転移が出現する割合は，5年で1.7%，10年で3.8%と推定される．超低リスクに対する経過観察はこれらの結果と，たとえ腫瘍の増大やリンパ節転移のため手術が必要となったとしても，遠隔転移や癌死はなかったとの報告に基づく[3,4]．さらにATAのガイドラインでは，乳頭癌を疑うが1 cmに満たない，腺外浸潤，リンパ節転移のない腫瘍に対しては，超音波での観察のみで細胞診は推奨されていない．しかし，経過観察を選択する場合は，適切な診療体制が整っていることが原則である．

表2 AJCC/TNM 分類（甲状腺分化癌）：第7版と8版の比較

| | | 7th Edition | | | | 8th Edition | | | |
|---|---|---|---|---|---|---|---|---|---|
| | Stage | T | N | M | 10yr DSS | Stage | T | N | M | 10yr DSS |
| Younger patients | | <45 years old | | | | | <55 years old | | | |
| | I | Any T | Any N | M0 | 97-100% | I | Any T | Any N | M0 | 98-100% |
| | II | Any T | Any N3 | M1 | 95-99% | II | Any T | Any N | M1 | 85-95% |
| Older patients | | ≥45 years old | | | | | ≥55 years old | | | |
| | I | T1a, T1b | N0 | M0 | 97-100% | I | T1a, T1b, T2 | N0 | M0 | 98-100% |
| | II | T2 | N0 | M0 | 97-100% | II | T3 | N0 | M0 | 85-95% |
| | | | | | | | T1, T2, T3 | N1 | M0 | |
| | III | T3 | N0 | M0 | 88-95% | III | T4a | Any N | M0 | 60-70% |
| | | T1, T2, T3 | N1a | M0 | | | | | | |
| | IVA | T1, T2, T3 | N1b | M0 | | IVA | T4b | Any N | M0 | |
| | | T4a | Any N | M0 | 50-75% | | | | | <50% |
| | IVB | T4b | Any N | M0 | | IVB | Any T | Any N | M1 | |
| | IVC | Any T | Any N | M1 | | | | | | |

中リスクに属する症例には，遠隔転移や周囲臓器への浸潤のない2 cm以下の腫瘍であるがリンパ節転移を有するもの（T1N1a-bM0），もしくは2.1〜4 cmの腫瘍で，リンパ節転移なしから外側頸部までの転移を有するもの（T2 AnyN M0），いずれもリンパ節転移は3 cm以下でEx2相当の浸潤がないものと非常に幅が広い．そのため中リスクに分類される症例の手術は，患者背景や分化癌の予後因子とされる年齢や性別，病理での分化度，リンパ節転移の広がりなどを考慮して決定する必要がある．

## 甲状腺分化癌の予後因子

甲状腺分化癌の予後因子には，年齢（AJCC/TNM分類第8版では，年齢のカットオフ値は45歳より55歳へと変更），性別，腫瘍径，腺外浸潤，病理での分化度，リンパ節転移（3 cmを超えるリンパ節転移や周囲臓器への浸潤）があり，予後予測に基づいてUICC/TNM分類が第8版に改訂された[5,6]（表2）．また再発リスクについて，ATAのガイドラインでは，片側葉に限局する微小癌では1〜2％，甲状腺内に限局した2〜4 cmの転移のない乳頭癌（T2N0M0）では5％程度，微小浸潤をもつ4 cmを超える癌（T3N0M0）では3〜8％，肉眼的な腺外浸潤を認めるものでは30〜40％としている．リンパ節転移では，臨床的な転移を有するものは約20％程度に，3 cmを超えるリンパ節転移を有するものは30％程度に再発のリスクがあると報告されている．また甲状腺分化癌に関する遺伝子変異は，RET/PTC，BRAFV600E，RAS，PPARγ/PAX8，TP53，CTNNB1，TERTなどがある．これらの遺伝子変異の再発や予後への影響の報告も増加している．ATAのガイドラインではルーティンでの検査は推奨されていないが，BRAFV600E変異をもつ乳頭癌は再発をきたしやすいと報告している．今後は患者背景や予後因子とともに，これらの遺伝子変異も，治療を選択するうえで考慮すべき因子となる可能性がある．

## 周囲臓器に浸潤した腫瘍の治療

高リスクに分類される症例のなかで，とりわけ周囲臓器に浸潤（Ex2）した腫瘍は，局所および遠隔再発をきたしやすく予後不良である．局所制御不能（気道出血や窒息など）が死因に占める割合も多く，20〜30％程度と報告される．さらに気道や食道浸潤の切除は，患者のQOLを大きく損ねる可能性があり，周囲臓器への浸潤は予後ばかりでなく機能面でも治療を困難にする．

甲状腺は喉頭と気管の移行部に位置するため，腺外浸潤が進行すると，反回神経や気道，食道に浸潤が及ぶ．通常浸潤の進行は緩徐で，隣接する臓器の外側より内腔（深部）へと向かう．そのため浸潤が表層にとどまるものでは，機能温存手術を適応できるものも多い．しかし，浸潤が内腔に達

したものでは，内腔を含む切除となり，術後の機能に大きく影響を及ぼす．

気管や食道浸潤の切除の報告は，すべて後ろ向き研究である．気道や食道の内腔に浸潤が及んだものでは，内腔を含む腫瘍の完全切除が推奨される．一方，浸潤が表層にとどまるものの切除は2つの立場に分かれる．ひとつは腫瘍のみを切除し，気道や食道の管状構造を温存するシェービング，他方は内腔を含む完全切除である．シェービングを推奨する立場は，局所再発が少なく，機能温存も良好であることを根拠としている．またシェービングでは顕微鏡的な微小残存は許容され，術後の補助療法として，RAIや外照射の追加が有効であると報告している．

発表されている複数のガイドラインには，局所進行(周囲臓器浸潤)の切除に関する具体的な指針はない．ATAのガイドラインでは，気道や食道浸潤に対する切除は，切除の可能性と切除による機能障害を考慮したうえで決定されるべきであるとしている．症例ごとで，切除の可能性や予測される術後の機能障害，患者背景(全身状態や予測される予後など)を考慮したうえで手術の可否を決定する必要がある．

## 切除不能の局所進行再発癌や遠隔転移に対する治療

高リスクに分類される局所進行癌は，高率に遠隔転移を発症する．遠隔転移や切除不能の局所進行再発癌の治療は，甲状腺全摘とそれに続くRAIが標準的な治療である．2014年にRAI不応の分化癌の遠隔転移，および局所再発切除不能例に対して，わが国でも分子標的薬(TKI)による治療が承認された．TKI療法の開始のタイミングは，再発・転移腫瘍はRAI不応であっても，進行が緩徐なものもあるため，症例ごとに慎重に検討する必要がある．NCCNのガイドライン[7]では，急速な増大または症状を有するものにTKI療法を考慮すべきとしている．しかし，症状が出た後の投与は，患者のQOLの低下や投与のタイミングを失する可能性がある．無症候の時点から，腫瘍の増大速度やサイログロブリンや抗サイログロブリン抗体の推移，サイログロブリンダブリングタイムの算出など，とくに腫瘍の増大速度が増した患者では積極的な経過観察が勧められる．

局所進行再発癌の治療は，切除可能であれば切除が最も優先される．切除不能として他の治療を選択する場合でも，最後まで外科的切除の可能性を検討する必要がある．TKIは血管新生阻害薬であるため，投与は創傷治癒遅延や出血のリスクを伴う．このため放射線照射歴のある症例，動脈浸潤に皮膚浸潤や気道・食道の内腔浸潤を合併する症例では，腫瘍縮小に伴う動脈浸潤部の露出や気道や食道内腔と交通が起こり，動脈破裂などの重篤な合併症を生じる可能性がある．局所進行再発癌に対するTKIの投与は，慎重に検討されるべきである．

遠隔転移は肺転移がもっとも多く，骨転移が続く．RAI不応例では，腫瘍の増大速度を観察しながら，TKIを含む他の治療を考慮する必要がある．しかし，RAI不応の遠隔転移の治療はTKI治療一辺倒ではなく，転移臓器により優先される治療は異なる．骨転移では切除可能な部位では切除が優先される．他の治療として放射線外照射(SRS；stereotactic radiosurgeryを含む)，TKI治療や抗RANKL抗体の投与がある．また脊椎への転移では，骨折や圧迫による脊髄麻痺はQOLを大きく損ねるため，脊椎固定術や減圧術などQOLを延長するための治療も選択される．脳転移では，転移数や患者の全身状態によるが，手術療法やSRSによる治療を選択されることが多い．

局所進行再発癌や遠隔転移の治療は，局所進行癌では外科的切除の可能性の検討，遠隔転移では転移臓器や進行の程度，また患者背景を考慮したうえで，緩和的治療を含め，症例ごとで最適な治療を選択する必要がある．

## おわりに

甲状腺分化癌は，超低リスクから高リスクまで選択すべき治療の幅は広い．症例ごとに腫瘍の広がりや患者背景を考慮したうえで，最適な治療を選択する必要がある．

### 文献

1) 甲状腺腫瘍診療ガイドライン2010版．日本内分泌外科学

会/日本甲状腺外科学会編,金原出版;2010.
2) Haugen BR et al. 2015 American Thyroid Association management guidelines for adult patients with thyroid nodules and differentiated thyroid cancer:The American Thyroid Association Guidelines Task Force on Thyroid Nodules and Differentiated Thyroid Cancer. Thyroid 2016;26:1-13.
3) Ito Y et al. Patient age is significantly related to the progression of papillary microcarcinoma of the thyroid under observation. Thyroid 2014;24:27-34.
4) Fukuoka O et al. Natural history of asymptomatic papillary thyroid microcarcinoma:time-dependent changes in calcification and vascularity during active surveillance. World J Surg 2016;40:529-37.
5) Brierley JD et al. TNM classification of malignant tumours eight edition. John Wiley & Sons, Ltd:2017.
6) Tuttle RM et al. The updated AJCC/TNM staging system for differentiated and anaplastic thyroid cancer(8th edition):What changed and why? Thyroid 2017;27:751-6.
7) NCCN Clinical Practice Guidelines in Oncology(NCCN Guidelines®) Thyroid carcinoma, Version 1. 2016.

\* \* \*

# キーワード索引 （数字は該当項目の冒頭頁を示します）

## A
ANCA 関連血管炎 ……………………… 36
ANCA 関連血管炎性中耳炎 …………… 36

## B
BAHA ……………………………………… 55
B 細胞 …………………………………… 142

## C
Catch Up Saccade ……………………… 85
CMV ……………………………………… 11
Cochlin-tomoprotein …………………… 31
cVEMP …………………………………… 26

## D
Draf Ⅲ型 ……………………………… 124
Dual SLIT ……………………………… 114

## E
EAS ……………………………………… 46

## G
GardasilR ……………………………… 155

## H
Head-up Surgery ……………………… 59
HER2 …………………………………… 195
Ho:YAG ………………………………… 155
HPV（ヒトパピローマウイルス）
 ……………………………… 155, 191
HPV 関連中咽頭癌 …………………… 187
HPV 抗体価 …………………………… 155
HRM …………………………………… 170
HSDI …………………………………… 160

## I
IgG4 関連疾患 ………………………… 142

## M
MRI ……………………………………… 89

## O
oVEMP …………………………………… 26

## P
p16 陽性中咽頭癌 ……………………… 183
Possible BPPV ………………………… 101

## R
round window reinforcement ………… 31

## T
TEES（内視鏡手術） …………………… 59
Th2 サイトカイン ……………………… 109
Tullio 現象 ……………………………… 26
T 細胞 …………………………………… 142

## V
VEMP …………………………………… 81
video Head Impulse Test …………… 85
VSB ……………………………………… 51

## あ
アンドロゲン受容体 …………………… 195

## い
一側前庭障害代償不全 ………………… 101
咽頭弁形成術 …………………………… 175

## え
嚥下圧 …………………………………… 170
嚥下機能改善手術 ……………………… 175
嚥下機能検査 …………………………… 170

## お
音響療法 ………………………………… 73
音声治療 ………………………………… 149

## か
カウンセリング ………………………… 73
カダバダイセクション ………………… 124
カテゴリー分類 ………………………… 31
ガイドライン …………………………… 119
加齢性発声障害 ………………………… 149
加齢性平衡障害 ………………………… 101
外耳道閉鎖 ……………………………… 65

## き
キモグラフィ …………………………… 160
球形嚢 …………………………………… 81
嗅覚刺激療法 …………………………… 119
嗅覚障害 ………………………………… 119
局所投与 ………………………………… 16

## く
クプラ結石症 …………………………… 93

## け
ゲノム医療 ……………………………… 7
経外耳道的耳科手術 …………………… 59
経口的ロボット支援手術 ……………… 191
経口法 …………………………………… 175
経鼻内視鏡下頭蓋底手術 ……………… 124
痙攣性発声障害 ………………………… 166
原因 ……………………………………… 41

## こ
個別化治療 ……………………………… 206
甲状腺乳頭癌 …………………………… 206
甲状軟骨形成術 2 型 …………………… 166
好酸球性副鼻腔炎 ……………………… 109
抗好中球細胞質抗体 …………………… 36
効果予測 ………………………………… 114
高音急墜型感音難聴 …………………… 46
高解像度マノメトリー（HRM） ……… 170
高速度デジタル撮像（HSDI） ………… 160
喉頭トポグラフィ ……………………… 160
骨固定型補聴器（BAHA） …………… 55
骨導 ……………………………………… 55
混合性難聴 ……………………………… 51

## さ
サイトカイン …………………………… 142
サイトメガロウイルス（CMV） ……… 11
再建 ……………………………………… 65
再生医療 …………………………… 69, 149
細胞シート ……………………………… 69
残存聴力活用型人工内耳（EAS） …… 46

## し
次世代シークエンス …………………… 7

| | | |
|---|---|---|
| 耳石器性めまい……………………81 | 唾液腺管内視鏡………………137 | ヒト化抗体………………………109 |
| 耳鳴…………………………………73 | 唾液腺癌…………………………195 | 皮弁…………………………………65 |
| 手術………………………………166 | 唾液腺導管癌……………………195 | **ふ** |
| 手術解剖…………………………59 | 唾石………………………………137 | プレシジョン医療………………195 |
| 手術年齢…………………………41 | 体平衡……………………………98 | **ほ** |
| 主観評価…………………………160 | **ち** | 補聴器………………………46, 73 |
| 小耳症……………………………65 | チタンブリッジ…………………166 | 放射線治療………………………183 |
| 小児…………………………41, 131 | 治療………………………………131 | **み** |
| 小児適応…………………………114 | 中咽頭癌…………………………191 | ミクリッツ病……………………142 |
| 上顎洞癌…………………………183 | 中耳粘膜…………………………69 | **め** |
| 神経変性疾患……………………119 | **て** | メニエール病………………81, 89 |
| 真珠腫……………………………69 | 低侵襲治療………………………187 | 免疫チェックポイント阻害薬……201 |
| 診断…………………………11, 131 | 伝音難聴…………………………51 | 免疫細胞療法……………………201 |
| 人工中耳………………………51, 55 | **と** | 免疫抑制…………………………201 |
| 人工内耳…………………………41 | 頭位治療…………………………93 | 免疫療法…………………………201 |
| **す** | 頭頸部癌…………………………201 | **ゆ** |
| ステノン管………………………137 | 動注化学療法……………………183 | 癒着性中耳炎……………………69 |
| ステロイド治療…………………16 | 突発性難聴………………………16 | **よ** |
| 水分摂取療法……………………89 | **な** | 予後…………………………………41 |
| 睡眠時無呼吸……………………131 | 内リンパ水腫……………………89 | 予後因子…………………………206 |
| **せ** | 内視鏡下輪状咽頭筋切断術……175 | **ら** |
| 世界の疾病・外傷・危険因子負担……20 | 難聴遺伝子…………………………7 | 卵円窓……………………………51 |
| 正円窓……………………………51 | 難聴有病率………………………20 | 卵形嚢……………………………81 |
| 声帯萎縮…………………………149 | **に** | **り** |
| 声帯内充填術……………………175 | 日本めまい平衡医学会…………93 | リスクファクター………………119 |
| 声帯瘢痕…………………………149 | 乳頭腫再発………………………155 | リスク分類………………………206 |
| 声門面積波形解析………………160 | 認知機能…………………………20 | 両側………………………………41 |
| 舌下免疫療法……………………114 | **の** | **れ** |
| 先天難聴……………………………11 | 嚢胞性頸部リンパ節転移………187 | レーザー…………………………137 |
| 前庭リハビリテーション………101 | **は** | **ろ** |
| 前庭障害…………………………98 | 鼻茸………………………………109 | 瘻孔症状…………………………26 |
| 前庭神経炎………………………81 | 半規管機能低下…………………85 | **わ** |
| 前庭性片頭痛……………………81 | 半規管結石症……………………93 | ワルトン管………………………137 |
| 前庭電気刺激……………………98 | **ひ** | |
| 前庭誘発筋電位(VEMP)…………81 | ヒトパピローマウイルス(HPV) | |
| 前頭蓋底…………………………124 | ……………………………155, 191 | |
| **そ** | | |
| 側頸嚢胞…………………………187 | | |
| **た** | | |
| 唾液腺……………………………142 | | |

\*　　\*　　\*

医学のあゆみBOOKS　耳鼻咽喉科診療の進歩　40のエッセンス
ISBN978-4-263-20679-9

2018年5月10日　第1版第1刷発行

編　者　山岨　達也
発行者　白石　泰夫
発行所　医歯薬出版株式会社

〒113-8612　東京都文京区本駒込1-7-10
TEL.（03）5395-7622（編集）・7616（販売）
FAX.（03）5395-7624（編集）・8563（販売）
https://www.ishiyaku.co.jp/
郵便振替番号 00190-5-13816

乱丁・落丁の際はお取り替えいたします　　　印刷・三報社印刷／製本・皆川製本所
© Ishiyaku Publishers, Inc., 2018. Printed in Japan

本書の複製権・翻訳権・翻案権・上映権・譲渡権・貸与権・公衆送信権（送信可能化権を含む）・口述権は，医歯薬出版（株）が保有します．
本書を無断で複製する行為（コピー，スキャン，デジタルデータ化など）は，「私的使用のための複製」などの著作権法上の限られた例外を除き禁じられています．また私的使用に該当する場合であっても，請負業者等の第三者に依頼し上記の行為を行うことは違法となります．

JCOPY ＜（社）出版者著作権管理機構 委託出版物＞

本書をコピーやスキャン等により複製される場合は，そのつど事前に（社）出版者著作権管理機構（電話 03-3513-6969，FAX 03-3513-6979，e-mail：info@jcopy.or.jp）の許諾を得てください．

**別冊・医学のあゆみ**

# 睡眠障害診療㉙のエッセンス

編集：伊藤 洋・小曽根基裕

- 全編書き下ろしで睡眠障害診療の
  スタンダードと最新情報を網羅
- 睡眠医療にかかわるすべての医療スタッフ
  必携の一冊

## CONTENTS

| | | |
|---|---|---|
| 基礎 | 1. | 睡眠と覚醒の基礎研究 |
| 診断基準 | 2. | ICD-11では睡眠障害はどう扱われるのか？ |
| 睡眠呼吸障害 | 3. | 睡眠施設外睡眠検査（OCST）の現状と今後 |
| | 4. | 睡眠医療における遠隔医療——睡眠呼吸障害を中心に |
| CPAP | 5. | 新しい経鼻的持続陽圧呼吸療法 |
| 外科治療 | 6. | 睡眠呼吸障害に対する外科的治療の最先端 |
| 口腔外科 | 7. | 睡眠呼吸障害に対する歯科の関わり——口腔内装置の最新事情 |
| 循環器疾患 | 8. | 循環器疾患と睡眠呼吸障害に関する最新の知見 |
| 代謝性疾患 | 9. | 糖尿病血糖コントロールと睡眠治療 |
| 夜間頻尿 | 10. | 夜間頻尿と睡眠障害の関連についての最新の知見 |
| 神経疾患 | 11. | 神経変性疾患にみられる睡眠障害（レストレスレッグズ症候群含む） |
| 疼痛性障害 | 12. | 頭痛と睡眠——疼痛性疾患における睡眠医療の意義 |
| アレルギー | 13. | アレルギー疾患と睡眠 |
| 子供 | 14. | 小児の閉塞性睡眠時無呼吸，発達障害にみられる睡眠の問題に関する最近の知見 |
| 女性 | 15. | 女性のライフステージと睡眠障害 |
| 治療 | 16. | 睡眠薬開発の現状と今後の展望 |
| | 17. | 睡眠薬によるふらつき・転倒のメカニズム |
| | 18. | 睡眠薬の使い分け |
| | 19. | 不眠に対する認知行動療法の最先端 |
| 過眠障害 | 20. | 中枢性過眠症に対する新薬開発の現状 |
| | 21. | 過眠症診療の実際 |
| 睡眠時随伴症 | 22. | 睡眠時随伴症の最新の知見 |
| | 23. | 夜間異常行動と睡眠障害（てんかんと睡眠） |
| 概日リズム睡眠障害 | 24. | 概日リズム睡眠障害治療の最先端 |
| 精神障害に伴う不眠障害 | 25. | うつ病における不眠治療の意義 |
| 認知症 | 26. | 認知症における睡眠の特徴 |
| リエゾン | 27. | せん妄に睡眠薬は使えるか？ |
| 産業医学 | 28. | 産業医学における睡眠指導の重要性 |
| その他 | 29. | 睡眠医療における保健医療の変遷と専門医制度の現状 |

■B5判／180頁
■定価（本体4,800円＋税）

●弊社の全出版物の情報はホームページでご覧いただけます．https://www.ishiyaku.co.jp/

医歯薬出版株式会社／℡113-8612 東京都文京区本駒込1-7-10　TEL. 03-5395-7610／FAX. 03-5395-7611